Leben
LERNEN
Klett-Cotta

Zu diesem Buch

Vorgestellt wird ein lösungsorientiertes Therapiekonzept psychosomatischer Störungen, das am Krankheitsbild des chronischen Schmerzes (ohne Organbefund) entwickelt wurde. Psychosomatische Schmerzen sind die Sprache des Körpers, sie haben Bedeutung und Sinn – von dieser Prämisse geht das Buch aus. Wie die spezifische Sprache eines »Schmerzpatienten« entschlüsselt werden kann, wie der Körper dazu gebracht wird, seine schmerzhafte Sprache verstummen zu lassen, zeigt die Autorin an vielen Beispielen aus der Praxis. Die Verbesserung der »Kommunikation« zwischen Körper und Ich steht im Zentrum. Konzepte aus der Systemischen Therapie finden hier Anwendung auf den intrapersonalen Austausch. Zahlreiche Vorschläge und konkrete Anregungen, wie das Gespräch zwischen Körper und Ich beim Patienten wieder in Gang gebracht werden kann, sowie Anleitungen für den Einsatz von Geschichten, Entspannungsübungen, Imaginationen und Trancezuständen beschließen den Band.

Hanne Seemann, Diplom-Psychologin, ist Psychologische Psychotherapeutin und arbeitet als Hypnotherapeutin in privater Praxis, nachdem sie lange Jahre am Institut für Psychotherapie und Medizinische Psychologie am Universitätsklinikum Heidelberg tätig war. Sie gibt Workshops zu den Themen ihrer Bücher und Psychosomatik-Seminare für Ärzte, Psychotherapeuten und Betroffene. Hanne Seemann hat mehrere erfolgreiche Bücher verfasst: »Selbst-Herrlichkeitstraining für Frauen; »Kopfschmerzkinder« und »Artenschutz für Männer«.

Alle Bücher aus der Reihe »Leben Lernen« finden sich unter
www.klett-cotta.de/lebenlernen

Hanne Seemann

Freundschaft mit dem eigenen Körper schließen

Über den Umgang mit psychosomatischen Schmerzen

Klett-Cotta

Leben Lernen 115

Klett-Cotta
www.klett-cotta.de

Printed in Germany
Umschlag: Hemm & Mader, Stuttgart
Titelbild: »Nu bleu aux bas verts« von Henri Matisse
Succession H. Matisse / © VG Bild-Kunst, Bonn 2009
Auf säure- und holzfreiem Werkdruckpapier gedruckt
und gebunden von Kösel, Krugzell
ISBN 978-3-608-89069-3

Achte Auflage, 2011

Bibliografische Information der Deutschen Nationalbibliothek
Die Deutsche Nationalbibliothek verzeichnet diese Publikation in der Deutschen Nationalbibliographie; detaillierte bibliografische Daten sind im Internet über <http://dnb.d-nb.de> abrufbar.

Inhalt

Für den Ott

Vorwort

Ich erzähle gern Geschichten – sie aufzuschreiben erscheint mir seltsam, so als würde man ihnen einen Teil ihrer Lebendigkeit nehmen, indem man sie fest-schreibt. Insofern gefällt mir das gesprochene, flüchtige Wort am besten. Es erzeugt eine Stimmung im Gemüt, aus der beim Hörer etwas Eigenes entstehen kann – falls er sich angesprochen fühlt. Wenn nicht, dann verflüchtigt sich das Wort schnell, entweicht anderswohin und bleibt dort hängen, wo es *ankommt.*

Es wäre mir recht, wenn Sie die geschriebenen Wörter und Sätze in diesem Buch *so* lesen würden: Erlauben Sie all den Dingen, die Sie nicht brauchen können, sich einfach zu verflüchtigen. Es wäre nicht schlecht, wenn man Bücher drucken könnte, in denen bei jedem Leser nur die Sätze übrig bleiben, die für ihn wichtig waren. Die anderen könnten verschwinden oder verblassen wie eine Geheimschrift. Wenn die übrig gebliebenen Sätze dann auch noch zusammenrücken würden, könnten wir unsere privaten Bibliotheken schön verkleinern.

Es scheint ja auch in der Therapie oft so zu sein, dass einzelne Sätze bei den Patienten hängen bleiben, und wenn jemand nach Jahren einmal wieder vorbeischaut, um zu sagen, wie es ihm geht, sagt er vielleicht auch: »Damals haben Sie gesagt: ›...‹«, woran man sich weder erinnern kann, noch hält man es für wahrscheinlich, dass man jemals so etwas gesagt haben könnte.

Ich bevorzuge in der Therapie auch die zufälligen Wege und bin nicht gerade begeistert von geradliniger Zielstrebigkeit. Da ich viel mit Medizinstudenten zu tun habe, habe ich oft Gelegenheit, folgende Geschichte zu erzählen. Ich glaube, sie stammt von Luc Ciompi, aber ich bin nicht ganz sicher, ob das stimmt.

Ich denke also an Luc Ciompi, wie er über dem Genfer See in seiner Berghütte sitzt und schreibt. Bücher, wie sie Ciompi schreibt, können eigentlich nur im Gebirge bei guter Fernsicht entstehen (z. B. Ciompi, 1988). Er sitzt also dort am Schreibtisch und schaut auf das weite Schneefeld, das sich vor seinem Fenster ausbreitet.

Im Winter, wenn es schneit, legt sich eine weiße Schneeschicht über die andere, verweht hin und wieder ein wenig und bietet dem Auge eine ruhige Fläche. Aber im Frühjahr, wenn es taut, lohnt es sich, einmal für eine Weile genauer hinzuschauen. Dann beginnt sich die Oberfläche zu bewegen, kleine Wasser rinnen und teilen das Feld, werden breiter zu Rinnsalen und kleinen Bächen, und alles kommt in Bewegung und fängt an zu fließen. Und obwohl doch klar ist, wo das Wasser hin will: nämlich hinunter ins Tal, in den Bach und den Fluss und weiter dorthin, wohin alle Wasser fließen, geht es doch nicht geradeaus und schnurstracks direkt den Berg hinab. Die Rinnsale mäandern durch die Gegend, lassen sich Zeit, stauen sich bisweilen an einem Stein oder Felsen, verlieren die Richtung, finden sie wieder, und wenn man sich die Mühe machte, neben einem solchen Wässerchen einherzuwandern, würde man am Ende merken, dass es sich den *leichtesten* Weg gesucht hat bis ins Tal, allerdings nicht den kürzesten.
Mir scheint, dass die Aufgabe eines Therapeuten, der Menschen mit psychosomatischen Schmerzen oder anderen funktionellen Störungen sieht, auch darin bestehen könnte, seine Patienten zu ermutigen, auf diese Weise *leicht* durch ihr Leben zu gehen, denn diese Menschen wählen sehr oft die *schweren* Wege, obwohl ihnen das nicht bewusst ist.
Der Vorschlag zur Leichtigkeit hat noch einen anderen Hintergrund. Er zeigt einen Mittelweg zwischen *Flüchten und Standhalten* (Horst-Eberhard Richter, 1976), der darin bestehen könnte, sich die Orte und die Menschen zu suchen, die einen nicht krank machen. Der leichte Weg ist dem Flüchten vielleicht näher als dem Standhalten, sagt aber nicht nur *weg von hier*, sagt allerdings auch nicht *wohin*, sondern sagt eher *in welche Richtung*. Die Richtung heißt *individuelle Passung* und verlangt vom Therapeuten und auch vom Patienten eine postkonventionelle moralische Haltung (sensu Piaget, 1977), die den Mut aufbringt, den ganz eigenen (und oft eigenartigen) individuellen Bedürfnissen gerecht zu werden und gleichwohl die Passung in den sozialen Kontext nicht außer Acht zu lassen. Die individuelle Passung von Lebensbedingungen ist allerdings im Konkreten (d. h. der äußeren Realität) oft nicht so leicht und nicht so schnell herzustellen, weshalb

ich mit meinen Patienten fast immer (zuerst) im Imaginären (d. h. in der inneren Realität) arbeite. Es wird Verhaltenstherapeuten an diesem Buch möglicherweise stören, dass es hier fast nie um aktives Problemlösen geht. Meine Vorliebe für die indirekten, leichten Wege hat einen Erfahrungshintergrund: Die Patienten, die nach langer Zeit mit chronischen Schmerzen bei mir landen, sind meist so erschöpft, dass ich nicht den Mut hätte, ihnen schwierige Aufgaben zuzumuten.

Ich erzähle auch gern Patientengeschichten. Die Patientengeschichten in diesem Buch sind nur wenig verändert und überhaupt nicht unkenntlich gemacht. Würden sie unkenntlich gemacht, was man angeblich tun muss, um Patienten zu »schützen«, so wären sie zu nichts mehr tauglich. Denn das eigentlich Berichtenswerte ist die Besonderheit, die jedem Menschen eigen ist. Und wenn Sie als Leser jemanden erkennen in diesen Geschichten, so möchte ich Sie bitten zu denken, dass die interessanten Geschichten von interessanten Menschen stammen und dass ich sie erzähle, damit andere daraus etwas lernen können. Und so danke ich allen, die mir ihre Geschichte erzählt haben.
Außerdem liegt mir daran, dass es wieder salonfähig wird, über sich selbst Persönliches zu erzählen, dabei zum Vorschein zu kommen und nicht die persönlichen Dinge in die Therapieräume einzuschließen. Denn was besitzen wir am Ende mehr als unsere eigene Geschichte? Was können wir unseren Kindern mehr geben als Geschichten aus unserem Leben? Insbesondere solche über schwierige Lebenssituationen und wie wir mit ihnen fertig geworden sind.

Falls Sie sich wundern, dass in den hier erzählten Fallgeschichten immer alles so gut *passt*, so sollten Sie bedenken, dass die Therapieform, die in diesem Buch vertreten wird, in jeder Hinsicht auf individuelle *Passung* ausgerichtet ist. Deshalb können diese Geschichten auch immer wieder in der Therapie verwendet werden, um sie anderen Patienten zu erzählen, bis diese sagen: »Ja, genau so ist es bei mir auch …« Falls sie das nicht sagen, erzählt man einfach eine andere Geschichte, die besser passt. Aus diesem Grunde möchte ich den Kollegen empfehlen, die Geschichten ihrer eigenen Patienten zu sammeln und, gewissermaßen recycelt, als therapeutisches Mittel wiederzuverwerten.

Das Buch richtet sich an psychologische und ärztliche Schmerztherapeuten und auch an Kollegen, die Patienten mit anderen psychosomatischen Störungen behandeln, da sich das hier vertretene Konzept über den Bereich des psychosomatischen Schmerzes hinaus verwenden lässt. Ich gehe des weiteren davon aus, dass auch Therapeuten hin und wieder psychosomatische Symptome haben, die sie stören. Zumindest hoffe ich das, denn das zeigt, dass sich ihr Körper etwas zu sagen traut, sich auch bei ihnen ein Mitspracherecht herausnimmt. Da die ganze Therapie psychosomatischer Störungen sowieso eine Aufgabe des Patienten ist und der Therapeut nichts weiter sein sollte als einer, der den Patienten animiert, in neue Richtungen zu schauen, so erscheint es mir vertretbar, hin und wieder auch den Patienten im Therapeuten anzusprechen.

Der Sprachstil der ersten sieben Kapitel ist so gewählt, dass er direkt in die therapeutische Situation hineingenommen werden kann, um dem Patienten Erklärungen zu geben und ihn zu beraten.

Was die in diesem Buch verwendeten theoretischen Ansätze betrifft, so sind sie am stärksten von der *Theorie der Humanmedizin* von Uexküll und Wesiack (1988) und von den Schriften Ciompis geprägt, die mich immer wieder fasziniert und angeregt haben, mich mit den Konzepten der Systemtheorie zu beschäftigen. Fast alles, was ich über die Therapie Milton Ericksons gelernt habe, habe ich von Gunther Schmidt gelernt und in meinen eigenen Seminaren muss ich manchmal vor lauter Freude darüber diesen oder jenen Satz von ihm einstreuen.

Darüber hinaus hätte ich vielen zu danken, wenn ich mich nur genau erinnern könnte, wem wofür. Ich kann mir nämlich gar nichts merken, ein Handicap, das mich schon seit meiner Kindheit begleitet und mir alle Prüfungen schwer gemacht hat. Was die Bildung betrifft, so dachte ich deshalb immer an das arme Trüffelschwein: Wäre ich ein Trüffelschwein, so würde ich niemals die gefundenen Trüffeln abliefern, sondern sie heimlich und ganz alleine aufessen, denn wenn man sich beharrlich gut (er)nährt, so müsste doch eines Tages ein schmackhafter Braten daraus werden.

Insofern hoffe ich, dass all die von da und dort aufgesammelten Gedankentrüffel ein aromatisches Rezept ergeben. Für die therapeutische Kompetenz scheint es mir mittlerweile auch wichtiger zu sein, etwas zu merken, als sich etwas zu merken.

Danken will ich aber dennoch, und zwar für Unterstützung beim Verfassen des Buches. Frau Dr. Treml vom Pfeiffer Verlag hat das Manuskript lektoriert und mich fortwährend ermutigt – was nötig war und wofür ich ihr sehr danke. Eva Neubauer fühle ich mich sehr verbunden, da sie mich an ihren Kenntnissen über den Körper, die mir als Psychologin lange Zeit gefehlt haben, teilhaben ließ und viele Gedankengänge mit mir diskutierte. Und auf die kritische Unterstützung von Dieter, meinem Mann, konnte ich mich immer vorbehaltlos verlassen, was wirklich enorm viel wert ist.

1. Einführung und Überblick

Dieses Buch handelt von psychosomatischen Schmerzen. Damit sind Schmerzen gemeint, für die kein ausreichend erklärungskräftiger Organbefund erhoben werden kann; man könnte sie auch funktionelle Schmerzen nennen. Die hier entwickelten Konzepte können prinzipiell auf andere psychosomatische Störungen wie z. B. Schlafstörungen oder ständige Müdigkeit, nervöse Herzbeschwerden, Schwindel- und Engegefühle übertragen werden, auch wenn diese in ihrem Erscheinungsbild andere Merkmale haben. Ihre funktionelle Dynamik, wie sie im 4. Kapitel unter der Überschrift *Typen psychosomatischer Rhythmusstörungen* dargestellt wird, ist in vieler Hinsicht ähnlich. Ihre individuelle Bedeutung sollte in gleicher Weise (an)erkannt werden wie bei Schmerzen und der therapeutische Weg ist ebenfalls der gleiche.
Psychosomatische Schmerzen sind in der internationalen Klassifikation psychischer Störungen, ICD- 10 (Dilling et al., 1994) unter der Kategorie der somatoformen Störungen (F 45), Kopfschmerzen und Migräne unter den Störungen des Nervensystems (G 43, 44) aufgeführt. Als Charakteristikum der *somatoformen Störung* wird die »wiederholte Darbietung körperlicher Symptome [genannt] in Verbindung mit hartnäckigen Forderungen nach medizinischen Untersuchungen trotz wiederholter negativer Ergebnisse und Versicherung der Ärzte, dass die Symptome nicht körperlich begründbar sind. Sind aber somatische Störungen vorhanden, dann erklären sie nicht die Art und das Ausmaß der Symptome, das Leiden und die innerliche Beteiligung der Patienten.« Dies gilt auch für die *anhaltende somatoforme Schmerzstörung* (F 45,4), die durch einen physiologischen Prozess oder eine körperliche Störung nicht vollständig erklärt werden kann. »Die Folge ist gewöhnlich eine beträchtlich gesteigerte Suche nach persönlicher oder medizinischer Betreuung oder Zuwendung. Der Schmerz tritt in Verbindung mit emotionalen Konflikten oder psychosozialen Problemen auf. Diese sollten schwerwiegend genug sein, um als entscheidende ursächliche Einflüsse zu gelten.«

Die ICD-Klassifikation bildet sehr genau die derzeit gültige Landkarte ab, mit deren Hilfe sich Patient und Behandler in der medizinischen und psychotherapeutischen Versorgungslandschaft bewegen. Auf allen Wegweisern kann man lesen, wo es *nicht* hingeht. *Kein* Organbefund; *keine* Erklärung, wie es emotionale Belastungen und Konflikte anstellen, Schmerzen hervorzubringen; *kein* Verständnis oder zumindest Anerkennung für das Leiden und die innere Beteiligung der Betroffenen, ihr Umherirren in der medizinischen Angebotslandschaft und ihren Wunsch, doch noch einen Ort zu finden, wo anerkannt wird, dass sie nicht nur Schmerzen darbieten bzw. über solche klagen, sondern dass sie Schmerzen *haben*. Sie können auch meistens die »entscheidenden ursächlichen Einflüsse« in Form von schwerwiegenden emotionalen Konflikten und psychosozialen Probleme nicht vorweisen – vielmehr halten sie sich für ganz normale Leute –, sodass sie auch noch in der Psychotherapie in einen Erklärungsnotstand bezüglich der Entstehungsbedingungen ihrer Schmerzen geraten.
Ich will in diesem Buch einen Wegweiser in Richtung *Psychosomatik* aufstellen. Der führt in eine Gegend, in der sich diese Patienten nicht auskennen und die sie deshalb nicht betreten. Diese unbekannte Gegend ist ihr Körper in seinen unwillkürlichen Anteilen. Und ich werde therapeutische Zugangsweisen beschreiben, die es den Patienten ermöglichen, sich in dieser unbekannten Landschaft heimisch zu machen. Denn von dort erschallt der Hilferuf des Schmerzes, den man allerdings nicht gerade als Lockruf bezeichnen kann. Die Patienten verstehen diesen Hilferuf nicht oder falsch oder sie geben ihn an das medizinische Versorgungssystem weiter, das wie oben dargestellt darauf antwortet.
Der Titel des Buches enthält die Aufforderung an die Betroffenen: »Schließ Freundschaft mit deinem Körper!« und damit die Implikation, dass die beiden nicht gut miteinander auskommen. Wie kann man jedoch Freundschaft schließen mit einem, der man selber ist? Gewissermaßen mit sich selbst? Das ist uns kein unvertrauter Gedanke. Man kann sich selbst annehmen, sich aussöhnen mit sich selbst, sich mögen oder sich ablehnen oder mit sich hadern. Aber es klingt seltsam, wenn uns angetragen wird, unseren Körper als Freund zu verstehen. So als wären wir zwei, mein Kör-

per und ich. Und dennoch ist es oft so, dass wir gegeneinander arbeiten, uns nicht vertragen und uns schon gar nicht miteinander verständigen können. Genau das ist der Fall bei funktionellen bzw. psychosomatischen Störungen, was in diesem Buch an Beispielen psychosomatischer Schmerzen verdeutlicht wird. Den Patienten leuchtet es zwar ein, wenn wir ihnen erklären, dass ihr Körper mit dem Schmerz oder einem anderen Symptom gegen etwas protestiert. Aber die Betroffenen selbst wie auch wir Therapeuten wissen zunächst nicht, worum es sich handelt. Ich vertrete nicht die Ansicht, dass Ärger generell auf den Magen schlägt und die gehemmte Aggression sich im Kopf niederlässt, um von dort als Migräne hervorzubrechen, und ich vertrete schon gar nicht die Auffassung, dass bestimmte psychosomatische Störungen Ausdruck bestimmter biographisch verstehbarer Persönlichkeitstypen oder Persönlichkeitsmerkmale seien, wiewohl ich solche Konzepte nicht für grundsätzlich falsch halte. Ich vertrete (verwende) sie deshalb nicht, weil sie mir nicht besonders produktiv erscheinen. Therapeutisch fruchtbarer erscheint mir der Ausgangspunkt, dass jeder Mensch einen individuellen Körper hat, der sich durch Symptome in ganz eigener Weise ausdrückt und dass wir die Sprache unseres eigenen Körpers oft nicht verstehen können – außer, wenn wir gut mit ihm befreundet und vertraut sind. Seine Sprache verstehen zu lernen und gut mit ihm auszukommen, halte ich für eine wesentliche therapeutische Zielsetzung.

Der Zugang zu den psychosomatischen Störungen wird in diesem Buch mit dem Schwerpunkt auf Kommunikation und Beziehungsbildung konzipiert, die auch auf soziale Beziehungen übertragen werden kann und das verwendete Konzept für die Patienten leicht fassbar macht. Allerdings bedarf die systemtheoretische Sichtweise, die hinter dem Konzept *Mein Körper und Ich* steckt, einer Erklärung.

Die Systemtheorie erlaubt es, ein komplexes System wie *den Menschen* in Subsysteme aufzugliedern. Etwas Ähnliches tun wir schon lange im sogenannten cartesianischen Dualismus, weshalb uns die Aufteilung in *Körper* und *Psyche* sprachlich schon geläufig ist. Die Systemtheorie ist allerdings an den strukturell unterscheidbaren *Dingen* weniger interessiert als an funktionellen Einheiten, also *Funktionssystemen*. Sie fragt nicht: »Was ist es?«, sondern »Was tut es?« Und sie erklärt das Verhalten bzw. Funktionieren von Systemen nicht aus ihrem »So- sein«, sondern aus der Art der Beziehung ihrer Elemente (Subsysteme) untereinander. Uexküll und Wesiack (1988) stellen fest, dass offenbar die Frage nach der Erkenntnis der Dinge eine für unseren Erkenntnisapparat nicht sinnvolle Frage (gewesen) sei, da wir, so wie wir verfasst sind, eben nur Beziehungen erkennen können. Insofern liegt es nahe, das systemische Therapiekonzept, das auf die Beziehungen und die Kommunikation zwischen den Mitgliedselementen sozialer Systeme fokussiert, zu übertragen auf die intrapersonale Kommunikation zwischen zwei Subsystemen, dem Körper und dem Ich.

Ein Mensch hat viele integrierte Subsysteme. Zellen, Organe, das Nervensystem, der Körper, das rationale Bewusstsein (Ich- System), um nur einige der Funktionssysteme zu nennen, die einen ganzen Menschen ausmachen, sind immer gleichzeitig sowohl Teile eines größeren Ganzen wie auch Ganzheiten für sich selbst, die ihre eigene Funktionsfähigkeit und Weiterentwicklung beständig aktiv betreiben. Wenn sie daran gehindert werden, entwickeln sie ein Symptom.

Ich vertrete die These, dass das *Ich- System*, im Folgenden auch oft als das *willkürliche* Funktionssystem bezeichnet, mit dem *unwillkürlichen* Funktionssystem, das vereinfachend der *Körper* genannt werden soll, ein Kommunikationsproblem hat. Wie in Kapitel 3 ausgeführt wird, ist das vegetative Nervensystem mit seinen engen Beziehungen zur Motorik und zu den Affekten die Bühne, auf der psychosomatische Störungen inszeniert werden. Und insofern ist der Körper auch der erste und offensichtliche Adressat der therapeutischen Bemühungen bei psychosomatischen Störungen. (Der *eigentliche* Adressat, der dabei gewissermaßen unbemerkt mit erreicht wird, ist die Innenwelt des Patienten in ihren unwillkürlichen, unbemerkten, unbewussten Anteilen. Eine solche therapeutische Zwei- Ebenen- Strategie nenne ich indirekt oder »subversiv«, wobei ich hoffe, dass dieses Wort dabei seinen negativen Klang verliert.)

Obwohl der Körper seine eigenen Funktionen selbsttätig organisieren und regeln kann, weshalb das Vegetativum früher auch autonomes Nervensystem genannt wurde, schafft die Entwicklung des menschlichen Bewusstseins eine neue Lage, dass nämlich das hierarchisch übergeordnete willkürliche System das untergeordnete unwillkürliche System dominieren und gewissermaßen versklaven kann, sodass es seine Funktionen nicht mehr ungestört auszuführen in der Lage ist. Man könnte das eine pathologische Herrschaftshierarchie nennen, wie ich im 2. Kapitel ausführen werde. Daran sieht man, dass das autonome Nervensystem so autonom nicht ist, wenn man es als Teil der Gesamtperson betrachtet. Es ist nämlich nicht nur so, dass das Ganze mehr ist als die Summe seiner Teile, vielmehr verändern Teile sich auch in ihrer eigenen Ganzheit, wenn sie als Teile in ein größeres, sprich komplexeres, System integriert werden. Die Überordnung der willkürlichen Ebene bedeutet nämlich, dass das Ich- System für seine Subsysteme Sorge tragen und Verantwortung übernehmen kann und sogar muss, indem es sie integriert. Ich werde darlegen, auf welche Art das geschehen und befördert werden kann. Die Hierarchiefrage will ich hier nicht diskutieren und verweise diesbezüglich auf Wilber (1996). Wenn mir in diesem Zusammenhang jemand sagt: »Aber mein Körper, das *bin* doch ich!«, dann antworte ich meistens: »Stimmt, aber nicht nur ...!«

Wilber bezeichnet in einem anderen, generelleren Zusammenhang die oben erwähnte Integration von Teilen bzw. Funktionsebenen als »liebevolles Umfangen«, was genau dem therapeutischen Ansatz entspricht, den ich hier vertreten möchte: Dass nämlich Patienten mit psychosomatischen Schmerzen lernen sollen, ihren Körper zu integrieren, indem sie ihn liebevoll umfangen. Integration meint damit vor allem Beziehungsbildung und Kommunikation. Den Körper zu intergrieren heißt, ihn als Teil der eigenen *Innenwelt* anzuerkennen und ihn nicht (nur) als ein Ding, als einen Gegenstand, einen biologischen Organismus, also als Teil der Außenwelt (was der Körper natürlich auch ist), zu behandeln. Genau dies tun Patienten mit psychosomatischen Schmerzen und anderen derartigen Störungen jedoch vorwiegend. Der Körper als Innenwelt tut sich nämlich auf andere Weise kund als der Körper als Funktionssystem, das wir auf seine sichtbaren Merkmale und seine Funktionalität hin befragen können. Seine Bedeutung als körperlicher Organismus wird durch die Integration in und durch die Ich-Ebene nicht aufgehoben, darüber hinaus findet aber auch ein Bedeutungssprung statt, der es nicht mehr erlaubt, mit dem Körper eines Menschen so umzugehen wie mit dem Körper eines Tieres oder mit einer Leiche.

Wenn wir es also beim chronischen Schmerz mit einer körperlichen Fehlfunktion zu tun haben, so reicht es nicht aus, diese auf der Ebene des Organismus festzustellen und zu erklären. Solche Beschreibungen und Erklärungen für Funktionsstörungen auf verschiedenen am Schmerzgeschehen beteiligten Regulationsebenen kann man nachlesen bei Seemann & Zimmermann (1996). Es muss auch die Frage nach der *Bedeutung* bzw. dem *Sinn* gestellt werden, die für die Innenwelt des Menschen die relevanten Größen sind und die einen Körper erst zu *meinem* Körper machen.

Bedeutung hat immer etwas mit Kommunikation zu tun, und so leuchtet es vielleicht ein, dass die psychosomatische Schmerzstörung hier unter kommunikativen Gesichtspunkten behandelt wird, zumal der Schmerz selbst ja schon immer als ein Signal, als Schadensmelder verstanden wurde und wird. Während für viele andere *chronische* Schmerzen, z. B. postzosterische Neuralgie, Neurinomschmerzen oder auch Phantomschmerzen, die Aussage gilt, dass sie ihre Signalfunktion verloren haben, so gilt genau das Gegenteil für die chronischen psychosomatischen Schmerzen: Sie sind die Sprache des Körpers und haben Bedeutung und Sinn. Wie wir den Körper dazu bewegen können, seine schmerzhafte Sprache verstummen zu lassen, ist Gegenstand dieses Buches. Der Schwerpunkt liegt demnach nicht so sehr auf der Entschlüsselung der Bedeutung, bzw. der individuellen Bedeutungen des Schmerzes, als vielmehr auf der Anleitung zu gedeihlichem Zusammenleben, sodass der Körper seine Klagen aufgeben kann.

Da das vegetative Nervensystem, wie oben schon gesagt, eine zentrale Stellung bei der Symptombildung einnimmt, ist das ganze 3. Kapitel der Frage gewidmet, wie das vegetative Nervensystem auf Belastungen einerseits und auf passende Bedingungen andererseits reagiert und wie es mit den individuellen Ansprüchen und Defiziten seines Besitzers fertig zu werden versucht. Eine wichtige Erkenntnis der Systemtheoretiker ist die, dass jedes lebende System, indem es sich fortwährend selbst durch eigene Anstrengungen funktionsfähig und gesund zu erhalten vermag, dies unter allen Umständen durchzuhalten versucht. So lange, bis es das nicht mehr schafft – und dann die übergeordnete Systemebene mittels eines Symptoms um Hilfe ersucht.

Im 4. Kapitel werden vegetative Funktionsstörungen als Rhythmusstörungen dargestellt, entsprechend der Vorstellung (z. B. von Weiner, 1991), dass alle lebendigen Funktionen einer (individuellen) Rhythmik unterliegen und dass funktionelle Krankheiten sich auch über ihre veränderte Rhythmik ausdrücken. Es werden verschiedene Typen von Rhythmusstörungen beschrieben, über deren Dynamik sich m. E. psychosomatische Erkrankungen hinsichtlich einer therapeutischen Perspektive besser einordnen lassen, als über den Symptomort oder ihre Krankheitsbezeichnung. So sind Anfallsstörungen (z. B. die Migräne) von ganz anderer zeitlicher Dynamik als Erschöpfungs- oder Dauerbelastungssyndrome.

Im 5. Kapitel wird das Konzept *Symptom als Ausdruck einer Kommunikationsstörung* wieder aufgegriffen. Die Doppelbedeutung, dass das Symptom einerseits eine Funktionsstörung meldet und dass es andererseits die Aufgabe hat, den *Zuständigen* zu stören, wird in diesem Kapitel entfaltet und ist wesentlich für den hier vertretenen therapeutischen Ansatz. Die psychosomatische Störung hat einen Sinn, verfolgt einen Zweck und lässt sich nutzen. Die etwas peinliche aber andererseits auch witzige Pointe ist die, dass das (gestörte) Funktionssystem ohne seinen »Besitzer«, der es für eine störende(!) Umweltbedingung darstellt, besser zurechtkäme, sodass man sehr oft denken könnte, das vegetative bzw. unwillkürliche System will eigentlich nur sagen: »Stör mich nicht dauernd!« Aber, wie oben schon bemerkt, man lebt eben zusammen und muss sich irgendwie verständigen. Insofern ist das Ich in doppelter Weise zuständig: Es stört die autonomen Funktionen, bzw. lässt Störungen von außen zu und ist dann dafür verantwortlich, dass sie wieder in Ordnung kommen. Meist jedoch fühlt sich das Ich durch das Symptom seinerseits nur gestört; es registriert zwar die Funktionsstörung im Körper, fühlt sich aber nicht zuständig. Da aber Systemstörungen, auf welcher Ebene sie sich auch befinden, andere Funktionssysteme affizieren, bleibt es nicht aus, dass auch auf affektiver und kognitiver Ebene Störungen auftreten – der bekannte circulus vitiosus der chronischen Schmerzstörungen.

Dieses Kapitel beschäftigt sich des weiteren mit der Frage, wie man herausbekommen kann, was der Körper mit dem Symptom, das zunächst einmal nur stört und wieder verschwinden soll, denn mitteilen will. Wie muss man ihn fragen, damit er darüber Auskunft gibt? Es wird ein diagnostisch- therapeutisches Lösungskonzept entwickelt, das *warum- Fragen* als wenig nützlich und ihre Beantwortung als wenig fruchtbar begreift und stattdessen die Frage *was fehlt denn?* in den Vordergrund rückt. Es stellt sich heraus, dass die Fähigkeit des Körpers zu psychosomatischen Reaktionen nichts anderes als eine etwas andere Betrachtungsweise erfordert, damit das Symptom als etwas Sinnvolles, Nützliches und Freundschaftliches erkannt werden kann. Es macht nämlich einen Unterschied, ob ich in einem Beziehungskontext auf eine Klage mit Analysen, Rechtfertigungen und Gegenanschuldigungen reagiere oder mit der verständnisvollen Gegenfrage: *was müsste denn geschehen, damit es gut oder wenigstens besser wäre?*

Das 6. und das 7. Kapitel beschäftigen sich deshalb mit dem Suchen, dem Wünschen und der Sehnsucht.

Im 8. Kapitel wird in einem kurzen theoretischen Überblick das bisher benutzte Konzept erklärt, damit Sie sich versichern können, dass sich hinter den Fallgeschichten eine solide theoretische Basis verbirgt. Diejenigen Leser, die von sich wissen, dass sie nur auf theoretischem Hintergrund etwas wirklich verstehen können, lesen am besten das 8. Kapitel zuerst.

Vorschläge, wie man das Suchen und Wünschen in Gang bringen kann, enthält das 9. Kapitel, dazu weitere Anregungen für die therapeutische Praxis. Dabei geht es um Einstellungen und Haltungen gegenüber dem Patienten, um Gesprächsführung und um Anleitungen für den Einsatz von Geschichten, Entspannungsübungen, Imaginationen und Trancezuständen.

2. Freundschaft mit dem eigenen Körper schließen

Wenn man jemanden sagen hört: »Mein Körper gehorcht mir nicht, er versagt mir seine Dienste, er lässt mich im Stich«, so klingt das nicht gerade freundschaftlich. Solche Redensarten bilden aber eine Realität ab, die wir alle kennen. Wir haben etwas vor, aber der Körper wird krank, verweigert sich. Migränepatienten kennen das sehr gut. Sie trauen sich kaum, etwas zu planen, weil sie schon voraussehen, dass ihnen ihr Kopf einen Strich durch die Rechnung machen wird. Patienten mit chronischen Symptomen wie Rückenschmerzen, Hautausschlägen, Magen-Darm- Störungen oder Kreislaufproblemen schränken ihr Leben oft weitgehend ein, damit das Symptom keine Gelegenheit erhalten soll, sie zu stören.

Da sind zum Beispiel Schmerzen, die einem den Theaterbesuch vermasseln, eine Enge in der Brust und Atembeschwerden, die einen vom Einkaufsbummel nach Hause treiben, oder bleierne Müdigkeit, die einen beim Betreten der eigenen vier Wände überfällt, sodass man sich sofort hinlegen muss. Für den Rest des Abends geht dann nichts mehr. Es ist immer der Körper, der da nicht mehr mitspielt, denn man selbst hatte ja noch so viel vor.

Ich kenne einen Mann, der unterwegs, also immer dann, wenn er nicht zu Hause ist, nicht Wasser lassen kann. Also bleibt er daheim, denn das Symptom Harnverhalten führt zu einer zunehmend vollen Blase, und das ist schmerzhaft. Er hat auch schon versucht, unterwegs nichts zu trinken und kaum etwas zu essen, aber über längere Zeit funktioniert das nicht. Kürzlich hat er eine Beziehung abgebrochen, weil seine Freundin ihn gebeten hatte, sie doch einmal für mehrere Tage zu besuchen. Der Körper dieses Mannes ist ihm gegenüber tyrannisch und behindert ihn dabei erheblich.

An dieser Stelle ist es nützlich, sich klarzumachen, dass wir hier von zweien reden, wenn wir sagen: »Ich und mein Körper«, und dass es ebenfalls nützlich ist zu fragen: »Wer lässt da wen im Stich? Wer behindert wen? Wer soll da wem gehorchen?« Würden wir auch umgekehrt sagen: »Ich habe meinen Körper im Stich gelassen, ich habe ihm meine Dienste versagt, ihm nicht gehorcht, ihn tyrannisiert?« Nein. Wir sagen, und zwar mit Genugtuung: »Ich fordere meinen Körper«, zum Beispiel wenn ich Sport treibe, »ich beanspruche ihn, ich verlange ihm etwas ab, ich habe eine gute Körperbeherrschung«.

Ist das nicht wie ein *Herrschaftsverhältnis*, eines von Herr und Knecht? So etwas wie Leibeigenschaft, was man weniger freundlich auch Sklaverei nennen könnte. Natürlich sind wir dabei gute Herren, die ihren Körper pflegen, nähren und schützen, ihn auch trainieren, damit er uns weiter zu Diensten ist. Wir ziehen ihm auch was Ordentliches an und frisieren ihm die Haare, damit wir uns draußen mit ihm sehen lassen können. Es stellt sich aber die Frage, ob der Körper möglicherweise eigene Rechte haben könnte, die er beansprucht, die er einfordert und auf die er bisweilen sehr beharrlich hinweist – mit einem Symptom. Wenn so ein Symptom nicht so *störend* wäre, dann würden wir uns in unseren täglichen Verrichtungen und Vorhaben nicht unterbrechen lassen, würden es gar nicht zur Kenntnis nehmen. Deshalb bleibt dem Körper oft gar nichts anderes übrig, als sehr deutlich zu werden, wenn sein Besitzer auf die kleinen Signale nicht hören will.

Ich kenne eine junge Arzthelferin, die vormittags mit der Patientenaufnahme oft sehr unter Zeitdruck gerät: Patienten kommen, fragen, wollen drankommen und drängeln, das Telefon klingelt, der Doktor will dies und das … Das geht eine Weile gut, dann merkt sie, dass auf ihrer Brust die Haut zu jucken beginnt. Sie möchte dann gern kurz aufstehen, hinausgehen und mal Luft holen, was aber nicht geht. Nach kurzer Zeit, wenn die Hektik nicht nachlässt, breitet sich eine Röte sichtbar über ihren Hals aus, ebenfalls juckend. Wenn sie Glück hat, bemerkt ihre Kollegin diese Röte und nimmt ihr etwas ab. Denn die Kollegin weiß, dass noch ein wenig später etwas geschehen wird, was die Arzthelferin nötigen wird aufzustehen und hinauszugehen: Sie bekommt Stiche in der Herzgegend und kann schlecht atmen. Nach einer kurzen Pause geht es wieder. Der Körper hat die Pause *erzwungen*.

Es liegt auf der Hand, dass eine Beziehung, die von Dominanz und Zwang beherrscht ist, keine leichte und befriedigende sein kann: *für beide Seiten*. Wenn ich meinen Körper zwinge, wach zu bleiben, wenn er schlafen will, wenn ich ihm nichts zu essen gebe, wenn er hungrig ist, wenn ich ihn nicht an die frische Luft lasse, wenn das Wetter schön ist, wenn er mit geradem Rücken stundenlang in der Schule sitzen muss und lieber raus will, wenn ich ihn trainiere, obwohl er lieber faul sein will oder umgekehrt, wenn er lieber Sport treiben will, obwohl ich lernen muss, wenn er unbedingt ein Stück Torte essen will, obwohl ich abnehmen muss, wenn ihm die Augen zufallen, obwohl ich doch am Computer sitze und ein Buch schreibe … usw., dann stellt sich die Frage: »Wer setzt sich durch?« Die Antwort ist: »Kurzfristig ich, langfristig er«.

Eine weitere Frage ist nun: »Höre ich, was der Körper fordert? Gebe ich ihm, was er braucht? Oder unterdrücke ich seine Forderungen und setze mich durch? Dann wird er langfristig der Stärkere sein und mir mit seinen Störungen mein Wohlbefinden zerstören. Der Körper ist nämlich die Basis, auf dessen Funktionsfähigkeit das Ich- System angewiesen ist. Obwohl (bzw. weil) das Ich- System höherrangig ist, womit gemeint ist, dass der Körper den Status eines Subsystems hat, basieren die willkürlichen Ich-Funktionen doch auf denen des Körpers und brechen zusammen, wenn der Körper funktionell gestört ist. Es ist eine allgemeine Erfahrung, dass man nach einer Organoperation oder einem Beinbruch psychisch und geistig voll funktionsfähig sein kann, es bei einer chronischen psychosomatischen Störung aber oft kaum möglich ist, auch nur konzentriert ein Buch zu lesen. Das ist auch eine der interessantesten Erfahrungen bei der Beobachtung von Beziehungsstörungen: man weiß nie, wer am Ende der Stärkere ist, und wundert sich nicht selten.

Nun würde sich aber an dieser Stelle eine Frage als lohnend erweisen, nämlich, welche Art von Beziehung zwischen einer Person und ihrem Körper für beide Seiten von Nutzen sein könnte. Welcher Umgang miteinander so gedeihlich wäre, dass ein Körper gern mit seinem »Besitzer« zusammenlebt, dass sich beide aneinander freuen können, oder sich wenigstens nachsichtig tolerieren und dass er nicht eines Tages seine Dienste aufkündigt, weil ihm das Leben mit »dem« oder »der« zu anstrengend oder zu unerfreulich geworden ist.

Wenn man mit einem anderen auf engem Raum zusammenlebt und wenn man noch dazu fast fortwährend mit ihm zusammen ist, dann sollte man einmal etwas Zeit darauf verwenden zu überlegen, wie das denn überhaupt gehen kann. Mit niemandem leben wir so nah zusammen wie mit unserem Körper. Und es ist gewissermaßen eine lebenslange Verbindung. Scheidung kommt nicht in Frage, obwohl auch das vorkommt: dass man den Eindruck hat, dass ein Körper das Leben, das ihm sein Herr (für die Frau gilt das auch) zumutet, nicht mehr mitmachen mag und aus schierer Not zugrunde geht. Auch den umgekehrten Fall kennen wir: dass der Körper einen so sehr quält, dass man nichts als sterben möchte.

Abgesehen von diesen Grenzfällen, leben die meisten Körper mit ihren Besitzern im Laufe eines Lebens mehr oder weniger gedeihlich zusammen. Wie kann das gehen? Nun, zuallererst zeichnet sich eine gute Beziehung durch *gegenseitigen Respekt* aus, durch *Achtung für die besondere Art* des Gegenübers. Das ist, bezogen auf den Körper, oft gar nicht einfach: Man hat ihn sich, anders als den Ehepartner, schließlich nicht auswählen können. Im übrigen entpuppen sich beide erst mit der Zeit und besonders mit zunehmendem Alter. Aber gibt einem das die Berechtigung, an ihm herumzumäkeln? Dass seine Beine zu dünn sind oder zu kurz, sein Bauch zu dick, die Nase zu lang, die Ohren zu groß? Ich habe mir sagen lassen, dass es sehr wenige junge Frauen gibt, die mit »sich«, gemeint sind hier ihr Körper und dessen Erscheinungsbild, ganz zufrieden sind. Wenn man älter wird, scheint man großzügiger zu werden. Man legt den Gedanken *ganz zufrieden* sein zu wollen ad acta. Aber wenigstens normal soll er sein! Oder wenn schon nicht normal, dann wenigstens außergewöhnlich! Was zum Herzeigen. Wie sehr solche Gedanken vom Zeitgeist, von den Medien und von der sozialen Gruppe, der man sich zugehörig fühlt, bestimmt werden, muss man nicht eigens betonen.

Es gibt natürlich auch menschliche Körper, die berechtigte Einwände provozieren. Ich gebe jedoch zu bedenken, dass ein Kind, das behindert auf die Welt kommt, von seinen Eltern oft ganz besonders geliebt wird. Vielleicht gerade deshalb, weil diese Eltern gemerkt haben, dass dieses unvollkommene und behinderte Wesen besonders bedürftig ist und viel Liebe braucht, um ein zufriedener Mensch zu werden. Es könnte auch sein, dass ein sehr unvollkommener, vielleicht sogar hässlicher Körper von seinem Besitzer besonders liebevoll angenommen werden muss, damit er gesund bleiben kann.

Aber kehren wir wieder zurück zu einem Körper, der leidlich akzeptabel aussieht und mit dem man normalerweise gemütlich durch die Gegend gehen kann. Was weiter macht ein Zusammenleben mit ihm gedeihlich? Wir sollten ihm *etwas zutrauen*, nämlich, dass er imstande ist, seine eigenen Aufgaben gut zu erfüllen. Da unser Körper seine Funktionen im Normalfall sehr unauffällig erledigt, entwickeln wir viel zu wenig Bewunderung dafür, was er so alles kann. Es ist eine Art von Selbstverständlichkeit, die uns davon abhält zu bemerken, was für ein Künstler unser Körper ist und mit welch komplexen Aufgaben er fortwährend befasst ist – Funktionszusammenhänge, die wir noch nicht einmal richtig verstehen. Sogar Wunden und innere Erkrankungen heilen kann er. Es ist der Mühe wert, sich einmal ordentlich mit dem Brotmesser in den Finger zu schneiden und danach zu beobachten, wie der Körper den Schnitt wieder verschließt. Eine gewisse Hochachtung erscheint mir angebracht.

Wenn eine meiner Patientinnen sagt: »Ich achte auf meine Verdauung«, frage ich zurück: »Wie machen Sie das denn?« Dann stellt sich meist heraus, dass sie nicht das tut, was ich vermute, nämlich achtsam sein und das Ergebnis bewundern, sondern dass sie *nachhilft.* Weil *sie ihrem* Körper nicht zutraut, dass er es kann. Beim Einschlafen ist es genauso: der Körper bekommt eine Hilfe in Form eines Schlafmittels. Wen wundert es, dass der Körper sehr bald sagt: »Bitte sehr, wenn sie es besser kann, soll sie sich doch darum kümmern!«

Das ist so ähnlich wie die bekannte Geschichte, dass die Mutter ihren Sohn jeden Tag fragt: »Hast du deine Hausaufgaben gemacht?« So hält der Sohn zu Recht die Mutter dafür verantwortlich, dass er es nicht vergisst. Und wenn er es vergisst, so ist *sie* daran schuld. Selbstverständlich gibt es dafür, dass man sich immer selbst um alles kümmern muss, genügend Anlässe und Gründe. Vielleicht haben die Verdauung, das Einschlafen und die Hausaufgaben längere Zeit nicht geklappt und das »Kümmern« erscheint einem die einzige Möglichkeit: Alles muss man selber machen.

Es wäre aber gut, sich auch einmal die Frage zu stellen, ob es denn überhaupt irgendwann mal geklappt hat, um zumindest sicher sein zu können, dass der andere, der eigene Körper oder der eigene Sohn dazu prinzipiell imstande ist. Dass dem Körper erlaubt sein sollte, ungestört und bei angemessener *Wertschätzung* seine Funktionen zu erledigen, ist schon aus Gründen der Reziprozität, d.h. Gegenseitigkeit wünschenswert. Wir möchten nämlich auch von ihm, dass er uns bei unseren Aufgaben nicht dazwischenpfuscht. Wir können es nicht brauchen, dass er uns bei wichtigen Gelegenheiten einen Schluckauf antut. Wir sind auf seine Solidarität angewiesen. Wenn wir einen Vortrag halten müssen und plötzlich heillos heiser sind oder ganz ohne Stimme, wissen wir, was das heißt: Er lässt uns im Stich.

Das heißt aber auch: Wir brauchen gegenseitig die Hilfe des anderen. Wir sollten ihm Ruhe, Nahrung und Flüssigkeit geben, wenn er danach verlangt, und ein paar andere hübsche Dinge noch dazu. Und zwar genau *die* Ruhe, *die* Nahrung, die Flüssigkeit und die paar anderen Dinge, die er auch schätzt. Er wird es Ihnen nicht auf Dauer danken, wenn Sie Ernährungsbücher wälzen und ihn nur noch mit Dingen füttern, die »gesund« sind, ohne ihn zu fragen, ob er die denn auch gerne isst. Beides sollten Sie tun, Letzteres ist wichtiger. Falls Sie jetzt sagen: »Meiner würde nur Schokolade essen und Bier trinken«, so kann ich Ihnen versichern, dass ich das nicht glaube. Es gibt Untersuchungen, die zeigen, dass Kinder, wenn man ihnen eine attraktive Auswahl an Essen anbietet und ihnen die freie Wahl lässt, nach einer kurzen Zeit, in der sie tatsächlich nur Pudding und Kaugummi futtern, zu einer ausgewogenen Ernährung übergehen.

Das Nachfragen gilt auch für die Ruhe, für die Erholung, für die Bewegung und den Sport etc. *Sie* können zwar entscheiden, ob etwas gesund ist, *Sie* können auch feststellen, ob *Sie* es mögen, aber ob *er* es auch mag, danach sollten Sie *ihn* fragen. Höflicherweise, möglicherweise sogar aus echtem Interesse, fragt man seinen Beziehungspartner auch hin und wieder einmal, wie es ihm denn so geht. Vielleicht ist der Partner ein wenig langsam, bis er antwortet, vielleicht muss er sich auch erst einmal darüber klar werden, bevor er etwas sagen kann. Man sollte dann nicht sogleich anfangen, ihm zu erzählen, was man nun gerade selbst an Sorgen hat, sondern ihm durch Geduld zeigen, dass man sich wirklich für sein Befinden interessiert. Das ist die beste Möglichkeit, dem Körper zu versichern, dass man gewillt ist, auf ihn zu hören.

Wenn es ihm aber schlecht geht, dann soll er klagen dürfen und wir sollten ihm zuhören. Vielleicht müssen wir ihm gar nicht (gleich) helfen. Vielleicht will er nur angehört werden. Vielleicht genügt es, sich hinzulegen, ihm Ruhe zu geben, ihm ein Halstuch umzubinden und ihn zu fragen, ob er gern einen heißen Kakao hätte. Es lohnt sich aber auch, darauf zu achten, was er sagt, wenn es ihm *gut* geht. Oder zu fragen: geht es uns gut miteinander? Vermutlich würde er dann eher einmal den Mut haben zu sagen: »Nicht so ganz, ich hätte da einen Vorschlag zu machen. Ich ginge ganz gern mal wieder in die Sauna«, oder: »Meinst du nicht, wir könnten mal wieder Ski fahren oder uns wenigstens ein bisschen mehr bewegen?«

Falls sich Ihr Körper jedoch feindselig benimmt, Sie quält oder so tut, als wären Sie gar nicht da, so können Sie daraus schließen, dass er vielleicht von Ihnen enttäuscht ist. Wenn man Kinder beharrlich links liegen lässt, ihnen keine Beachtung schenkt oder respektlos an ihnen herummäkelt, dann verhalten sie sich ähnlich. Sie werden quengelig, fangen an zu stören, werden je nach Temperament aggressiv oder krank. Dann ist es höchste Zeit, sich Gedanken über die Beziehung zu machen, wieder Kontakt aufzunehmen, sich einander anzunähern und wieder miteinander Freundschaft zu schließen. Kurz gesagt: Wir könnten mit unserem Körper umgehen wie mit einem guten Freund, besser noch, wie mit einem uns anvertrauten Kind, nämlich respektvoll und mit Interesse an seinen Eigenarten und Äußerungen.

Nun verlassen wir für eine Weile die Ebene der Analogien und Metaphern und wenden uns dem Funktionssystem zu, in dem sich

die psychosomatischen Störungen, die man auch funktionelle Störungen nennt, hauptsächlich abspielen: dem vegetativen Nervensystem. Wenn wir im Folgenden das therapeutische Konzept der psychosomatischen Störung am Beispiel psychosomatischer Schmerzen weiterentwickeln, so werden wir den Menschen in zwei konfligierende Funktionssysteme unterteilen: ein *unwillkürliches*, das wir den »Körper« nennen, weil sich in ihm die Störung manifestiert, und zwar als unwillkürliches *Geschehen,* und ein *willkürliches*, das wir »Ich« nennen und das versucht, das (eigene) unwillkürliche System mit dem Willen zu steuern. Kein Patient mit psychosomatischen Störungen sagt: »Da habe ich mir einen Hautausschlag wachsen lassen«, oder: »Da habe ich mir schnell Kopfschmerzen zugelegt«. *Es* geschieht, *es* passiert. Es handelt sich um eine *Widerfahrnis.* Wir werden sehen, dass in den unwillkürlichen Funktionen mehr zum Ausdruck kommt als nur Körperliches. Für die Patienten ist jedoch ihr Körper als der Ort ihrer Schmerzen oder anderer Störungen vordergründig der unfreundliche oder sogar feindliche Partner und so ist es nützlich, ihnen eine *körperliche Erklärung* ihrer Beschwerden zu geben. Es hat sich nach meiner Auffassung nicht bewährt, die in der ICD- Klassifikation als ursächlich genannten *emotionalen Konflikte oder psychosozialen Probleme* als Erklärung heranzuziehen.
Vielmehr sollte man erklären, wie es der Körper anstellt, die störenden Phänomene hervorzubringen. Bei psychosomatischen Störungen ist das vegetative Nervensystem das ausführende Organ. Ich möchte hinzufügen, dass ich im Folgenden nicht von den psychosomatischen Krankheiten spreche, bei denen schon deutliche Organschädigungen vorliegen, wie z. B. den Geschwüren des Magens oder des Darms, sondern von den auch *funktionell* oder *psychovegetativ* genannten Störungen des Allgemeinbefindens. Während bei den psychosomatischen Krankheiten eine multitherapeutische Diagnostik und Therapie, möglicherweise mit vorrangigem Stellenwert der somatischen Medizin, angezeigt ist, können die funktionellen Rhythmusstörungen durch Ausgleichsreaktionen wieder einreguliert werden.

3. Das vegetative Nervensystem

Das vegetative Nervensystem umfasst einen wichtigen Teil des unwillkürlichen Geschehens im menschlichen Körper und ist in seinen Funktionsweisen doch für viele Therapeuten, die psychosomatische Störungen behandeln, fast so etwas wie eine terra incognita. Wenn sie den Begriff *vegetative* oder *funktionelle Störung* benutzen, sind sie oft nicht imstande, ihren Patienten zu erklären, was da nicht richtig funktioniert.
Auch für viele Patienten scheint ihr vegetatives Nervensystem irgendwie nicht zu ihrem Körper zu gehören. Bei den psychosomatischen Störungen sagt der Arzt häufig: »Organisch haben Sie nichts.« Die Patienten hören aber: »Körperlich haben Sie nichts – also ist es psychisch.« Auch bei dem Begriff *Psychosomatik* hören die Patienten nur den ersten Teil des Wortes und erschrecken. Eine meiner Patientinnen mit stark behindernden Rückenschmerzen beklagte sich darüber, dass sie ja keinen Organbefund habe, dass also ihr Körper offenbar gesund sei: »Ich hab' ja nichts!« Die psychosomatische Diagnose bedeutete für sie, dass sie sich schuldig fühlte, denn für die eigene Psyche sei man schließlich selbst verantwortlich. Deshalb schämte sie sich, wusste aber gar nicht, was sie falsch gemacht haben könnte.
Ein anderer Patient kam aus der Kopfklinik zu mir, wohin er sich auf Anraten seines Hausarztes wegen zunehmend schlimmer werdender Kopfschmerzen gewandt hatte. Nun muss man wissen, dass sich in unserer Kopfklinik alle Fachgebiete befinden, die mit dem Kopf zu tun haben: Neurologie, Hals- , Nasen- , Ohren- , Augen- , Mund- , Zahn- , Kieferklinik, sodass dieser Mann etwas mehr als ein halbes Jahr brauchte, bis alles in seinem Kopf untersucht und für in Ordnung befunden war. Der zuständige Arzt, bei dem alle negativen Befunde zusammengelaufen waren, sagte: »Sie sehen ja, es ist alles in Ordnung, ihre Kopfschmerzen sind psychisch, gehen Sie mal zu einem Psychotherapeuten.« Als er zu mir kam, erzählte er mir diesen Ausspruch zuallererst und fügte, verunsichert und beschämt zugleich, hinzu: »Das kann ich mir bei

mir gar nicht vorstellen.« Nämlich: dass er eine psychische Störung haben könnte.

Es ist aber äußerst wichtig, dass jemand, wenn er sich zum Arzt oder Psychologen begibt, eine Vorstellung davon hat, was er dort will oder soll. Da Kopfschmerzen sich im Kopf befinden und der Kopf ein Teil des Körpers ist, stellt sich die Frage, wie es die Psyche bewerkstelligt, dass der Kopf wehtut. Die meisten Kopfschmerzpatienten wissen sehr genau, was sie *tun* könnten, damit ihre Schmerzen schlimmer werden, zum Beispiel viel und pausenlos arbeiten (bei anderen kommen die Kopfschmerzen, wenn sie sich entspannen), fragen sich aber, was daran nun wieder so besonders *psychisch* ist. Kurz und gut: Für die Betroffenen klingt das wie *psychische Störung*, für die man eine *Psychotherapie* braucht. Und manchmal denken sie, dass der Arzt ihnen unterstellt, sie würden sich die Schmerzen einbilden oder hätten gute Gründe, sich nicht von ihnen zu trennen.

Dass bei psychosomatischen Störungen häufig kein Organbefund vorliegt, ist richtig. Und dass die psychosomatischen Störungen im Körper spürbar, also nicht eingebildet sind, ist ebenso richtig. Hautekzeme kann man sehen, Kopf- und Rückenschmerzen nicht, dennoch ist es ein Teil des Körpers, der wehtut. Für alle Unkundigen sei hinzugefügt, dass psychosomatische Beschwerden in vielen Fällen leidvoller, schmerzhafter und bedrohlicher erlebt werden als von einer somatischen Ursache herrührende Beschwerden. Bei psychosomatischen Herzbeschwerden, z. B. wenn Angina-Pectoris-ähnliche Zustände auftreten, wird das besonders deutlich.

Die Bühne, auf der die psychosomatischen Störungen inszeniert werden, ist das *periphere* vegetative Nervensystem. Vegetatives und somatisches Nervensystem arbeiten Hand in Hand und sind im Zentralnervensystem sowohl funktional als auch morphologisch nicht zu trennen. In der Peripherie jedoch, dort wo die psychosomatischen Störungen sich ausdrücken und als Symptome zeigen, ist das unwillkürliche vegetative Nervensystem vom willkürlichen somatischen Nervensystem klar abgrenzbar. Als Funktionssystem betrachtet, besteht es aus den peripheren Nervenbahnen des Sympathikus und des Parasympathikus, die das Zentral-

nervensystem mit allen inneren Organen, den Gefäßen, den Muskeln und der Haut verbinden.
Sympathikus und Parasympathikus wirken weitgehend antagonistisch. So führt die Erregung sympathischer Nerven zum Beispiel zur Zunahme von Schlagfrequenz und Schlagvolumen des Herzens, aber zur Abnahme der Darmmotilität, die Erregung parasympathischer Nerven zum Gegenteil. Bei manchen Organen steht die parasympathische Innervierung im Vordergrund, z.B. bei der Harnblase, bei anderen die sympathische Erregung, z.B. beim Anstieg von Fettsäuren im Blut, die durch den Parasympathikus unbeeinflusst bleiben. Meist jedoch wirken die beiden Nervensysteme synergistisch auf die Organfunktionen. Die Erregungsübertragung ist chemisch, also neurohumoral. (Für die detaillierte Darstellung des vegetativen Nervensystems siehe Jänig, 1980.)
Das Vegetativum ist ein sehr komplexes Funktionssystem, das Regulationsaufgaben ausführt, um im inneren Milieu ein funktionsfähiges Gleichgewicht (Homöostase) unter wechselnden Belastungen aufrechtzuerhalten. Allerdings kontrolliert das vegetative Nervensystem auch Organe, die nur mittelbar mit homöostatischen Funktionen zusammenhängen, wie die Sexualorgane. Es reguliert vielerlei Körperfunktionen wie die Atmung, den Wärme-Kälte- Haushalt, den Kreislauf, die Durchblutung, die Pulsfrequenz, Wachen–Schlafen, Anspannung–Entspannung usw., und das heißt: Es passt diese Funktionen den jeweiligen situativen Anforderungen an. Der Blutdruck steigt, wie wir wissen, situationsbedingt an, z. B. wenn wir uns aufregen, und sinkt wieder ab, wenn wir uns beruhigen. Das muss so sein, weshalb es auch als unsinnig erkannt wurde, den Blutdruck als feststehende Größe betrachten zu wollen. Selbstverständlich können wir, in Relation zu allgemeinen Normgrößen, von einem individuell niedrigen oder hohen Blutdruck sprechen, aber die Frage nach dem konkreten Messwert ist unsinnig, weil man darauf antworten muss: »Das kommt auf die Situation an.« Ja, man würde sogar sagen, dass ein immer gleich bleibender Blutdruck als pathologisch anzusehen wäre. Gleiches gilt für den Muskeltonus, der mit den vegetativen Funktionen gekoppelt ist, den Atem, die Wärme- Kälte- Regulati-

on usw. Vegetative Funktionen schwanken ständig innerhalb bestimmter Grenzen und kehren, auch bei heftigen Ausschlägen in die eine oder andere Richtung, relativ schnell wieder in den Normalbereich zurück. Dafür sorgen die beiden Gegenspieler Sympathikus und Parasympathikus.

Abhängig von der affektiven Bewertung der Situation wird das Vegetativum aktiviert und überschwemmt mit seinen Hormonen den ganzen Körper. Wenn sich der Körper auf Aktivität einstellt, so bezeichnet man diesen Zustand als *sympathikotone* Spannungslage. Danach schaltet das Vegetativum zum Ausgleich auf Erholung und Ruhe um. Dann spricht man von parasympathikotoner oder, kürzer, *vagotoner* Lage, da der Parasympathikus auch Vagus genannt wird.

Hess (1954) bezeichnet die Kombination von peripherer sympathischer Aktivierung mit zentraler Erregung als *ergotrop* und die gegenläufige Reaktion als histiotrop, ein Begriff, der heute nicht mehr verwendet wird. Wir bezeichnen das Gegenteil von ergotrop als *trophotrop*. Diese Begriffe beziehen sich, wie auch v. Uexküll & Wesiak (1988) dargestellt haben, nicht ausschließlich auf physiologische Funktionen, sondern schließen den ganzen Organismus mit ein. *Ergotropie* meint die Fähigkeit eines Organismus, sich der Außenwelt zuzuwenden, aktiv zu sein, in Auseinandersetzung mit seiner Umgebung zu treten – als offenes System. Für diese Aufgabe ist der Organismus mit der Fähigkeit zu erhöhter Vigilanz und Wahrnehmungsschärfe, gesteigertem Muskeltonus, erhöhter Erregbarkeit des sympathischen Systems ausgestattet. *Trophotropie* bezeichnet die Tendenz eines Organismus, sich nach innen zu wenden, sich um seinen eigenen inneren Haushalt, d.h. seine Selbstorganisation, zu kümmern – als geschlossenes System. Hierfür hilft ihm die gesteigerte Aktivität von inneren Organen und Drüsen, verbunden mit einer relativen Verminderung des Wachbewusstseins, der Wahrnehmungsschärfe und des Muskeltonus. Subjektiv gesehen befindet sich die Person dabei im Zustand der Erholung. Der Schlaf, das Koma oder der depressive Rückzug aus der Welt sind Beispiele für mehr oder weniger langes Verweilen des Menschen im Zustand eines geschlossenen Systems. Es gibt kaum ein Funktionssystem beim Menschen wie das Vege-

tativum, an dem man so gut zeigen kann, was es heißt, dass ein System nach innen *geschlossen* und nach außen *offen* ist. Die Geschlossenheit zeigt sich in seiner selbstorganisatorischen Fähigkeit, was auch in der Bezeichnung *autonomes* Nervensystem seinen Ausdruck findet. Innerhalb des geschlossenen Systems wird eine eigene zentralnervöse und humorale Sprache gesprochen, die wir (mithilfe wissenschaftlicher Analysen) gerade erst entziffern. Aber auch der Wissenschaftler, der alles über die beteiligten endokrinen Prozesse *weiß*, hat auf dieser Ebene bei sich selbst keinen kommunikativen Zugang. Er *merkt* vielleicht etwas, sein Vegetativum tut sich kund, jedoch über die Ebene seines Befindens und nicht mittels der Sprache, die es intern benutzt.
Alle Lebewesen sind immer gleichzeitig geschlossene und offene Systeme. Obwohl der Körper in seiner sehr frühen ontogenetischen Entwicklung, z. B. im intrauterinen Zustand, den Eindruck eines geschlossenen Systems macht, wie es Uexküll & Wesiak (1988) annehmen, tritt er doch nicht erst mit seinem ersten Atemzug mit dem Außen in Beziehung und wird zu einem offenen System. Bis zur Geburt hat er schon viele Einflüsse von außen aufgenommen und verarbeitet (wenn auch nicht kognitiv). Jedoch entfalten sich seine Außenbeziehungen mit der Geburt deutlich sichtbar und in großer Vielfalt das ganze Leben lang, wobei sich sowohl das Gesamtsystem als auch seine Subsysteme in *individueller* Weise verändern und anpassen.
Ergotrope und trophotrope Aktivitäten werden normalerweise in einem reziproken Gleichgewicht gehalten. Gellhorn (1967) nennt das das *Tuning* des Nervensystems, sodass Hemmung des ergotropen Anteils zu Erregung des trophotropen Systems führt. Auf jede deutliche Veränderung im *vegetativen Tuning* folgt ein Rebound-Phänomen in die entgegengesetzte Richtung. Auf diese gegenläufigen, man könnte auch sagen *ausgleichenden Regulationen* ist das Vegetativum spezialisiert. Es sorgt *selbsttätig* für interne Balance, weshalb es früher auch *autonomes Nervensystem* genannt wurde. Leider entstand daraus ein fatales Missverständnis, nämlich, dass man diese Regulationen nicht beeinflussen könne. Vielleicht resultiert daraus die Hilflosigkeit vieler Ärzte gegenüber vegetativen Störungen?

Was uns bei psychosomatischen Störungen am vegetativen Nervensystem so besonders interessiert, ist einerseits seine Fähigkeit, durch den Einsatz »widerstreitender Kräfte« immer wieder einen weitgehend ausgeglichenen Zustand herzustellen, der erstaunlich große Spielräume aufweisen kann. Dies wird uns später im 8. Kapitel im Zusammenhang mit der polaren Integration von Gegensätzen und dem Erreichen von Balance auf anderen Funktionsebenen wieder begegnen.

Des weiteren interessiert uns die Fähigkeit des Vegetativums, mittels Aktivierungs- und Deaktivierungsprozessen dem Organismus bzw. der Person diejenige Menge an nervöser und muskulärer *Energie* aus der Stoffwechselenergie zuzuführen, die er/sie braucht, um aktuellen Anforderungen gewachsen zu sein. Bei emotionalen Anforderungen und Veränderungen aus der äußeren oder inneren Umwelt (z. B. auch bei affektiv getönten Gedanken) reagiert der Körper grundsätzlich und normalerweise mit einer physiologischen Energiemobilisierung, die zur Auseinandersetzung mit dem inneren und äußeren Leben notwendig ist. Wir verdanken den Gedanken der Energiebereitstellung Cannon (1939, 1953), der als erster beschrieben hat, wie somatisches und vegetatives Nervensystem in einer faszinierenden konzertierten Aktion den Körper auf die Auseinandersetzung mit seiner Umwelt einstellen.

Dass diese frühen Erkenntnisse sich zuerst auf sehr vehemente, d. h. außergewöhnlich heftige, Reaktionen bezogen, weshalb Cannon sie auch *emergency reaction* nannte, muss nicht verwundern, da der Normalgang im Experiment schwieriger zu erforschen ist. Danach ging die Forschung in diese Richtung weiter, sodass die Funktionsmechanismen des Vegetativums besonders in der Stressforschung beschrieben wurden. Dabei verlor man gewissermaßen aus den Augen, dass nicht nur unter Stressbedingungen, sondern fortwährend im ganz normalen Lebensvollzug unser Vegetativum seine regulatorische Tätigkeit ausübt.

Bei Stress reagiert der Körper mit einer *besonderen* Aktivierung, die auf Flucht oder Kampf vorbereitet. Die Reaktionen des Vegetativums unter Stress wollen wir uns im Folgenden einmal unter dem Gesichtspunkt ansehen, dass es sich bei Stress um eine

»außergewöhnliche Anforderung« handelt und dass der Stress mit dem Schmerz eine besondere Beziehung unterhält. Beide sind wie Geschwister und deshalb sagt man auch zu Recht: »Akuter Schmerz wirkt wie akuter Stress, chronischer Schmerz wirkt wie chronischer Stress«. Wenn beide zusammenkommen, schaukeln sie sich möglicherweise gegenseitig auf und verschlimmern die Situation erheblich. Andererseits kann Stress den Schmerz (auch den psychosomatischen Schmerz) dramatisch blockieren, was als Stressanalgesie bekannt ist und zumindest teilweise von der Ausschüttung körpereigener Opioide herrührt. Stress kann demnach auch als analgetischer Filter dienen (Tewes & Schedlowski, 1996).
Stress wird heute nicht mehr über bestimmte Ereignisse definiert, da man nicht weiß, welche emotionale Bedeutung sie für einzelne Personen haben. Man weiß auch nicht, wie gut einzelne Personen gerüstet sind, mit schwierigen Ereignissen fertig zu werden. Beides ist wichtig: Ein Todesfall, früher als bedeutsames Stressereignis klassifiziert, kann tiefste Trauer hervorrufen oder größte Erleichterung. Ein Umzug in eine andere Stadt, ebenfalls ein klassischer Stressor, wird von Diplomatenkindern sicher leichter verkraftet als von vielen anderen Menschen, weil sie so etwas schon oft erlebt haben und wissen, wie man derlei bewältigt.
Man kann die Definitionsfrage umkehren: Wenn der Körper einer bestimmten Person mit einer außergewöhnlichen Energetisierung, der *Alarmreaktion,* reagiert, so handelt es sich bei dem Auslöser dieser Alarmreaktion für diese Person um ein Stressereignis. Physiologisch betrachtet reagiert das Vegetativum dabei mit einer *Super*aktivierung. Diese sehr schnelle Energiemobilisierung, z.B. bei der Wahrnehmung von Gefahr, ist eine uralte, unwillkürlich ablaufende Reaktion, die unabhängig ist vom Denken und Überlegen, denn jedes Denken wäre Zeitvergeudung – was die mit Stress gekoppelten Denkblockaden erklärt. Die Wahrnehmung läuft unmittelbar über das limbische System, wo Schreck ausgelöst wird zum Sympathikusnerv und aktiviert schlagartig die Nebennierenrinde, die Adrenalin und Noradrenalin in den Kreislauf ausschüttet. Man geht davon aus, dass Wut und Ärger stärker mit dem Noradrenalin, Angst stärker mit Adrenalin assoziiert sind. Der Herzschlag beschleunigt sich, der Blutdruck erhöht sich, die

Atmung wird stärker, in die Muskulatur strömen Zucker- und Fettreserven und wirken dort wie eine Traubenzuckerspritze, Hydrocortison wird aus der Nebennierenrinde abgerufen. Der Organismus ist auf Hochleistung eingestellt. Deshalb werden Verdauungsprozesse und Sexualfunktionen weitgehend eingestellt, die Immunabwehr ist abgesenkt: alles ist auf die Begegnung mit der momentanen Gefahr ausgerichtet. (Eine Darstellung der vielfältigen Reaktionsformen auf Stress findet sich bei Vester, 1997.) Dass die körperliche Leistungsfähigkeit bei der Alarmreaktion so ausgeprägt ist, leuchtet ein, wenn man bedenkt, dass Kraft und Schnelligkeit für das Überleben der Menschen lange Zeit ausschlaggebend waren.

In der *Alarmreaktion*, in der höchste Aufmerksamkeit gefordert ist, überschreiten die vegetativen Funktionen kurzfristig ihre normale Schwankungsbreite erheblich, kehren dann jedoch auf ihr Normalniveau zurück. Es handelt sich um eine vorübergehende Bereitschaftsreaktion, die der Organismus verkraften kann, wenn er danach eine ausreichende Erholungsphase erhält. Es gibt Immunologen, die sagen, man könne mit kurzfristigen Alarmreaktionen sein Immunsystem zu Hochleistung trainieren und das Vegetativum ebenfalls. Das spüren auch die Fallschirmspringer, die Bungiespringer, die Marathonläufer und Technoparty-Fans. Beide Funktionssysteme werden dabei nämlich angeregt, ja gewissermaßen sogar gezwungen, nach der Alarmreaktion gegenläufig zu reagieren. Wichtig ist deshalb eine ausreichende Erholungsphase nach dem Stress. In der gegenläufigen Erholungsphase sind somit auch die vegetativen und humoralen Reaktionen gegenläufig. Wir haben es hier mit zwei Regelsystemen zu tun, die automatisch für Ausgleich sorgen – wenn man sie nicht daran *hindert*. Sie können daran gehindert werden, wenn das Verhältnis von (normaler) Leistung oder Stressereignissen zu den Erholungsmöglichkeiten kippt. Das kann leicht geschehen, wenn Belastungen über lange Zeit anhalten und die Erholungszeiten relativ dazu nicht ausreichend sind. Allerdings tritt in solchen Fällen eine weitere Fähigkeit des Körpers zutage: Er kann die Aktivierung über längere Zeit aufrechterhalten und dabei auch noch Anpassungsleistungen an die erhöhten Anforderungen erbringen. Wenn die Belastungen jedoch zu stark sind oder zu lang andauern, wird das Vegetativum in seinen regulativen Fähigkeiten überfordert und seine psychophysiologischen Funktionen entgleisen. Es ist deshalb wohl besser, von Belastungen statt von Stress zu sprechen, denn auch in der wissenschaftlichen Stressforschung berücksichtigt man inzwischen die »daily hassles«, also die täglichen kleinen Ärgernisse und Belastungen, die in ihrer Summe durchaus zu funktionellen Fehlregulationen führen können. Im nächsten Kapitel werden verschiedene Formen der vegetativen Fehlregulation bis hin zur funktionellen Entgleisung beschrieben.

Eine Entgleisung oder Fehlregulation merkt die betroffene Person durch ein Symptom oder anders herum, das psychosomatische Symptom ist *Ausdruck* des Vegetativums, dass es sich in Schwierigkeiten befindet. Ein solches Symptom jedoch hat nur die Funktion, aufmerksam zu machen und zu warnen und ist noch keine psychosomatische Störung in eigentlichen Sinn. Wenn allerdings solche Symptome nicht bemerkt oder nicht wichtig genommen werden, so können daraus funktionelle Befindlichkeitsstörungen entstehen, die ein Gefühl von *Kranksein* hervorrufen, ohne dass eine *Krankheit* zu diagnostizieren wäre. Wenn dies geschieht, dann haben wir es mit einer psychosomatischen oder Regulationsstörung zu tun. Die meisten Menschen fühlen sich selbst für diese Störungen nicht zuständig, denn sie haben die Vorstellung, dass Fehlregulationen in ihrem Körper einfach *passieren*, und damit haben sie auch ganz Recht – sie finden auf der unwillkürlichen Ebene statt. Wir sprachen ja gerade von der Anpassungsfähigkeit der unwillkürlichen körperlichen Funktionen an Situationen bzw. Anforderungen, so als wäre da immer eine *unmittelbare* Beziehung. Diese Unmittelbarkeit besteht natürlich bei den basalen Funktionen, so der Atmung und der Wärme- Kälte- Regulation. Man sollte aber bedenken, dass der Besitzer des Körpers auch hier einen Einfluss darauf hat, ob sich sein Körper bei guter Luft und in warmen Regionen aufhalten darf. In Systemen gedacht, ist nämlich das willkürliche Ich für das Vegetativum ebenfalls ein *Außen*. In den meisten Situationen geben der Neokortex und das willkürliche Nervensystem dem Vegetativum den *Anstoß* zu einer Reaktion. Juli & Engelbrecht-Greve (1978) beschreiben sehr plastisch das Zusammenspiel zwischen den willkürlichen (Denken und Tun) und den unwillkürlichen (körperlichen) Vorgängen, wenn wir uns mit einem Problem, einer Anforderung, einer Bedrohung konfrontiert sehen. Dabei spielt es keine Rolle, ob eine Anforderung oder Bedrohung tatsächlich oder nur in der Phantasie des Betroffenen existiert, denn auch Gedanken und Erinnerungen können die vegetativen Begleitreaktionen auslösen.

Insofern trägt der Mensch oft allerlei dazu bei, die Funktionsfähigkeit seines Vegetativums zu behindern, und bringt es damit, ohne es zu ahnen, in große Not. Das liegt häufig an Bewertungsdifferenzen zwischen dem kognitiven System des »Besitzers«, also desjenigen, der sagt: »Ich will«, und den unwillkürlichen emotionalen Reaktionen, die sich im Vegetativum abbilden. Unter Anforderungsbedingungen, und das braucht keine Extrembedingung im Sinne von Stress zu sein, reagieren das willkürliche und das unwillkürliche System sehr oft *nicht konform*. Was eine Anforderung ist, wird von zwei unterschiedlichen Nervensystemen beurteilt: der Großhirnrinde, die die Inhalte erkennt, und dem limbischen System, das die affektive Bedeutung und den Anforderungscharakter bewertet. Das ältere limbische System entscheidet darüber, *ob* wir etwas als bedrohlich erleben, als Herausforderung oder als langweilig. Das jüngere Nervensystem, der Neokortex, beurteilt, *weshalb* etwas bedrohlich oder langweilig ist. Beide teilen dem Vegetativum mit, wie viel Energie gerade benötigt wird. Das Vegetativum hört jedoch vielleicht eher auf das limbische System.

Nehmen wir an, jemand hat Angst vor einer Prüfung. Der Kopf sagt: »Ist doch nicht nötig, du hast dich doch gut vorbereitet!« Das limbische System jedoch, »irrational« wie es ist, beharrt auf der Angst und das Vegetativum entscheidet: »Höchste Erregungsstufe!«, rät zum Weglaufen und blockiert das Denkvermögen. Hier haben wir es mit einer Antwort der unwillkürlichen Anteile unseres Nervensystems zu tun und mit dem Problem, dass sie oft schneller und anders reagieren, als uns (dem Ich) lieb sein kann – denn sie hören nicht auf rationale Argumente. Das ist die andere Seite unserer alten, so überlebenswichtigen Alarmreaktion, die uns bei Gefahr mit Energie versorgt: Dass sie nämlich hin und

wieder andere Dinge als »Gefahr« erkennt als unser neuer Neokortex. So reagieren unsere unwillkürlichen Nervensysteme eigenständig und anders, als wir willkürlich handeln würden. In den älteren Hirnteilen sind archaische Reflexe gespeichert (Jonas, 1981) und die ontogenetisch frühen Konditionierungen, auf die ich im nächsten Kapitel unter dem Punkt »Körpergedächtnissymptome« zurückkomme. Diese Gedanken gehen auf MacLean (1949) zurück, der unter phylogenetischen Gesichtspunkten bemerkt, dass die älteren Gehirnteile mit dem Neokortex nicht vollständig integriert sind, sodass es zwischen ihnen hin und wieder zu erheblichen Missverständnissen kommt.
Unsere »Drei Hirne im Kopf« (so der Titel eines evolutionstheoretischen Buches von Piet Vroon) vertragen sich eben oft nicht sehr gut miteinander, weshalb der Untertitel dieses Buches auch lautet: »Warum wir nicht können, wie wir wollen«. Das Wollen ist im neuesten Teil unseres Nervensystems angesiedelt und wird nicht selten von den Teilen des Gehirns unterlaufen, die die unwillkürlichen Reaktionen steuern. Wenn zum Beispiel das *Wollen*, das eng mit dem *Sollen* zusammenarbeitet (also Ich plus Überich), entscheidet, dass der sonntägliche Besuch bei den Eltern oder der Erbtante selbstverständliche Pflicht ist, das emotionale Gehirn sagt, dass es da nicht hin will, kann es sein, dass sich ihm sogleich ganz unwillkürlich der Magen umdreht (jetzt bitte nicht fragen: »Wem dreht er sich um?«) und man noch froh sein kann, wenn man ohne größere (Magen-)Verstimmung davonkommt. Für den Fall, dass jemand sein emotionales Gehirn davon überzeugen kann, dass der Gewinn, der eines Tages in Form eines roten Porsche oder einer Villa mit Garten herausspringen könnte, die momentanen Aversionen überwiegt, so ist er möglicherweise in der Lage, ohne gravierende vegetative Störungen die Sonntagnachmittage zu überleben. Falls aber während solcher Zusammenkünfte größere oder kleinere Angriffe und Demütigungen über den Kaffeetisch herüberfliegen, so schnell und unerwartet, dass man sich gegen sie nicht rechtzeitig wappnen kann, so wird vielleicht das emotionale Gehirn schon mal vorsorglich, also antizipatorisch, seine Aversionen dem Vegetativum mitteilen und es um Unterstützung bitten. Je nach Naturell und momentaner Reakti-

onsbereitschaft werden dann die älteren Hirnteile mit Erregung, z. B. Angst, Aufregung, Nervosität etc., oder aber gegenläufig mit Ohnmachtsgefühlen, Schwäche und Apathie reagieren. Letzteres passiert manchen Menschen dann, wenn sie wissen, dass sie etwas erleiden müssen, ohne sich wehren zu können, ein unwillkürliches Verhalten, das man als erlernte Hilflosigkeit kennt (Seligman, 1975) und das unter Extrembedingungen, wenn ein Mensch in völliger Hoffnungslosigkeit versinkt, zum baldigen parasympathischen Tod führen kann.

Vester (1997) beschreibt die Veranlagung bzw. frühe Prägung von Menschen zu eher vagotonen (parasympathischen) oder sympathikotonen (sympathischen) Reaktionen als unterschiedliche Reaktionstypologie mit der Disposition zu unterschiedlichen psychosomatischen Störungen. Vagotone Reaktionen kommen bei Menschen mit psychosomatischen Schmerzen als unmittelbare Antwort auf Stress oder Schmerzen selten vor. Schmerzpatienten sind eher solche, die mit erhöhter Erregung, also mit dem Sympathikus, reagieren und für ihre ausgleichenden parasympathischen Gegenreaktionen selbst sorgen müssen. Allerdings sind *chronische* Erschöpfungszustände, wie ich sie im nächsten Kapitel beschreiben werde, durch einen Mangel an sympathischer Aktivierung gekennzeichnet und bei diesen Patienten durchaus nicht selten anzutreffen.

Bei sympathikotonen Reaktionen wäre es für das Vegetativum am günstigsten, wenn es nach der Steigerung der Energie zu einer *natürlichen* Abfuhr derselben käme: also weglaufen oder draufhauen. Dadurch könnte die Muskelenergie abgebaut werden und ein Entspannungszustand könnte sich einstellen, verbunden mit der angenehmen Vorstellung, dass der Feind einen sucht, aber nicht erwischt, oder dass der Feind eine aufs Dach gekriegt hat und ihm das recht geschieht. Diese ursprüngliche Möglichkeit, durch Kampf oder Flucht die in der Alarmreaktion aufgebaute Energie wieder abzuführen, ist uns heute oft verboten oder vom Kontext her gesehen unmöglich. Der arme moderne Mensch hält stattdessen den Telefonhörer krampfhaft fest und traut sich nicht mal laut zu fluchen. Sehr vielen Leuten täte es gut, nach der Arbeit zu laufen, zu boxen, Handball, Fußball, Tennis zu spielen.

Auch Schreien, Weinen, Lachen, Reden sind natürliche Wege, aufgestaute Energie abzubauen. Eine meiner sehr jungen Patientinnen mit einer ganzen Reihe funktioneller Störungen, die fortwährend gewalttätigen Übergriffen aus ihrer unmittelbaren familiären Umgebung ausgesetzt war, fragte ich, wie sie das denn bisher hätte überstehen können. Sie sagte: »Ohne meinen Faustball wäre das nicht gegangen.« Sie spielte in einer Mannschaft, und obwohl sie relativ klein war, spielte sie sehr effektiv.
Das Nicht-flüchten-Dürfen betrifft zum Beispiel auch Schüler und Studenten vor wichtigen Prüfungen, sie können nicht entweichen: sie müssen sitzen bleiben und lernen. Die Klugen unter ihnen achten darauf, dass sie weiterhin Sport treiben, genügend soziale Kontakte behalten und sind hinsichtlich solcher ausgleichenden Aktivitäten diszipliniert. Dennoch können viele diese Balance nicht durchhalten und unterwerfen sich ganz automatisch dem Prüfungsdruck, weil es eben nicht anders geht. Auch viele Patienten mit funktionellen Problemen kennen das: Wenn sie längere Zeit beruflichen oder sozialen Belastungen ausgesetzt sind, hören sie gerade mit den Dingen auf, die ihnen gut täten und für Stressausgleich sorgen könnten. Sie gehen nicht mehr ins Konzert oder ins Kino, achten nicht mehr auf Bewegung und regelmäßiges Essen und sorgen überhaupt nicht mehr gut für sich. Sie sagen dann: »Wenn die Belastung vorbei ist, dann fang ich damit wieder an.« So lange will und kann der Körper aber nicht warten. Dann antwortet der Körper mit Gegenreaktionen wie bleierne Müdigkeit, Sehstörungen, Denk- und Lernhemmung. Dies ist eine erzwungene Ausgleichsreaktion und bedeutet eine vorübergehende Verweigerung des Körpers, der nichts mehr aufnehmen will; er macht einfach zu.
Kurz *vor* einer aktuellen Belastungssituation reagiert der Körper dann möglicherweise mit anderen funktionellen Symptomen, sehr oft mit Magenschmerzen, Drang zum Wasserlassen oder Durchfall (als parasympathische Reaktionen) oder durch überschießende Aktivierung, die in einer Denkblockade resultiert – zu aufgeregt, um denken zu können! Dazu schwitzige Hände, Erröten, spürbare Nervosität, alles sympathische Reaktionen.
Nach der Belastungssituation geht das Symptom entweder von

selbst wieder weg, wenn nicht, muss man dafür etwas tun: möglichst etwas Gegensätzliches zu dem, was es hervorgebracht hat. Ein psychosomatisches Symptom ist noch keine Funktionsstörung, solange es nach der Beendigung der Belastung wieder verschwindet.
Die meisten Symptome, die vor einer wichtigen »Prüfung« da sind, verschwinden schon, wenn sie beginnt, da man nun agieren kann. Das kennen viele Menschen: dass Warten besonders belastend ist, weil die Energie sich anstaut und nicht abgeführt werden kann. Was eben für Prüfungssituationen beschrieben wurde, kann man natürlich mühelos auf viele andere Wartesituationen übertragen. Die Anspannung vor einer wichtigen »Hürde« ist oft belastender als die Hürde selbst.
Andererseits ist ein gewisses Maß an Angeregtheit für viele Menschen die Voraussetzung für gute Leistung. Für sie gilt: Lampenfieber muss sein. Nicht jedoch für alle. Was einer energetisch gesehen braucht, um in guter Form zu sein, hängt von seinem »Nervenkostüm« ab, das angeboren bzw. frühzeitig erworben ist. Wenn jemand von seiner Ausstattung her eher niederenergetisch veranlagt ist, also eher phlegmatisch (vagoton), so wird er sich mit Kaffee »hochziehen« müssen, um in Form zu kommen, wenn die Situation langweilig ist. Ist sie aufregend, so hebt ihn diese Aufregung von selbst auf ein gutes Maß. (Mit Ausstattung oder Veranlagung meine ich die genetische *und* dispositionale Basis.)
Ein anderer, der sowieso schon hochenergetisch ausgestattet ist, wird vor einer aufregenden Situation eher eine Entspannungsübung nötig haben, um seine Erregung zu dämpfen. Wie allgemein bekannt, fällt nach der Prüfung (damit sind alle Situationen gemeint, die man wie eine Prüfung erlebt) die Energie steil ab und der Betroffene fällt in das »Rentnerloch« hinein, wundert sich, dass er sich gar nicht richtig freuen kann (auch dafür reicht die Energie nicht mehr aus) und fühlt sich depressiv. Er ist dann anfällig für Infektionskrankheiten und denkt: »Wie gut, dass es mich erst jetzt erwischt.« Wenn aber die Energie gut dosiert war, also gerade so viel bereit stand, damit das optimale Energieniveau erreicht war, so passieren solche Zusammenbrüche nicht. Dann kann man sagen: *Stress würzt das Leben!*

Generell gesprochen könnte man sagen, dass das vegetative Nervensystem in der Lage ist, uns immer genau die *richtige* Menge an Energie zur Verfügung zu stellen. Wenn es seinem Besitzer für eine bestimmte Aufgabe gerade so viel Energie zufließen lässt, wie er braucht, um die Aufgabe gut zu erledigen oder zu bewältigen, dann sagen wir, dieser Mensch habe eine gute persönliche Energieökonomie. Er wird leistungsfähig sein und sich in den Pausen schnell erholen, d.h. die verausgabte Energie wieder gut regenerieren. Für einen gesunden Menschen ist es nicht wichtig, ständig auf ein Gleichmaß oder ein mittleres Maß an Belastungen zu achten. Im Gegenteil: Auch auf große Herausforderungen kann unser Körper reagieren. Danach jedoch muss wieder *ausgeglichen* werden. Sonst gerät das Vegetativum längerfristig aus dem Tritt und entwickelt eine chronische Funktionsstörung.
Der *Tritt* der verschiedenen Funktionsmuster im vegetativen Nervensystem richtet sich nach ihrer *Rhythmik*. Alle vegetativen Funktionen sind rhythmisch verfasst, wie oben schon angedeutet wurde: Auf jede Aktion erfolgt eine Re-Aktion im Sinne von Gegenregulation und Ausgleich. Man kann sich das vorstellen, wie ein Hin- und Herpendeln zwischen zwei Polen Die meisten Rhythmen sind jedoch individuell geprägt und haben eine mehr oder weniger weite Dehnungsbreite. Zum Beispiel ist der Schlaf-Wach- Rhythmus bekanntermaßen individuell sehr unterschiedlich: der eine kommt mit fünf Stunden Schlaf aus, die andere braucht acht bis neun Stunden. Wann wir von einer Schlafstörung sprechen, hängt von dieser individuellen Rhythmik ab. Da alte Menschen weniger Schlaf benötigen und oft auch noch ein Mittagsschläfchen oder eine schläfrige Ruhepause einlegen, klagen sie nicht selten über Schlafstörungen, die gar keine sind. Auch der Menstruationszyklus ist eine Rhythmik mit größerer Bandbreite.
Wie dehnbar eine vegetative Funktion sein kann, ohne dass wir von Rhythmusstörung sprechen, sieht man am Atemrhythmus, der sich, ebenso wie Blutdruck und Puls, sehr gut an situative Anforderungen anpassen kann. Bei Stress, insbesondere wenn Angst dabei ist, wird der Atem schnell und flach und kann, bei großer Angst, in Hyperventilation übergehen. Dies ist dann bereits eine Funktionsentgleisung, die gefährlich werden könnte, wenn das

System nicht eine Notbremse hätte, die den Hyperventilierenden in Ohnmacht sinken lässt, bis sich die Atmung von selbst wieder eingependelt hat. Andererseits ist es nicht möglich, sich selbst durch Luftanhalten umzubringen, denn der Rhythmusgeber für die Atmung wird sich durchsetzen und das Wiedereinatmen erzwingen. Jedoch kann die Atemfrequenz in tiefer Entspannung und meditativer Versenkung weit abgesenkt werden. Trotz dieses großen Spielraumes ist der Atemrhythmus eines der für Störungen anfälligsten Funktionssysteme. Das kann in natürlichen und experimentellen Situationen beobachtet werden. Jeder kennt Situationen, wo ihm buchstäblich die Luft wegbleibt. Manche Menschen bekommen in Gegenwart bestimmter anderer Menschen Atembeklemmungen, die in Form eines Engegefühls chronisch werden können. Die Atemtherapie ist denn auch eines der schwierigsten körpertherapeutischen Gebiete, da der Atemfluss auf willkürliche Einflussnahme sehr sensibel reagiert und manche Personen richtiggehend nach Luft zu schnappen beginnen. Ein guter Atemtherapeut wird deshalb immer die Unwillkürlichkeit des Atems respektieren und dafür sorgen, dass z. B. vertieftes Atmen einfach *passiert.* Bei bestimmten Körperübungen wird sich die Atmung ganz *unwillkürlich* vertiefen.

Wenn es also in den vegetativen Funktionen zu dauerhaften Fehlregulationen kommt, so können wir auch von Rhythmusstörungen sprechen. Dies ist immer dann der Fall, wenn die vegetativen Pendelbewegungen zu weit von den internen Rhythmusgebern abweichen (müssen). Uns interessieren besonders diejenigen Situationen, in denen das willkürliche System (bewusst oder unbewusst) an diesem Aus-dem-Tritt-Geraten beteiligt ist. Es gibt auf ganz normalen Lebenswegen viele Gelegenheiten, wie das willentliche Ich (zusammen mit dem normenbeachtenden Gewissen) die *Rhythmik* des eigenen Vegetativums stören oder ganz zum Entgleisen bringen kann. Schauen wir uns einige Beispiele an.

4. Typen psychosomatischer Rhythmusstörungen

Das Anspannungssyndrom

Einen Typus psychosomatischer oder funktioneller Erkrankungen könnte man als Störung *vom Anspannungstyp* bezeichnen. Ein fast schon alltägliches Symptom sind Spannungskopfschmerzen und chronische Rückenschmerzen. Hier haben wir es mit einer Rhythmusstörung zu tun, die die Muskulatur betrifft. Rhythmusstörung meint hier, dass die natürliche Rhythmik von muskulärer An- und Entspannung nicht mehr funktioniert. Wenn sich ein Muskel kontrahiert, so folgt normalerweise automatisch, also reflexhaft, die Entspannung. Die Rhythmik, die Hin- und Herbewegung zwischen Reaktion und Gegenreaktion ist beim Anspannungssyndrom nicht mehr gut ausgeprägt, vielmehr ist sie in einem Zustand relativer Bewegungslosigkeit erstarrt, der über zu lange Zeiträume aufrechterhalten wird.

Höherrangige Steuerungsmechanismen, wie hohe Leistungsmotivation, psychische Anspannung, der Wunsch, Haltung zu bewahren, oder die interne Norm, die heißt: »Wenn du eine Arbeit angefangen hast, so bringe sie zu Ende«, oder: »Erst die Arbeit, dann das Vergnügen«, können zu solchen Daueranspannungen führen. Dabei kommt es nicht darauf an, dass die Anspannung stark ist. Ganz im Gegenteil: Starke Anspannung führt fast automatisch zur Erschlaffung, weil eine hohe Anspannung nicht durchgehalten werden kann. Tückisch sind dagegen die leichten Anspannungen ohne Variabilität. Der Grundtonus, vor allem in der Haltemuskulatur, ist dann erhöht.

Es gibt einen eindrucksvollen Feldversuch aus der Psychophysiologie in Ulm, der dies gut zu illustrieren vermag (Schlote, 1989; Traue & Kessler, 1992). In einem Großraumbüro wurden denjenigen Mitarbeitern, die an Spannungskopfschmerzen litten, und einer bezüglich Alter, Geschlecht und Arbeitsbelastung ähnlichen, gesunden Vergleichsgruppe EMG- Elektroden auf die Nacken-

und Rückenmuskulatur aufgebracht, wobei über einen Sender eine drahtlose Messung des Muskeltonus möglich war. Die EMG-Ableitungen wurden während des gesamten Arbeitstages durchgeführt. Es stellte sich heraus, dass die Schmerzbetroffenen *keinen auffallend höheren* Muskeltonus aufwiesen. Die belasteten Personen unterschieden sich von den anderen darin, dass sie morgens bei Arbeitsbeginn ihren Muskeltonus auf *Arbeitsspannung* stellten und festhielten bis zum Abend. Die gesunden Kollegen variierten ihren Muskeltonus ständig, besonders aber in den Pausen, wo sie sich entspannten. Es fiel auch auf, dass diejenigen, die ihre Arbeitsanspannung den Tag über festhielten, sich auch weniger bewegten. Sie saßen oft lange Zeit wie eingefroren.
Bei Patienten mit Spannungskopfschmerzen konnte ich das auch öfter in meinen Kopfschmerzgruppen beobachten: Manche können eine ganze Stunde lang regungslos dasitzen. Auch wenn sie eine Rückenschule absolviert haben, tun sie das oft noch, dann allerdings sitzen sie *richtig*. Ein Teilnehmer einer Kopfschmerzgruppe war ein junger Bankangestellter, der abends direkt von seinem Arbeitsplatz – einem Großraumbüro, in dem er in der telefonischen Anlageberatung tätig war – in die Gruppe kam. Er war korrekt gekleidet, mit Anzug und Schlips und trug eine Brille, die ihm sichtbar eine tiefe Kerbe über der Nase einschnitt. Er saß sehr elegant und still da. Bei der ersten Entspannungsübung sagte ich wie nebenbei, die Teilnehmer sollten doch mal spüren, ob ihre Kleidung irgendwo eng sei, ob sie ihre Brille abnehmen und beiseite legen möchten, ob sie bequem säßen oder sich lieber flach hinlegen wollten? Dieser junge Mann rührte sich nicht. Er blieb aufmerksam und wartete gespannt darauf, was da kommen sollte.
Geringfügige, jedoch invariante Anspannung kann peu à peu zu Schmerzen führen. Deshalb ist es eben auch so typisch für den Spannungskopfschmerz, dass er sich nach und nach aufbaut und dass die Betroffenen gar keine direkten Auslöser nennen können – denn was sie tun, ist für sie völlig normal. Die Gestik, mit der sie diese Kopfschmerzen beschreiben, ist eine Bewegung der Hände vom Nacken über den Hinterkopf zur Stirn hin, als wollten sie einen Helm abstreifen – diese »Helmabstreif-Geste« ist typisch für Menschen mit Spannungskopfschmerzen.

Bei chronischen Rückenschmerzen wirkt oft ein ähnlicher Mechanismus, der die langen Rückenstreckermuskeln festhält – z. B. der Wunsch, die aufrechte Haltung zu bewahren. Auch das ist eine Invariante, die eine situationsangemessene Weichheit und Nachgiebigkeit des Rückens nicht zulässt. Was Wunder, dass irgendwann bei Unaufmerksamkeit oder einer unachtsamen Bewegung eine plötzliche unkontrollierte Erschlaffung einsetzt, die so manche Bandscheibe herausrutschen lässt. Bei vielen Rückenschmerzpatienten herrscht, was die Muskulatur (aber nicht nur sie) betrifft, ein Alles- oder- nichts- Prinzip. So etwas wie entspannte Anspannung oder entspanntes Arbeiten oder vergnügten Sport gibt es bei ihnen nicht. Entweder man tut etwas, und das 100%ig, oder man *muss* nachgeben (wenn der Körper nicht mehr mitmacht) und dann geht gar nichts mehr. Manche Jogger z. B. sind beim Laufen so angespannt, dass man denkt, sie beißen die Zähne zusammen. Um eine solche Haltung beurteilen zu können, muss man als Therapeut sehr sorgfältig zwischen Beharrlichkeit und Verbissenheit unterscheiden.
Das Festhalten, bzw. die Bewegungslosigkeit und Starre, die sich, wie beschrieben, in der Muskulatur und der *Körper*haltung abbilden, ist ein für die Patienten akzeptabler Erklärungsansatz, der später mittels Analogiebildung oder metaphorisch auf allgemeine Einstellungen und Haltungen übertragen werden kann. Sowohl aus physiologischer als aus psychologischer Sicht könnten wir diese Menschen, die ihre Muskulatur über die (individuell) angemessene Zeit hinaus angespannt halten, *Durchhalter* nennen (siehe Hasenbring, 1992). Das Durchhalten hat für sie auch eine wichtige motivationale Funktion: »Nur nicht nachlassen, nur nicht aufgeben, denn nur wer durchhält, kommt zum Ziel.« Deshalb erscheinen ihnen Pausen eher gefährlich. Sie fürchten nämlich, darin zu versacken und sich danach nicht mehr »hochziehen« zu können. Nur in eigens dafür reservierten Zeiteinheiten, etwa im Urlaub und der Therapiestunde, trauen sie sich nachzugeben. Dann misslingt es aber oft, weil die Bewegungslosigkeit schon chronisch, d.h. stabil, geworden ist. Als Lebensform erscheint ihnen die Pause zu gefährlich, bzw. haben sie gar keine Erfahrungen damit. Wenn man sie fragt: »Was für eine Einstellung zum Arbeiten hatte

man bei Ihnen zu Hause?« Hat man da gesagt: »Wenn du eine Arbeit anfängst, so bring sie zu Ende, bevor du was anderes beginnst!?« oder hieß es: »Fang mal an, wenn du keine Lust mehr hast, dann mach' erst mal eine Pause; du kannst ja auch später daran weiter arbeiten!?«, so wählen sie so gut wie immer den ersten Satz, während sie den zweiten völlig abwegig finden.
Für sie ist deshalb eine *subversive* Therapiestrategie angebracht: Sie haben keine Erfahrung mit der Nachgiebigkeit, der Beweglichkeit, dem Geschehenlassen. Deshalb sollte der Therapeut etwas inszenieren, wo mit ihnen einfach etwas *geschieht*, wo es *passiert*, wo sie aus dieser anderen *Erfahrung* etwas lernen können. Wenn solche Patienten nur ein einziges Mal eine Handlevitation in hypnotischer Trance selbst erfahren haben, wissen sie, dass man auch statische Körperhaltungen über lange Zeit hinweg ohne negative Effekte aufrechterhalten kann und zwar in tiefer Entspannung und ohne das Gefühl, durchhalten zu müssen. Und dass man nach einer solchen Pause wieder auftauchen und weiter arbeiten kann.

Die vegetative Entgleisung

Ein anderer häufiger Typus der psychosomatischen Störung ist die vegetative *Entgleisung*. Bekannte Beispiele hierfür sind asthmatische Anfälle oder die Migräne. Oliver Sacks (1994) hat in der zweiten Auflage seines Migränebuches anschaulich beschrieben, wie die Dynamik der so komplexen und variantenreichen Erscheinungsformen der Migräne abläuft. Migräneattacken treten als chronisch wiederkehrende akute Ereignisse mit und ohne Schmerzen im Kopf auf. Es gibt also, besonders im Kindesalter, auch Anfälle von schmerzfreier Migräne (migraine sans migraine). Der bei aller phänomenologischen Vielfalt stereotyp ablaufende Prozess ist eine Aufeinanderfolge von ergotropen und trophotropen Stadien, die jedoch beide in *übermäßiger* Ausprägung auftreten. Dabei ist besonders der parasympathische bzw. trophotrope Tonus übermäßig lang und stark ausgeprägt. Sehr oft geht ihm ein ergotroper Zustand voraus. Diese Phase ist gekennzeichnet von euphorischer Stimmung und hoher Erregung, sowohl vegetativ wie zentralnervös, und wird, worauf Sacks (1994) hingewiesen hat, subjektiv ähnlich erlebt wie die manische Phase einer zyklothymen Störung. Die Betroffenen fühlen sich *high*, sie sind dabei sehr leistungsfähig und fast nicht in der Lage, ihre Tätigkeit zu unterbrechen. Das heißt, dass vor dem Anfall das Nervensystem gewissermaßen sehr *hoch dreht*, wobei die gegenregulatorischen Funktionen fehlen, die das System herunterregulieren könnten. Es kommt zu einer Überreizung der verschiedenen beteiligten Funktionssysteme, die sich gegenseitig aufschaukeln. Wir müssen da an einen komplexen Circulus vitiosus denken, wie er bei Schmerzen häufig vorkommt. Die zentralnervösen und vegetativen Prozesse geraten in hochgradige Überlastung und brechen im Anfall zusammen mit allen Kennzeichen eines großen Systemzusammenbruchs. Der Anfall beginnt im Hirnstamm und entordnet nach und nach in unterschiedlicher Weise verschiedene vegetative, zentralnervöse und biochemischen Prozesse. Das geordnete Funktionieren hört auf, es entstehen chaotische Verhältnisse, nichts funktioniert mehr normal. Die Entgleisung kann wie ein Umkippen in die Gegenreaktion verstanden werden. Es ist auch bekannt, dass bei Migränepatienten eine einseitig festgefahrene Stimmung, sei sie euphorisch oder dysphorisch, nach dem Anfall von ihrem Gegenteil abgelöst wird. Dies weist auf den nötigen Wechsel zwischen Gegensätzen hin, was später für die Therapie relevant wird.

In der nachfolgenden Phase dominieren dann Erschöpfung und Erholung besonders bei solchen Attacken, die körperlichem oder emotionalem Stress folgen, wobei diese Phase in ihrer Funktion der Rolle des Schlafes ähnelt. Allerdings sind diese Erholungsphasen mit Macht vom Körper *erzwungen*. Wie effektiv jedoch der Körper seine Erholung in der Migräne gestaltet, sieht man daran, dass diese Phase für sehr viele Migränepatienten äußerst angenehm ist. Sie sagen dann: »Da fühle ich mich wie neu geboren.« Das ist die Phase, in der die beteiligten Funktionssysteme wieder Tritt fassen und sich (im Sinne von Selbstorganisation) wieder geordnet einregulieren. Dass der Körper die Erholung erzwingen muss, hängt damit zusammen, dass zuvor die Aktivierungsphase zu lang gedehnt war. Der Zusammenbruch ist dabei gewisserma-

ßen die Notbremse, um das Gesamtsystem vor größeren gesundheitlichen Schäden zu schützen.
Auch bei den sogenannten Wochenend- bzw. Entspannungsmigränen ist das so. Wie wir wissen, hat der Körper eingebaute Uhren, was mit seiner vielfältigen rhythmischen Organisation zusammenhängt. Der Körper kennt z. B. den Arbeitsrhythmus seines Besitzers, oder anders gesagt: Das unwillkürliche System nimmt den Rhythmus des willkürlichen Systems wahr und weiß, dass eine Arbeitswoche 5 Tage dauert. Er weiß auch, wann Entspannung möglich ist. Da der Körper ein gutwilliger Diener seines Herrn ist, bricht er erst zusammen, wenn er darf. Wenn aber die Körperfunktionen durch willentliche Anstrengung notorisch überdehnt werden, der Körper also sehr oft länger durchhalten muss, als es eigentlich seiner eigenen Rhythmik gemäß wäre, dann kann es sein, dass der Körper auch noch zusätzlich wochentags einen Zusammenbruch einschiebt, weil er einfach keine ganze Arbeitswoche mehr durchhalten kann. Statt nun allerdings früher zu unterbrechen, sagen diese Patienten: »Solange ich arbeite und unter Druck stehe, passiert mir nichts, am besten wäre es, ich würde durcharbeiten.«
Ein Großteil der Migräneforschung widmet sich der Frage, wie denn die initiale Übererregung zustande kommt und welches die Auslöser für den dynamischen und unaufhaltsamen Migräneanfall sein mögen. (Die neuen Migränemittel vom Typ der selektiven Serotoninantagonisten lindern zwar die Schmerzen, unterbrechen jedoch nicht die Ablaufdynamik des Anfallgeschehens.) Die Forschung hat sich bisher weniger mit der funktionalen Zweckmäßigkeit der Migräne beschäftigt. Diese jedoch ist für die (psychologische) Therapie ausschlaggebend und wird ausführlich im 5. Kapitel besprochen. Die Frage nach der physiologischen Ausgangsbasis soll jedoch schon hier kurz erörtert werden. Es ist bekannt, dass Migräne in manchen Familien gehäuft auftritt. Meist ist nur ein Zweig der Familie betroffen. Verhaltenstheoretiker haben lange Zeit die ähnlich verlaufende Sozialisation dafür verantwortlich gehalten, was auch nicht von der Hand zu weisen ist. Offenbar waren sie der Ansicht, dass man sich aus therapeutischem Blickwinkel lieber nicht um die genetische Ausstattung kümmern

sollte, weil daran sowieso nichts zu ändern sei. Auch die Hypothese frühkindlicher Traumatisierung, z.B. ungenügender Schutz und Geborgenheit, die zu erhöhter Vulnerabilität führt, ist von anderer Seite her vertreten worden.
Ich halte beide Ansichten in diagnostischer Hinsicht für richtig, therapeutisch gesehen jedoch für wenig nützlich. Jeder Mensch kommt mit einer individuellen Ausstattung auf die Welt, worunter sich bei den meisten Menschen auch einiges als Handikap entpuppt. Früher zählte man dazu rote Haare und den Bedarf einer Brille. (Der Vorteil der genetischen Hypothese liegt daran, dass man selbst nichts dafür kann und eigentlich auch keinen anderen verantwortlich zu machen braucht.) Auch frühkindliche Traumatisierungen und ungünstige Sozialisationseinflüsse kommen sehr häufig vor und können auch von wohlmeinenden Eltern oft nicht vermieden werden. Manchmal führt ein Zufall bzw. Unglück zu Traumatisierung, worauf ich weiter unten, unter dem Punkt »Körpergedächtnis«, zurückkomme. Ich vertrete die Ansicht, dass jeder Mensch entweder von Anfang an oder nach einiger Zeit irgendein Handikap sein Eigen nennt, mit dem er zurechtkommen sollte und zurechtkommen kann. Noch besser wäre es, wenn er gerade solch ein Handikap zu einer Stärke machen könnte. In diesem Zusammenhang empfehle ich meinen Patienten gern, Sten Nadolnys *Entdeckung der Langsamkeit* zu lesen.
Heute nehmen wir an, dass Menschen, die im Laufe ihres Lebens eine Migräne entwickeln, mit großer Wahrscheinlichkeit mit einem empfindsamen Nervensystem ausgestattet sind, das bei geringeren Belastungen schon überschießend reagiert, anders als bei einer Person, die in dieser Hinsicht robuster ist. Vermutlich liegen vielen funktionellen Störungen solche *Anfälligkeiten* zugrunde, die angeboren oder sehr früh erworben sind und bei manchen Menschen dazu führen, dass der Organismus in seiner funktionellen Rhythmik leichter störbar ist als bei robusten Menschen. So ist etwa bei manchen Menschen die Sensitivität bzw. Empfindlichkeit bestimmter Chemorezeptoren gegenüber schon kleinen Veränderungen in der Zusammensetzung der Atemluft erhöht, was bei ihnen leicht zu einem chronischen Hyperventilationssyndrom führen kann, wenn sie Angst, Aufregung und Schmerzen erleben

(Egger et al., 1992). Unter solchen psychischen Bedingungen ist die Atmung sowieso verstärkt und beschleunigt und gerät unter einer sensitiven, also besonders empfindsamen physiologischen Ausgangslage leichter und dann möglicherweise chronisch aus dem Tritt. So können ganz *normale* Veränderungen im Verhalten oder Empfinden, die manchen Leuten überhaupt nichts ausmachen, bei vulnerablen Menschen die funktionalen Rhythmen nachhaltig stören und in diesem Fall zu einer Atemstörung führen. Das heißt auch, dass für solche Personen der Stress schon an einem Punkt anfängt, wo andere noch gar nichts merken.

Die Lehre, die wir daraus ziehen müssen, ist, dass sich solche Personen anders verhalten sollten als sogenannte robuste Leute. Es ist anzunehmen, dass auch die allergische Reaktion auf bestimmte Stoffe, die ja ebenfalls anfallsartig auftritt, auf einer angeborenen oder erworbenen Empfindlichkeit bzw. Labilität des betroffenen Funktionssystems beruht. Dass relativ viele Nahrungsmittel als Auslöser für Migräneanfälle gelten, ist deshalb nicht verwunderlich. Es handelt sich immer um eine massive überschießende Reaktion auf kleine Veränderungen, auf die ein robustes System gar nicht reagieren würde.

Man kann den Unterschied zwischen empfindsamen und robusten Menschen schon sehr früh bei Babies erkennen. Die einen reagieren nervös und sensibel, während andere durch kaum etwas aus der Ruhe zu bringen sind. Die einen sind schnell überreizt, die anderen wollen dauernd unterhalten werden. Soweit wir heute wissen, hängt das (auch) mit Unterschieden in der Reizaufnahme und - verarbeitung zusammen. Hier lohnt es sich, nochmals auf die Migräne zurückzukommen, die auch als Reizverarbeitungsstörung bezeichnet wird. Untersuchungen an erwachsenen Personen haben ergeben, dass Migränepatienten zum Beispiel auf bekannte Reize weniger gut habituieren als gesunde Personen (Gerber & Kropp, 1993). Das bedeutet: Sie nehmen bekannte Reize fast mit der gleichen Aufmerksamkeit wahr wie neue Reize. Bei anderen Menschen lässt dagegen die Aufmerksamkeit nach, so als würde das Gehirn sagen: »Das kennen wir schon, das ist irrelevant, das brauchen wir nicht zur Kenntnis zu nehmen.« Die Fähigkeit zur Habituation hat etwas mit (aus)sortieren zu tun und wirkt wie ein

Filter. Dieser Filter kann in unterschiedlichen Erregungszuständen mehr oder weniger dicht sein und das Informationsbombardement von außen mehr oder weniger stark abfangen. Bei Migränepatienten sind offenbar die Filter nicht intakt, weshalb man bei ihnen auch von einer Filterstörung sprechen könnte. Menschen mit Migräne (und anderen psychosomatischen Störungen) haben also immer ihre Antennen ausgefahren. Sie sind ihrer Umgebung aufmerksam zugewandt, nehmen vieles wahr und in sich auf, und wenn sie es aufgenommen haben, müssen sie es natürlich auch verarbeiten. Was Wunder, dass ihr Leben anstrengend ist und dass ihre zentralnervösen und vegetativen Funktionssysteme hin und wieder total überlastet sind und unter der Reizüberflutung zusammenbrechen.

Eine Patientin mit sehr häufigen und lang andauernden Migräneanfällen beschrieb das so: »Wenn ich zum Beispiel mit einer Freundin im Café sitze und sie mir etwas erzählt, dann höre ich ihr zu. Gleichzeitig sehe ich, was die Frauen am Nachbartisch anhaben und ich weiß auch, worüber sich die am Tisch hinter uns streiten und außerdem höre ich noch die Musik aus dem Lautsprecher. Das wird mir dann oft ziemlich bald zuviel und ich muss da weg.«

Wenn man mit einem solchen Nervenkostüm ausgestattet ist, so ist es nicht sehr klug, so zu tun, als wäre man robust. Das hieße, sich ständig gegen sein eigenes Naturell zu stellen. Nichtsdestotrotz tun das gerade die Migränepatienten. Denn ihr Handikap besteht in Wahrheit gar nicht so sehr in ihrer Empfindsamkeit, sondern darin, dass sie diese nicht merken oder nicht anerkennen. Denn genau daran hindert sie ihre »Reizverarbeitungsstörung«. Ihre Aufmerksamkeit ist nämlich beständig und sensibel nach außen gerichtet, sie nehmen vieles wahr, was es in der Welt draußen so zu sehen, zu hören und zu beachten gilt – aber ihre Fähigkeit zur Selbstwahrnehmung ist schlecht ausgebildet. Sie haben nämlich aus ihrer besonderen Art von Reizverarbeitung eine Tugend gemacht und sind besonders aufmerksame Menschen geworden. Sie merken, wie es anderen Leuten geht, man kann mit seinen Sorgen immer zu ihnen kommen, sie nehmen ihre Aufgaben ernst und erledigen sie gründlich. Sie sehen, wenn irgendetwas in Un-

ordnung ist und bringen es schnellstens in Ordnung. Ich kann mir kaum vorstellen, dass ein solcher Mensch nicht erst seine Wohnung aufräumt, bevor er sich hinsetzt und ausruht.
Um zu merken, wie es ihnen selbst geht, müssten sie ihre Aufmerksamkeit nach innen richten. Sie müssten merken, was mit ihnen los ist, und anerkennen lernen, dass sie vielleicht nicht so robust sind wie andere, dass sie sich vielleicht mehr zurückziehen sollten, dass sie mehr Ruhe brauchen. Falls dies allerdings mit einer hohen Leistungsmotivation, oder hoher sozialer Aufmerksamkeit kollidiert oder einfach mit dem Wunsch, nicht anders zu sein, so muss sich das unwillkürliche System seine Ruhepausen durch Zusammenbrüche erzwingen.
Gerade Kinder, und unter ihnen besonders die Buben, sind da gefährdet. In Familien, in denen der mütterliche Zweig mit Migräne belastet ist, fühlt sich ein Junge, wenn er auch unter diesem Übel zu leiden beginnt, vielleicht beschämt und versucht, es zu verdrängen und irgendwie damit zurechtzukommen. Er möchte nicht so sein wie seine Mutter. In einer unserer Kopfschmerzgruppen für Kinder war ein 12-jähriger, der häufig nachts von einem Migräneanfall aufgeweckt wurde, was sehr dramatisch war. Er musste erbrechen, hatte visuelle Störungen und stärkste Schmerzen und es dauerte immer eine ganze Weile, bis das Schmerzzäpfchen wirkte und die Familie wieder zur Ruhe kam. Schon nach den ersten Gruppensitzungen, in denen offen über die Schmerzen geredet wurde und unter den Kindern ein Solidarisierungseffekt eingetreten war, kamen die Attacken nie mehr nachts. Sie verlagerten sich zuerst auf den Tag, bevor sie gänzlich wegblieben, als der Junge erkannte und für sich selbst anerkannte, dass es nicht ehrenrührig ist, sich hin und wieder zurückzuziehen und zu sagen: »Jetzt brauche ich meine Ruhe.«
Ich habe den Eindruck, dass die Art der Rhythmusstörung, die ein Mensch entwickelt, auch eine Frage des Temperaments ist. Der nachfolgend dargestellte *Erschöpfungstyp* ist von ganz anderer Dynamik.

Chronische Erschöpfungssyndrome

Es gibt Menschen, die sich aufgrund äußerer Lebensumstände oder eigener Normen oder aufgrund beider Umstände lange Zeiträume ihres Lebens hindurch überfordern. Wenn dies nun noch auf der Basis erhöhter Vulnerabilität geschieht, so ist dies besonders gefährlich. Wenn solche Menschen chronische Schmerzen entwickeln, dann erscheinen sie uns gleichzeitig als sehr erschöpft. Sie sind nur schwer von solchen Patienten zu unterscheiden, die depressiv sind oder aufgrund ihrer chronischen Schmerzzustände eine klinische Depression entwickelt haben. Denn wie wir oben gesagt haben, wirken akute Schmerzen auf das Vegetativum wie akuter Stress, nämlich mit sympathischer Erregung, chronische Schmerzen wirken jedoch wie chronischer Stress.

Andererseits können chronische Schmerzen auch aufgrund chronischer Überlastung *entstehen.* Ihren Anfang, ganz zu schweigen von den Ursachen, können wir und auch die Betroffenen oft nicht identifizieren. Eine Patientin kam zu mir mit chronischen atypischen Gesichtsschmerzen, die sie schon seit einigen Jahren quälten und die vielfältig behandelt worden waren. Diese 34-jährige Frau hatte sich schon fast alle Zähne ziehen lassen. Ein einsichtiger Zahnarzt hatte sich schließlich geweigert, ihr auch noch die Schneidezähne zu entfernen, und sie in eine Schmerzklinik geschickt. Hier wurde sie mit einem Schmerzmittel versorgt, das man bei Trigeminusneuralgie einsetzt und das ihre Schmerzen zumindest auf eine erträgliche Stärke reduzierte. Der dortige Psychologe hatte offenbar keinen guten Eindruck von der Patientin und empfand sie als überdreht und fast hysterisch in ihren Klagen. Gleichzeitig war sie sehr erschöpft. Da sie nicht bzw. nur sehr schlecht schlafen konnte, war sie überhaupt nicht belastbar, obwohl sie ihre Arbeit schon weitestgehend reduziert hatte. Es stellte sich nämlich rückblickend heraus, dass diese Frau seit mehr als 10 Jahren die gesamte Last der Familienversorgung alleine getragen hatte. Ihr Mann hatte während dieser Zeit, in der zwei Kinder geboren wurden, intensiv studiert, die Frau war ganztags in einem Büro berufstätig gewesen, hatte im Haushalt viel gemacht. Dazu hatten sie das obere Stockwerk seines Elternhauses umgebaut, während die schon alten und nicht mehr gesunden Eltern des Mannes im unteren Geschoß wohnten und auch eine gewisse Fürsorge brauchten. Also ziemlich alltägliche Verhältnisse, wie sie oft vorkommen. Die Frau sagte, sie habe immer sehr viel Energie gehabt und das Gefühl, sie könne das alles gut schaffen. Man konnte auch einen gewissen und meiner Ansicht nach berechtigten Stolz auf ihre Leistung heraushören. Erst jetzt, wo es eigentlich leichter zu werden verspreche, weil ihr Mann gerade sein Diplom gemacht habe, gehe es ihr richtig schlecht. Das könne sie gar nicht verstehen. Angefangen hatte es mit Schlafstörungen. Sie könne sowieso nicht so gut zur Ruhe kommen. Entspannen sei noch nie ihr Fall gewesen. Sie sei gern aktiv und Sport sei ihre beste Entspannung. Allerdings war dafür in den ganzen Jahren immer weniger Zeit übrig. Zur Zeit sei ihr alles zu viel, schon morgens sei sie erschöpft und die Schmerzen im Gesicht seien zermürbend. Das Schlimmste sei aber, dass ihr die Schmerzen kaum einer so recht glauben wolle, da sie ja immer so leistungsfähig und gut gelaunt gewesen sei, und nun wolle sie sich am liebsten so nicht vor den Freunden sehen lassen. Es stellte sich heraus, dass sie schon immer das Gefühl hatte, unter Druck zu stehen, energetisch hoch geladen zu sein. Das gab ihr das Gefühl hoher Leistungsfähigkeit.

Für viele Psychotherapeuten ist das ein bekanntes Muster: Dass solche Menschen keinen Anlass haben, auf sich selbst Rücksicht zu nehmen – sie haben es nämlich nicht nötig. Sie haben deshalb beständig die Tendenz, sich selbst bis an die Grenzen zu belasten und oft auch auszubeuten. Sie kämen kaum auf die Idee, andere um Unterstützung zu bitten, wieso auch: sie sind ja leistungsfähiger als viele andere in ihrer Umgebung. Ein typischer Ausspruch ist: »Lass nur, ich mach das schon.«

Die anfänglichen Schlafstörungen waren die ersten Anzeichen einer Rhythmusstörung, die nicht hätte übersehen werden sollen. Mangel an Schlaf verhindert die wichtigste Kompensation für Anstrengung, d.h. die wichtigste Gegenregulation. Möglicherweise kamen die Schlafstörungen als Folge des fehlenden Ausgleichs durch sportliche Aktivitäten, die die (bei dieser Patientin wahrscheinlich angeborene) sympathische bzw. ergotrope Hochaktivierung lange Zeit kompensieren halfen. Nach Sport entspannt man und kann leichter einschlafen. Nun berichtete sie, dass sie nicht zur Ruhe kommen könne. Allein das kann längerfristig zu Erschöpfung führen. Nun kam aber noch ein Schmerz im Gesicht hinzu. Es ließ sich nicht genau rekonstruieren, woher dieser anfängliche Schmerz kam, höchstwahrscheinlich von einer kleinen Nervenverletzung bei einer Zahnbehandlung. Erfahrungsgemäß kann ein intaktes Nervensystem sich relativ schnell regenerieren. In diesem Fall war die gesamte Regenerationsfähigkeit aber bereits schon geschwächt. Man muss sich vorstellen, dass der Körper ja auch über eigene schmerzstillende Funktionssysteme, darunter die körpereigenen Opioide, verfügt. Wenn sie immer in ausreichender Menge zur Verfügung stehen, bzw. wenn der Körper in der Lage ist, sie nach Bedarf zu produzieren, dann können wir mit anfallenden Schmerzen ganz gut umgehen. Wenn der Körper aber schon funktionell erschöpft ist, dann kann es sein, dass auch die Schmerzmittelproduktion nicht ausreicht. Gleichzeitig ist jemand, der von Natur aus höher erregt ist, auch nervlich empfindlicher. Unsere Patientin berichtete denn auch, dass sie leicht aus dem Häuschen gerät. Sie sagte, sie sei schon immer leicht reizbar gewesen, aber in der letzten Zeit genüge ein dummes Wort, dann flippe sie schon aus und fange an zu schreien. Besonders bei ihren Kindern reiße ihr leicht der Geduldsfaden.

Wie oben schon gesagt, wirken Schmerzen für den Körper wie Stress und erhöhen noch die sympathische Erregung, die wiederum das Schlafen erschwert, was seinerseits zur Erschöpfung beiträgt, sodass schon kleine Anforderungen zu Stress werden können. Dieser Kreisprozess müsste an irgendeiner Stelle unterbrochen und herunterreguliert werden, und zwar im Sinne von negativen Feedbackprozessen, die in der Therapie in Gang gebracht werden müssen. Das Aufschaukeln, der bekannte Teufelskreis, wird durch positives Feedback aufrechterhalten, d.h. durch *mehr desselben, also mehr von der gleichen Art*. Durch positives Feedback werden geschwächte Organsysteme auf dem Weg chronischer Hyperaktivierung dauerhaft lädiert. Das Anpassungsvermögen des Organismus wird überfordert, es kommt zu einer völligen Erschöpfung der Energie. *Alles ist zu viel.* Es treten zwar weiter

Alarmreaktionen des Vegetativums auf, da diese überlebenswichtig sind, sie sind aber nicht mehr kompensierbar. Die physiologischen Abwehrmechanismen in Form ausgleichender energetischer Gegenreaktionen funktionieren nicht mehr.

Es ist wichtig zu wissen, mit welchen Symptomen man reagiert, ob sie eher sympathisch oder parasympathisch sind. Menschen mit psychosomatischen Störungen reagieren lange Zeit mit Übererregung und erst dann mit Niedergeschlagenheit im Sinne einer Erschöpfungsdepression. Sie brauchen im Grunde keine Antidepressiva, sondern eine Erholungskur. Allerdings sind Antidepressiva manchmal nötig, um die Stimmung so weit aufzuhellen, dass eine Erholungskur angestrebt und positiv genutzt werden kann. Die Schmerzen der beschriebenen Patientin deuten auf Erschöpfung hin, ihre Energie reicht nicht mehr aus, ihre Reserven sind aufgebraucht, sie kann sich nicht mehr ausreichend regenerieren. Deshalb muss es zur Regel werden, dass man nach Belastungen ausreichend Erholung bekommt. Früher wusste man das besser als heute: Nach einer Krankheit befand man sich erst noch längere Zeit im Zustand der Rekonvaleszenz und musste sich erholen. Nebenbei bemerkt, müssten das die Rehabilitationskliniken besser berücksichtigen und mehr Ruhe, Erholung und Muße einplanen.

Um die soziale Pointe dieser Geschichte noch zu berichten: Das Familiensystem dieser Patientin wies noch eine Besonderheit auf, die ich nicht unerwähnt lassen will. Wir fragen uns natürlich, welche Rolle der Ehemann im Rahmen einer solchen Symptomentwicklung spielt. Auf ihren Ehemann war die Patientin gleichzeitig zornig und nachgiebig gestimmt. Dieser Mann, der schon ziemlich lang studiert hatte, war nämlich faul. Er machte ausgiebige Erholungspausen vom Lernen, und zwar in einem bequemen Lehnstuhl, sommers im Liegestuhl unter dem Baum im Garten. Wenn sie ihm etwas zu tun auftrug, sagte er oft: »Das ist doch gar nicht nötig, jedenfalls nicht sofort, ich mach das dann später schon.« Irgendwie hatte sie den Eindruck, dass am Ende immer alles an ihr hängen blieb. Die beiden waren sehr unterschiedlich in ihrer Zeitdynamik. Sie war schnell, er war langsam. Seine Langsamkeit war anfangs (bevor die Kinder kamen) für sie sehr angenehm gewesen. Er brachte Ruhe in ihr Leben. Ich hörte aus ihrer

Erzählung heraus, dass er in einer gewissen Hinsicht für sie die Funktion einer Katze hatte. (Ich sage öfter zu meinen hochenergetischen Patienten: »Legen Sie sich eine Katze zu und lernen Sie was von ihr. Sie werden schon merken, was.« Ich gebe allerdings zu, dass ein Mann und eine Katze zwei verschiedene Paar Stiefel sind.) Dieser Ehemann hatte nun seinerseits ein angeborenes Handikap: er hatte einen Morbus Crohn, kam mit diesem aber gut zurecht. Sie dürfen dreimal raten, wie er das machte.

Körpergedächtnissymptome

Sonderfälle der vegetativen Entgleisung, die immer anfallsartig auftritt, sind solche psychovegetativen Symptome, bei denen sich der Körper an eine traumatische Situation erinnert. Die Patienten können so gut wie immer genau angeben, wann das Symptom zum ersten Mal auftrat oder zumindest, seit wann sie es haben. Es kann allerdings auch sein, dass die Traumatisierung so stark war, dass der Anlass verdrängt werden musste und der Erinnerung nicht mehr zugänglich ist. Ein Kollege berichtete, dass eine Patientin mit schweren Rückenschmerzen in der Hypnose wiedererlebte, wie ihr Vater sie, als sie noch ein kleines Kind war, mit einem Riemen auf den Rücken schlug. Nachdem diese Erinnerungen wieder verfügbar waren, wurden die Schmerzen therapierbar. Auch biographisch aktuelle Traumata, z.B. bedrohliche Gedanken, können zu massiven Muskelkontraktionen und dabei zu schweren Schmerzen führen. Eine Patientin, die ihre Krebserkrankung vollständig verdrängen musste, hatte solche spontanen Schmerzattacken immer dann, wenn jemand in ihrer Umgebung die Rede auf ihre Krankheit zu bringen drohte. Diese Schmerzen, die durch Opioide kaum zu beeinflussen waren, traten nie auf, wenn sie sich in Sicherheit fühlte. Auch solche Schmerzen, obwohl sie bei einer Krebserkrankung auftreten, sind psychosomatische Schmerzen vom Körpergedächtnistyp: Der Körper hatte die Bedrohung wahrgenommen und gespeichert, während die Patientin selbst alles daransetzte, sie nicht zur Kenntnis nehmen zu müssen.

Etwas Ähnliches passierte einer 75-jährigen Frau, deren Mann ein Jahr zuvor, zwar nicht ganz unerwartet, aber sehr schnell an einer Herzattacke gestorben war. Exakt ein Jahr später, also vom Jahresrhythmus her gesehen, zur gleichen Zeit, bekam diese Frau (nervöse) Herzstörungen, genau der gleichen Art, wie ihr Mann sie gehabt hatte, die sie sehr ängstigten. Sie wurde mir von ihrer Tochter geschickt und wusste eigentlich nicht, was sie bei mir sollte. Als ich merkte, dass sie keinerlei Zusammenhang zu den ein Jahr zurückliegenden Geschehnissen sehen konnte, dass ihr Körper aber sehr wohl begriffen hatte, dass das Leben zu Ende gehen kann, fragte ich sie rundheraus, ob und wie sie denn an ihr eigenes Lebensende dächte. Sie antwortete sofort mit klarer Stimme, das sei für sie überhaupt kein Gedanke, denn in ihrer Familie würden sie alle sehr alt, mindestens über 90. Ein halbes Jahr später traf ich ihre Tochter und fragte nach ihr. Sie sagte: »Das Problem hat sich gelöst. Sie hat jetzt einen Unterleibskrebs und damit kommt sie gut zurecht.« Die Herzprobleme waren verschwunden, ebenso Aufgeregtheit und Klagsamkeit. Ihr Körper hatte die Sprache gefunden, die seine Besitzerin verstand.
In vielen Fällen jedoch ist das Trauma bekannt und kognitiv verarbeitet. Und doch reagiert der Körper immer wieder in der gleichen Art, wenn eine Situation eine gewisse Ähnlichkeit mit dem früheren Ereignis aufweist. Die unwillkürlichen Funktionssysteme bzw. die alten Hirnteile sind leicht konditionierbar und reagieren assoziativ. Man könnte deshalb dieses Phänomen auch Störung vom *Assoziationstyp* nennen.
Eine Medizinstudentin berichtete darüber sehr eindrucksvoll: Sie hatte auf einer Urlaubsreise mit dem Auto einen schrecklichen Unfall, bei dem sie wie durch ein Wunder überlebte. Ein Lastwagen war auf der Autobahn zum Überholen links ausgeschert, ohne zu bemerken, dass sie schon neben ihm fuhr. Das Auto der jungen Frau wurde völlig zermalmt, sie selbst hatte lebensgefährliche Verletzungen und Knochenbrüche, die sie ein ganzes Jahr in verschiedenen Krankenhäusern festhielten. Als ich sie traf, war ihr überhaupt nichts mehr davon anzusehen. Das Einzige, das zurückgeblieben war, war eine panische Angst vor dem Autofahren und der Autobahn. »Ich konnte am Anfang nicht mal ruhig am

Schreibtisch sitzen, obwohl ich mich dort doch sicher fühle. Sobald mir der Unfall *in den Sinn* kam, hat mein Körper schon reagiert, und zwar mit der gesamten Panikreaktion, genau wie in dem Moment, als der Lastwagen ausscherte. Was danach passiert ist, daran kann ich mich ja nicht erinnern.« Danach stand sie unter Schock. Aber die Todesangst, die alle Energien mobilisiert, also einer sympathischen Höchsterregung entspricht, kam immer wieder körperlich zum Vorschein und überfiel sie unvermittelt – auch in Situationen, die ihr Verstand als *sicher* erkannte.

Eine etwa 60-jährige Frau erzählte mir kürzlich, sie habe so große Angst vor Dunkelheit, dass sie bei Licht schlafen müsse. Sie könne schlecht die Augen zumachen und einschlafen und sie sei auch unfähig, es im Gotthard- Tunnel auszuhalten, sodass ihre Familie bei den Urlaubsreisen über den Pass fahren müsse. Das trage ihr völliges Unverständnis seitens der Familie ihrer Tochter ein, ihre beiden Enkel würden, wenn auch nicht offen, über sie lachen. Auf meine Frage, *seit wann* sie denn diese Dunkelangst habe, sagte sie, das wisse sie ganz genau. Sie hätte vor nun fast 6 Jahren, es sei im Herbst gewesen, öfters Schwindel- und Ohnmachtsanfälle gehabt und sei deshalb ins Krankenhaus gegangen, um sich untersuchen zu lassen. Die hätten es dort erst nicht so ernst genommen und an Kreislaufstörungen gedacht. Dann sei sie aber auch im Krankenhaus ohnmächtig geworden und es kam heraus, dass sie Extrasystolen hatte und wegen einer Stenose sofort notoperiert werden musste. Es war jedoch der Operationssaal nicht frei und sie musste auf der Intensivstation versorgt werden, bis es dann so weit war. Die Operation sei auch gut verlaufen. Seither habe sie aber solche Angst vor Dunkelheit und könne das gar nicht verstehen, es sei doch alles gut gegangen und auch schon so lang her. Niemand hatte ihr erklärt, dass der Körper ein Gedächtnis hat und die Dunkelheit der Ohnmacht zusammen mit dem Gefühl der Todesnähe in sich aufbewahrt und gespeichert hatte und dass es nötig gewesen wäre, ihm danach wieder zu versichern, dass es auch gute und ungefährliche Dunkelheit gibt.

Ein Sonderfall von Reaktionen aus dem Körpergedächtnis sind die sogenannten »archaischen Relikte«, wie sie A. David Jonas beschreibt. Diese alten Reflexe kommen aus weit zurückliegenden

Erfahrungen in unserer Phylogenese. Hierzu gehört z. B. der Totstellreflex, der dem Kaninchen bei Verfolgung das Leben retten kann. Tritt er beim Menschen auf, etwa wenn sich jemand massiv bedroht fühlt, dann ist das für ihn nicht zweckmäßig, sondern kann im schlimmsten Fall mit einem Herzstillstand enden. Auch der Abtauchreflex, wie ihn die Enten verwenden, wenn ein Raubvogel droht, gehört in diese Kategorie. Da wir in unserer Ontogenese frühe phylogenetische Entwicklungsstadien durchlaufen, haben wir alle diese alten Programme noch in unseren »alten« Hirnteilen gespeichert und so kommt es leider vor, dass wir uns in der Not verhalten wie eine Ente, allerdings mit weniger gutem Erfolg.

Eine meiner Patientinnen, die ich einmal zum Zahnarzt begleitete, da sie zwar die Behandlung recht gut zu überstehen meinte, jedoch danach für eine ganze Woche extreme Kopfschmerzen befürchtete, hatte genau diese Angewohnheit. Sobald sie den Mund offen halten musste und der Zahnarzt von oben mit dem Bohrer herabkam, nahm sie einen tiefen Atemzug, tauchte ab und hielt die Luft an. Kein Wunder, dass sie sich dabei im Nacken fest und anhaltend anspannen musste, was offenbar der Grund für ihre anschließenden Kopfschmerzen war. Ich musste nur zu ihr sagen: »Frau M., Sie sind keine Ente, bleiben Sie an der Oberfläche und atmen sie weiter.« Das Abtauchen war ihre Art von Selbsthypnose, um möglichst wenig von der Bedrohung mitzubekommen. Ich sprach ihr dann während einer schwierigen Zahnbehandlung länger als eine Stunde in ihr linkes Ohr und ermöglichte ihr auf diese Weise anderswo zu sein, indem ich mit ihr in Florenz umherging. Das hatte sie sich gewünscht. Da ich mich in Florenz nicht auskenne, kam ich nicht in Versuchung, sie an meine eigenen Plätze zu führen und so konnte sie ungehindert spazieren gehen. Beim Gehen atmet man meist gleichmäßig und ist im Nacken eher wenig verspannt.

Eine andere Patientin, die wegen ihrer Wochenendmigräne an einer Kopfschmerzgruppe teilnahm, hatte außer den Schmerzen noch ein anderes Problem: Jeden Sonntagvormittag während der Messe bekam sie keine Luft, hatte Engegefühle und den Drang, die Kirche fluchtartig zu verlassen. Nach einer Entspannungs-

übung, in der wir den freien Flug geübt hatten, stellte sie mich zur Rede, weil ich gesagt hatte: »Und nun spannen Sie Ihre großen weiten Flügel aus und erheben sich in die Luft.« Sie habe gar keine großen weiten Flügel! Sie sei doch eine Schwalbe. Das sei schon als Kind so gewesen, als sie hinter ihrer Mutter hergehüpft sei und Schwalben flögen übrigens auch ganz anders, als ich es beschrieben hatte. Ich fragte sie, ob sie schon mal Schwalben im Kirchenschiff habe umherfliegen sehen und ob sie meine, Gott könne dagegen etwas haben. Sie meinte, nein. Sie verbrachte von da an den größten Teil der sonntäglichen Messe hoch oben unter der Kuppel, was keiner merkte, weil sie ihren Körper in der Bank zurückließ. Haben Sie schon mal eine Schwalbe mit Atemproblemen gesehen? Ich könnte mir denken, dass für Asthmatiker die Schwalbenübung auch nicht schlecht wäre.
An dem letzten Fallbeispiel zeigt es sich, dass man archaische Relikte auch therapeutisch nutzen kann. Wir wissen, dass in der Entspannung bzw. in der Hypnose alle Menschen gut und sicher fliegen können, auch diejenigen, die in ihren Träumen oder der konkreten Realität oft Absturzängste haben.

Abschließend können wir sagen, dass das vegetative Nervensystem ein potentes, kraftvolles und intelligentes Funktionssystem ist, das seine Regulationsaufgaben autonom erfüllen kann – vorausgesetzt, die Umgebungsbedingungen sind nicht über zu lange Zeiten zu belastend und vorausgesetzt, wir stören es nicht durch uneinsichtiges Verhalten oder schockieren es massiv. Man braucht ihm bei guten Bedingungen nicht zu helfen, es nicht zu unterstützen, aber man kann es bei seiner Arbeit stören, ihm dazwischenpfuschen. Man kann seine Fähigkeiten missachten und denken, man müsse alles selbst machen. Man kann ihm auch misstrauen, ob es denn wirklich funktioniert, und es ängstlich beobachten. Wenn man denkt, man müsse jetzt aber einschlafen, geht's nicht, wenn man es einfach lässt, schon eher. Mit der Sexualität ist es ähnlich. Auch sexuelle Erregung ist dem Unwillkürlichen zugeordnet, sie *geschieht* – unter bestimmten, d.h. individuellen Bedingungen, unter anderen Bedingungen nicht.
Man kann die Bedürfnisse des Körpers missachten und »*höher-*

wertige« Ziele verfolgen, rücksichtslos auf Ehrgeiz und Leistungsmotivation setzen, und wenn man ein duldsames Vegetativum hat, geht das lange Zeit gut, aber eines Tages reicht es und der Körper spielt nicht mehr mit.

Das vegetative Nervensystem ist im gesunden Zustand sehr flexibel und anpassungsfähig. Es garantiert das Überleben und Funktionieren auch unter schwierigen Umweltbedingungen. Das sieht man daran, dass in Zeiten existentieller Belastungen, in Kriegs- und Hungersnöten oder wenn in der Familie jemand schwer erkrankt und Fürsorge braucht, der *zuständigen* (oder sich als zuständig definierenden) *Person* oft über lange Zeit ausreichend Energie zur Verfügung steht und dass dann eher keine Befindlichkeitsstörungen auftreten. Die Leute wundern sich, dass es ihnen schlecht zu gehen beginnt, wenn die Belastungen vorüber sind, dann klappen sie zusammen, bekommen Herz- Kreislauf- Probleme, Schlafstörungen und werden krank.

Auch wenn zwischendurch ein Notfall eintritt, der Priorität hat, treten psychosomatische Symptome zeitlich befristet zurück. Das kann ein Beinbruch sein oder eine andere körperliche oder psychische Erkrankung. Daraus darf man nicht schließen, die psychosomatische Störung sei eingebildet oder weniger real. Sie tritt nur kurzfristig in den Hintergrund, da sie den existenzbedrohenden Ereignissen Vorrang einräumt. Das gilt insbesondere für Schmerzen. Patrick Wall, einer der ersten Schmerzforscher, die sich mit der Funktionalität des Schmerzes auseinandergesetzt haben (Wall, 1982), sagte vor kurzem: »Der Schmerz kommt, wenn es passt, und er kommt nicht, wenn es nicht passt.« Hieraus kann man schließen, dass der Körper sich in Notsituationen unterordnet, dass er sich freundlich verhält, wenn es nötig ist, und dass er wahrnimmt, was gerade los ist. Das ist eine intelligente Leistung, auf die ich später noch zurückkomme.

In diesem Kapitel wurden psychosomatische Störungen nicht nach Diagnosegruppen oder Symptomatik, sondern nach ihrer psychophysiologischen Typologie geordnet. Diesen Typen liegen unterschiedliche vegetative Dynamiken zugrunde. Wenn man sie verstanden hat, kann man phänomenologisch so unterschiedliche Störungen wie z. B. Schwitzanfälle, Nesselfieber, Asthma, Mi-

gräne, also die anfallsartigen Störungen, den Systemzusammenbrüchen zuordnen und in ihrer schützenden Funktion verstehen. Die weniger heftigen, zeitlich länger laufenden, sich langsam aufschaukelnden und dysfunktional einpendelnden Störungen sind gewissermaßen schleichend und langfristig beeinträchtigend. Sie sind im eigentlichen Sinn chronisch zu nennen und entsprechend schwierig zu regulieren.
Wichtig ist zunächst, einen Schritt zum Verständnis der Symptom*bedeutung* zu machen. Das soll im nächsten Kapitel geschehen. Die Bedeutung und, davon ausgehend, die Art und Weise des therapeutischen Vorgehens lassen sich nämlich aus der funktionellen Dynamik leichter ableiten als aus den herkömmlichen diagnostischen Kategorien. Zunächst also stellen wir die Frage nach der Funktion psychosomatischer Störungen: »Was wollen sie mitteilen, wozu sind sie da?«

5. Das psychosomatische Symptom als Protest und als Forderung

Wenn man einem Patienten, der ein psychosomatisches Symptom in die Therapie mitbringt, sagt, dass sein Körper mit diesem Symptom offenbar gegen irgendetwas protestiere, so kann der Patient dem sehr oft zustimmen. *Dem Körper passt etwas nicht, er merkt etwas, was sein Besitzer, nämlich der Patient, nicht merkt, und meldet sich.* Das Problem ist nicht dieser Sachverhalt, sondern dass man nicht weiß, *was* der Körper sagen will, *wogegen* er protestiert. Und das ist die Frage, mit der die Patienten zu uns kommen. Ich möchte mich, bevor ich mich dieser Frage zuwende, erst einmal gemeinsam mit Ihnen ein wenig wundern. Darüber nämlich, dass jemand, der uns so nahe steht wie unser Körper, eine Sprache benützt, die wir nicht verstehen. Wir könnten nun zu ihm sagen: »Drück dich doch etwas verständlicher aus, sei deutlicher!« Seine Art, deutlicher zu sein, ist aber deshalb nicht verständlicher: Das Symptom wird schlimmer oder es kommen noch andere hinzu, die wir auch nicht verstehen können.

Hier liegt also ein Problem. Die Symptomsprache ist für viele Patienten schlichtweg eine Fremdsprache. Und tatsächlich haben die einzelnen Funktionssysteme des Körpers ihr jeweils eigenes Sprachspiel.

Die Wissenschaft ist gerade dabei, das Sprachspiel des Immunsystems zu entschlüsseln, nämlich herauszufinden, welche Botschaften die Neurotransmitter, wie die Botenstoffe des Immunsystems auch genannt werden, transportieren. Es handelt sich dabei um ein komplexes und ausgeklügeltes Kommunikationssystem. Allerdings sind wir noch weit davon entfernt, die Botschaften auf *individueller* Ebene zu verstehen. Noch viel weniger kennt der Besitzer eines bestimmten Immunsystems die Botschaften, die da in ihm hin- und hergehen. Nichtsdestotrotz sind sie für ihn bedeutsam, oft sogar überlebenswichtig. Und wie inzwischen fast jedermann weiß, ist es möglich, das eigene Immunsystem zu trainieren, es zu unterstützen, leistungsfähig zu bleiben oder wieder leistungsfähig zu werden. Dann kann es seine Arbeit tun, die wir gleichwohl nicht in ihren Einzelheiten nachvollziehen können. Wir merken nur, dass es uns gut geht. Andererseits spüren wir z. B. im Fieber, dass es uns schlecht geht, und wissen dabei, dass unser Immunsystem einen Infekt bekämpft. Aber auch noch vor der Zeit, wo irgendjemand irgendetwas über das Vorhandensein und die Funktionsweise des Immunsystems wusste, hörten die Menschen die Botschaft: »Leg dich hin, ruh dich aus, trink einen fiebersenkenden Tee, mach kalte Wadenwickel usw.« Der Körper hatte eine Forderung, der nachzukommen war. Bei den psychosomatischen Störungen ist das nicht anders, abgesehen davon, dass wir Regulations- bzw. Rhythmusstörungen nicht mit dem Fieberthermometer und eben überhaupt nicht quantitativ messen können.

Eine weitere, noch viel gravierendere Erschwernis ist die Individualität der Symptome. Man kann nicht einmal generell sagen, dass Ärger auf den Magen schlägt. Wenn der Ärger das bei einem bestimmten Patienten tut, so wissen wir noch lange nicht, was das gerade für diesen Menschen bedeuten mag. Bei ihm reagiert vielleicht der Magen, wenn er eine Aufgabe nicht zustande bekommt, Ärger über den Chef fährt ihm vielleicht in den Rücken und macht ihm Kreuzschmerzen, und die alten Ärgernisse mit seinem Vater machen ihm Atembeschwerden.

Als erstes sollte man konstatieren, dass sich dabei der Körper als unwillkürliches System an seinen Besitzer als willkürliches System wendet, sich bei ihm beklagt und ihn gleichzeitig um Hilfe bittet: *Tu etwas für mich!* Das Symptom enthält also gleichzeitig einen Protest und eine Forderung bzw. einen Wunsch. Genau wie beim Immunsystem melden sich Symptome nur dann, wenn der Körper in Not gerät und Unterstützung braucht. Wenn alles in Ordnung ist, schweigt der Körper. Gadamer (1993) spricht in diesem Zusammenhang »Von der Verborgenheit der Gesundheit«. »Trotz aller Verborgenheit kommt sie aber in einer Art Wohlgefühl zutage, und mehr noch darin, dass wir vor lauter Wohlgefühl unternehmungsfreudig, erkenntnisoffen und selbstvergessen sind und selbst Strapazen und Anstrengungen kaum spüren – das ist Gesundheit« (a.a.O. S. 144).

Sein Schweigen sollte uns aber nicht dazu verleiten zu glauben, dass der Körper in gesundem Zustand auf der faulen Haut liegt und nichts tut. Im Gegenteil! Auch das normale Funktionieren aufrechtzuerhalten ist eine hochaktive Tätigkeit und es wäre gut, den Körper dabei nicht zu stören. Systemisch denkende Zeitgenossen nennen diesen Vorgang Selbstorganisation (Autopoiese) und gehen davon aus, dass jedes lebende System die Fähigkeit besitzt, sich selbst in seiner eigenen Funktionstüchtigkeit zu erhalten und Störungen zu kompensieren. Die einzelnen Funktionssysteme haben dafür ein jeweils eigenes Kommunikationssystem entwickelt, das nicht von den höheren Systemebenen verstanden werden muss (man nennt das operational geschlossen), weil die interne Kommunikation des Funktionssystems für die Selbstorganisation ausreicht. Allerdings sind alle lebenden Systeme in größere Zusammenhänge (Kontexte) eingebettet und müssen mit ihnen in Austausch treten, also gegenüber ihrer Umgebung offen sein. Ein lebendiger Organismus muss mit seiner »Umgebung« zumindest dann kommunizieren können, wenn er von dort etwas braucht. Er muss sich dann in einer Sprache kundtun, die dem »anderen« verständlich ist.

Das kann man sich einmal in ganz verschiedenen Zusammenhängen ansehen: Wenn ein soziales System in einer umgrenzten Gegend lebt und dort einen Sprachraum für sich geschaffen hat, so kann es innerhalb dieser Grenze leben, wenn es dort alles für sein Überleben vorfindet. Sobald es jedoch aus irgendwelchen Gründen in Not gerät und Hilfe von außen braucht, wird es lernen müssen, sich zu verständigen. Wenn es die Sprache des »Auslandes« nicht spricht und nicht versteht, kann es leicht zu Missverständnissen und Gewalttätigkeiten kommen.

Wenn man sich den Körper und seinen Besitzer einmal unter diesem Gesichtspunkt ansieht, dann kann man sich des Eindrucks nicht erwehren, dass bei psychosomatischen Störungen genau das stattfindet: Weil man sich nicht verstehen kann, quält man sich gegenseitig. Allerdings sollte man beachten, dass das willkürliche Ich dem Körper in seiner Entwicklung übergeordnet ist und deshalb die Verpflichtung hat, die Sprache der niederrangigeren Systeme zu lernen und nicht umgekehrt. Das ist nichts anderes als eine Frage des Überlebens, da nämlich die »einfacheren« Systeme letztendlich (überlebens)mächtiger und in der Lage sind, das komplexere und ranghöhere System zu unterwerfen. Dies geschieht z.B., wenn das Immunsystem Fieber produziert und den ihm zugehörigen Menschen damit niederwirft, auf dass er ihm bei seinen Anstrengungen nicht dazwischenpfuscht und alle Energie mobilisiert werden kann. Besonders bei den schweren Erkrankungen wird ganz deutlich, dass der Wille gar nichts mehr ausrichtet, außer wenn er sich mit seinem Körper verbündet.

Psychosomatische Symptome haben allerdings nicht so sehr die Tendenz, ihren Wirt völlig außer Gefecht zu setzen. Sie haben eine größere Verhandlungsbereitschaft. Wenn Menschen aufmerksam sind und darauf achten, was ihnen ihr Körper zu sagen hat, also mit ihm in Kontakt und im Austausch sind, dann werden sie nicht zu *Patienten* im hier gemeinten Sinn. Als Patienten werden wir im Weiteren nur solche Personen bezeichnen, bei denen der Körper mittels eines Symptoms so dominant geworden ist, dass sie sich ihrerseits nicht mehr zu helfen wissen und therapeutische Hilfe suchen. Die Vorstufen, nämlich ein Symptom zu haben, darauf zu achten und sich nach den Forderungen des Symptoms zu richten, würde nach dieser Begriffsbestimmung nicht als Krankheit, nicht einmal als zu vermeidende Gesundheitsbeeinträchtigung gelten. Das heißt, es ist erlaubt und erwünscht, dass der Körper mit seinem Besitzer spricht, ihm mitteilt, wie es ihm geht, und um Zusammenarbeit ersucht. So wird ein Mensch die ganz individuelle Sprache seines Körpers kennen- und verstehenlernen.

Wenn der Körper sich beklagen will, so hat er generell viele verschiedene Möglichkeiten, psychovegetative *Befindlichkeitsstörungen* hervorzubringen. Der weibliche Körper ist dabei kreativer als der männliche. Die nachfolgend zitierten Daten basieren auf einer Bevölkerungsumfrage der Bundeszentrale für gesundheitliche Aufklärung von 1976 und einer Studie einer Gießener Forschungsgruppe an 1500 Personen aller Altersgruppen, Berufe und Bildungsschichten (Juli, D., Engelbrecht-Greve, M., 1989, S. 16 f.). Die unten aufgeführte Beschwerdenliste zeigt nur die häufigsten vegetativen Störungen, d.h. diejenigen, die im Erhebungszeitraum mindestens bei einem Drittel der Erwachsenen auftraten. Dabei nannten Männer durchschnittlich 4,3 und Frauen 5,8 der in der Umfrage erfaßten 32 Beschwerden. Dabei sind Frauen keineswegs »kranker« – im Gegenteil, Männer leiden häufiger als Frauen an Diabetes, Gelenkrheuma, Gefäßerkrankungen, Magen- und Darmgeschwüren. Nur bei den Befindlichkeitsstörungen sind die Frauen den Männern voraus und man kann vermuten, dass die frühzeitige Wahrnehmung solcher Beschwerden möglicherweise die Entstehung einer organischen Krankheit verhindert.

Beschwerden der Männer:

Müdigkeit	59%
Starkes Schwitzen	55%
Kreuz- , Rückenschmerzen	51%
Kopfschmerzen	48%
übermäßiges Schlafbedürfnis	43%
Herzklopfen, - jagen, - stolpern	41%
Druck- , Völlegefühl	39%
Sodbrennen, saures Aufstoßen	37%
Gelenk- , Gliederschmerzen	36%
Mattigkeit	35%
Nacken- , Schulterschmerzen	35%
Aufstoßen	35%
rasche Erschöpfbarkeit	34%

Beschwerden der Frauen:

Müdigkeit	75%
Kreuz- , Rückenschmerzen	70%
Kopfschmerzen	69%
übermäßiges Schlafbedürfnis	56%
kalte Füße	54%
Herzklopfen, - jagen, - stolpern	52%
Neigung zum Weinen	52%
Mattigkeit	50%
Nacken- , Schulterschmerzen	49%
Überempfindlichkeit gegen Kälte	48%
starkes Schwitzen	47%
Schweregefühl in den Beinen	47%
Schwindelgefühl	47%
Schwächegefühl	46%
rasche Erschöpfbarkeit	46%
Gelenk- , Gliederschmerzen	46%
Schlafstörungen	45%
Beschwerden bei der Periode	45%
Taubheitsgefühl	41%
Druck- , Völlegefühl	40%
Druckgefühl im Kopf	40%
aufsteigende Hitze	39%
Verstopfung	38%
leichtes Erröten	37%
Überempfindlichkeit gegen Wärme	35%
Unterleibsschmerzen	34%
Magenschmerzen	34%

Diese Beschwerdenliste untermauert den Satz: »Die Männer leben kürzer, aber besser; die Frauen leben länger, aber schlechter.« Wir haben im vorhergehenden Kapitel gesehen, dass Menschen mit einem empfindlicheren Nervenkostüm leicht psychosomatische Beschwerden entwickeln, wenn sie nicht genügend auf eine gute Regulation ihres Vegetativums achten. Offenbar sind Frauen da eher betroffen, was sich beispielsweise auch darin spiegelt, dass Frauen sehr viel häufiger unter Migräne leiden. Bemerkenswert ist dabei, dass sich dieser Geschlechterunterschied bei Kindern (vor der Pubertät) nicht findet. Der Schluß auf vorwiegend hormonelle Ursachen für die Migräne wäre jedoch zu einfach. Möglicherweise müssen Frauen mehr auf ihren Zyklus achten, d.h. auf ihre weibliche Rhythmik und zur Kenntnis nehmen, dass sie zu bestimmten Zeiten weniger belastbar sind – und dass sie ihrem Körper helfen müssen, die hormonellen Veränderungen auszugleichen.
Es könnte auch sein, dass Frauen im Allgemeinen eher auf ihren Körper hören, sodass der Körper sich ihnen etwas zu sagen traut, bzw. die Erfahrung macht, gehört zu werden. Hier spielen sicher auch kulturelle Codierungen eine Rolle: Frauen ist es eher »erlaubt« über Körpersymptome zu klagen. Frauen gehen häufiger wegen Befindlichkeitsstörungen zum Arzt, geben also das Hilfsersuchen ihres Körpers an diesen weiter. Seine Aufgabe wäre es, wie wir noch sehen werden, der Patientin das Anliegen ihres Körpers zu erklären, bzw. sie anzuleiten die Sprache ihres Körpers verstehen zu lernen, um künftig besser mit ihm auszukommen.
Möglicherweise sind aber Frauen, auch wenn sie vielleicht eher auf ihren Körper hören, weniger dazu bereit, ihm Folge zu leisten, also seinen Wünschen nachzugeben. Vielleicht orientieren sie sich stärker an Leistungs- oder sozialen Normen, vielleicht sind sie stärker funktional orientiert. Es gibt einem zu denken, wenn man z.B. die Untersuchung aus dem Bielefelder Sportverein (Asmuth, 1991) liest, wonach junge und erwachsene Männer auf die Frage, warum sie Sport treiben, sagen: »Weil es Spaß macht, weil ich im Sportverein meine Kumpels treffe.« Und dass man Frauen nur zum Sport bringt, wenn man ihnen nützliche Zusammenhänge anbietet, z.B. Gymnastik für Bauch, Beine, Po; Kochkurse für gesunde Ernährung, Laufen zum Abnehmen, Fitness zum Jungblei-

ben etc. Das ist eine Sammlung von Hypothesen, die man heranziehen könnte, um zu verstehen, wieso Frauen von funktionellen Störungen stärker betroffen sind als Männer.
Ich würde zu beiden, Frauen wie Männern, sagen: »Sei es, wie es will. Lassen Sie Ihren Körper zu Wort kommen. Und ziehen Sie Nutzen daraus! Seien Sie also nicht unbedingt stolz darauf, wenn Ihr Körper nicht mit Ihnen spricht. Das kann zweierlei bedeuten: Entweder ist er gänzlich zufrieden mit Ihnen oder er hat es schon aufgegeben, weil er die Erfahrung gemacht hat, dass es sowieso nichts nützt. Falls Sie aber öfter mal etwas von Ihrem Körper zu hören bzw. zu fühlen bekommen, seien Sie's zufrieden und nutzen Sie seine Botschaften produktiv.«
Es gibt eine ganze Reihe sogenannter Beschwerdenlisten, die das psychovegetative Befinden abbilden und mittels Summenscore mit den Werten gesunder Personen vergleichbar machen (z. B. v. Zerssen, 1976). Bei solchen Beschwerdenlisten darf man sich aber nicht darüber hinwegtäuschen lassen, dass die *individuelle Symptomatik* immer bedeutsamer ist, als einen die Kreuzchen hinter den Beschwerden bzw. die Punkte des Testergebnisses glauben machen möchten. Sicherlich kann man mit solchen Tests das *Ausmaß* der allgemeinen Belastung einschätzen. Die *Bedeutung* dessen, *was* der Körper sagen will, ist damit noch völlig ungeklärt.
Viele Ärzte sagen, mit den Beschwerden wollen sich die Patienten beschweren, d. h. beklagen. Man könnte es ein wenig anders formulieren. Mit den Beschwerden beschwert sich der Körper bei seinem Besitzer, und da der sich nicht zu helfen weiß, trägt dieser die Beschwerden dem Arzt vor. Der versucht dann ihren Ursprung aufzudecken und festzustellen, woher sie kommen. Da es sich bei den psychosomatischen Symptomen um *Körper*symptome handelt, wird der Arzt zuerst die körperliche Diagnostik durchführen (lassen), und wenn es sich nicht um eine vegetative Funktionsdiagnostik handelt, wird er sagen: »Ohne Befund«. Ich würde mir wünschen, er würde sagen: »Ich gratuliere Ihnen, organisch ist alles in Ordnung, ich denke, wir haben es da mit psychosomatischen Beschwerden zu tun. Ihr Körper passt offenbar gut auf Sie (sich) auf!« Am liebsten wäre es mir, der Arzt würde schon vor jeglicher Körperdiagnostik an eine (mögliche) psychosomati-

sche Störung denken und sie dem Patienten gegenüber ins Spiel bringen: »Solche Beschwerden, die man auch funktionelle Störungen nennt, hängen oft mit Überanstrengung oder Belastungen im Alltagsleben zusammen. Vielleicht können Sie darüber mal nachdenken, während wir vorsorglich eine neurologische (orthopädische, allergologische ...) Diagnostik machen.«

In der Anamnese fragt der Arzt sowieso, wann das Symptom zum ersten Mal aufgetaucht ist, wann es kommt, unter welchen Bedingungen es wieder geht, wann es schlimmer wird, wann es besser wird und wie es sich anfühlt. Um diese Fragen beantworten zu können, muss sich ein Mensch seinem Körper zuwenden und ihn fragen. Falls der Mensch aktuell nichts zu sagen weiß, vielleicht weil er sich noch nie so gefragt hat, kann man ihm einen Beobachtungsbogen mit nach Hause geben. Bei Schmerzen sind das Schmerztagebücher, bei anderen Symptomen kann man ähnliche Symptomtagebücher herstellen bzw. verwenden (Seemann, 1997). Wenn man auf diese Weise nachforscht, wann und unter welchen Bedingungen das Symptom auftritt, denn erfährt man oft schon ganz präzise, wogegen der Körper etwas einzuwenden hat.

Nicht selten ist der Gang der Dinge aber so, dass nach einer Diagnostik ohne erklärungskräftigen Befund der Patient zum Psychotherapeuten geschickt und damit implizit oder explizit die Psyche als Urheberin der Störung dingfest gemacht wird – was dem Patienten (zu Recht) meist gar nicht einleuchtet. Die Denkfigur als solche ist nicht falsch: Selbstverständlich ist die Psyche, wenn man das willkürliche System darunter verstehen will, also das, was *Ich* sagt, sehr oft schuld an der Entstehung und Chronifizierung eines Symptoms, wie wir schon im ersten Kapitel angedeutet haben.

Die traditionellen Ansichten gehen davon aus, dass hinter der psychosomatischen Störung ein Konflikt liegt, den der Betroffene auf psychischer Ebene lösen sollte, aber nicht lösen kann, sodass sein Körper dies übernehmen muss. Etliche meiner Patienten kommen auch mit einer solchen Vorstellung in die Therapie und sind deshalb gleichzeitig sehr beschämt. Eine 52- jährige Frau mit schweren und behindernden Rückenschmerzen drückte das so aus: »Solange ich dachte, es wären Verschleißerscheinungen, weil ich ja immer so viel stehen und schwer heben musste, war es für mich nicht so schlimm. Seit man mir in der Kur gesagt hat, das sei psychosomatisch, bin ich ganz deprimiert. Für das Psychische ist man doch selbst verantwortlich, und wenn man das nicht hinkriegt, kommt man sich zusätzlich zu den Schmerzen auch noch ziemlich dumm vor.« Und sie fing an, mir zu erzählen, was bei ihr und in ihrer Ehe, mit ihren Kindern und Kollegen und in ihrem Beruf, den sie nun nicht mehr ausüben konnte, alles in Ordnung war und dass sie doch psychisch ein ganz normaler Mensch sei. Dem konnte ich nur zustimmen. So ziemlich das Einzige, das sie nicht konnte und was sie nie getan hatte, war: auf die Signale ihres Körpers zu hören. Aber das ist schließlich keine psychische Störung.

Der Konflikt, der dahinter liegt, ist natürlich der, dass ihr Ich-System über sehr lange Zeit mehr leisten wollte, als ihrem Körper (und wenn man so will auch ihren unbewussten Wünschen) zuträglich erschien und dass somit die willkürlichen und die unwillkürlichen Bestrebungen in einen Dauerstreit verwickelt waren, den der Körper gerade dabei war zu gewinnen. Das Ansinnen, dass die Psyche den Konflikt lösen müsste, wurde allerdings von der Patientin als Anschuldigung erlebt und konnte von ihr nicht produktiv verarbeitet werden. Bei Anschuldigungen muss man sich nämlich immer rechtfertigen.

Darin liegt auch die Gefahr einer unproduktiven Verwendung von Schmerz- oder anderen Symptomtagebüchern. Einerseits sind sie sehr nützlich, weil die Patienten oft schon durch das Ausfüllen eine Symptomreduktion erleben. Andererseits darf man als Therapeut nicht den Fehler machen, die Patienten unter Rechtfertigungsdruck zu setzen, indem man mit dem Zeigefinger vorwurfsvoll auf die auslösenden Bedingungen deutet und sagt: »Da haben wir's! Da müssen Sie aber etwas ändern!« Die Patienten werden uns dann nämlich ganz schnell beweisen, dass genau das nicht zu ändern ist.

Wenn man das psychosomatische Symptom als *psychischen Konflikt* versteht, übersieht man leicht die Bemühungen des *Körpers*, uns etwas mitzuteilen, und vergisst vielleicht, sie zu würdigen. Es besteht auch die Gefahr, in der Therapie die Ebene des körperlichen Funktionssystems nicht genügend zu beachten. Ich habe schon viele Patienten ungeheure *kognitive* Anstrengungen unternehmen sehen, ohne dass ihr Körper darauf freundlich reagiert hätte. Darauf komme ich im 8. und 9. Kapitel zurück.

Hin und wieder arbeite ich mit Arzthelferinnen über Stress und psychosomatische Beschwerden am Arbeitsplatz. Hierfür ist es zuerst nötig zu klären, was jede von ihnen unter Arbeitsstress versteht. Das ist, wie schon gesagt wurde, individuell sehr verschieden. Dann können wir mit Hilfe einer Beschwerdenliste zunächst einmal das Ausmaß der psychovegetativen Stressreaktionen feststellen und damit auch leicht herausfinden, wie sich die Beschwerden unter Stressbedingungen entwickeln. Ich erinnere an die früher erwähnte Arzthelferin, die immer dann, wenn mehrere Leute gleichzeitig etwas von ihr wollten, ein Hautjucken an bedeckten Körperteilen bekam, das zunehmend schlimmer wurde und schließlich in eine sichtbare Rötung am Hals überging, was ihre Kolleginnen veranlasste, sie in eine kurze Pause zu schicken. Eine Kosmetikerin, die seit langer Zeit und wiederholt an Hautekzemen litt, reagierte ebenfalls zuerst an den unsichtbaren Körperteilen, danach sichtbar im Gesicht und dann allerdings an ihren Händen, was sie zwang, ihre Arbeit für einige Zeit zu unterbrechen. Solche Formen der Eskalation gibt es bei psychosomatischen Störungen in vielfältiger Weise.

Gerade Hautsymptome sind meist so geartet, dass sie einen selbst durch Jucken und, wenn sie sichtbar sind, auch andere zum Aufmerken zwingen. Nicht umsonst ist das Erröten immer auch ein sichtbares Zeichen und dem Betroffenen oft peinlich, weil es bemerkt werden kann.

Ein Symptom, das sich *direkt* an die Umwelt wendet, berichtete eine andere Arzthelferin sehr eindrucksvoll: »Wenn es mir zu viel wird, was eher selten vorkommt, dann habe ich offenbar einen so abweisenden und furchterregenden Blick, dass die Patienten und meine Kollegen es sofort merken und ganz vorsichtig mit mir werden. Manche Patienten fragen dann auch: Ist was mit Ihnen?« Sie selbst nehme das bei sich selbst aber nicht direkt wahr, sie merke es nur indirekt über die Reaktionen der anderen und das sei ihr peinlich. Ihre Kollegin, die während des Seminars neben ihr saß, sagte darauf: »Wieso? Da weiß man wenigstens, wie man dran ist, und kann sich darauf einstellen.« Ich fragte die junge Frau, wie sie denn reagieren würde, wenn sie selbst bemerken würde, dass sie so böse schaut. Sie sagte, sie würde sich zusammennehmen, es sei doch auch nicht vertretbar, seinen eigenen Stress den Patienten zu zeigen. Es stellte sich heraus, dass sie eine große Fähigkeit zur Selbstbeherrschung hatte und versuchte, immer liebenswürdig zu bleiben. Ich finde es ziemlich klug von ihrem Körper, sich gleich an die anderen zu wenden. Bei ihr hätte er weniger Chancen gehabt und so beschlossen wir, es so zu lassen und den Körper für diese Lösung zu loben. Wir hätten natürlich auch sagen können: »Wenn Ihr Körper das Symptom des bösen Blickes entwickelt, dann will er Ihnen sagen: »Es ist falsch von Dir, dass Du Dich immer so beherrschst, dass Du auch in der größten Hektik noch freundlich zu anderen bist, während Du Deine eigenen Bedürfnisse vernachlässigst. Du musst lernen, ›nein‹ zu sagen und besser für Dich selbst zu sorgen!« Da hat er natürlich Recht, aber seine Besitzerin würde vielleicht antworten, indem sie sich zu rechtfertigen beginnt: »Weißt Du dummer Körper eigentlich nicht, was passiert, wenn ich immer auf Dich hören würde? Da wäre ich diesen Job schnell los, so oft wie Du gern Pausen hättest, aufs Klo musst, was zu trinken willst und überhaupt: zu wie vielen dieser Patienten wärst Du wohl freiwillig liebenswürdig? Dich *muss* man unter Kontrolle halten!« Der Körper würde antworten: »Deine Einstellung ist mir bekannt, deshalb reagiere ich ja, ohne dass Du es merkst.« Als Therapeut würden wir sagen: »Bravo! Recht so!« Denn der Körper dieser Frau tut für sie etwas Gutes. Das kann man so lassen.

Wenn wir unser Augenmerk darauf richten würden, wogegen der Körper protestiert, was nicht stimmt, was man falsch gemacht hat und wer schuld daran ist, dann würden wir möglicherweise seine gute Absicht gar nicht bemerken. Das gilt ganz allgemein: Wenn man den Protest, der in einer Symptomatik zum Ausdruck kommt, ummünzt in einen Hinweis, eine Forderung, einen Wunsch, so macht das, therapeutisch gesehen, also im Hinblick auf eine Lösung, die Arbeit leichter. Im obigen Fall hat der Körper die Lösung schon selbst gefunden, weil er gemerkt hat, dass er mit seiner Besitzerin nicht rechnen konnte.

Manchmal weist der Körper auf ganz einfache Bedürfnisse hin, die ihm erfüllt werden *müssen.* Als ich einmal in einem Seminar darüber sprach, dass der Körper mit einem Symptom oftmals etwas einfordert oder gegen einen Mangel protestiert, sagte ein Teilnehmer darauf, das habe er selbst so erfahren. »Aber bis man überhaupt erst draufkommt, was der Körper haben will!« Er habe jahrelang immer wieder ziemlich schlimme Kopfschmerzen gehabt und sei erst vor kurzem durch Zufall draufgekommen, dass das nur Flüssigkeitsmangel gewesen sei, er habe tagsüber immer vergessen, etwas zu trinken. Ich fragte ihn, wie er das denn jetzt, wo er es wisse, regle? Er sagte darauf: »Na ja, wenn ich jetzt Kopfschmerzen kriege, trinke ich was, dann gehn sie weg.« Ich war völlig baff und dachte mir: »Dessen Körper möchte ich nicht sein! Bei dem muss man schon starke Geschütze auffahren, wenn man dringend etwas braucht.« Ich schlug ihm vor, vielleicht lieber ein Durst- Wahrnehmungs-Training zu machen (heutzutage gibt es für alles Workshops) oder sich in einem Kindergarten umzusehen, denn meines Wissens merken es Kinder immer, wenn sie Durst haben.

Aber seien wir ehrlich: Im Eifer der Gefechte unseres Arbeitsalltages übersehen wir noch ganz andere Bedürfnisse, als ausreichend zu trinken! Ich selbst kenne so ein Phänomen im Kontext meines Arbeitslebens. Unter bestimmten Bedingungen bekomme ich mit hoher Wahrscheinlichkeit Kopfweh. Die Bedingungen, die meine Kopfschmerzen am liebsten haben, sind: ein geschlossener Raum ohne Fenster, mit künstlichem Licht, Klimaanlage, Vorträge anderer Leute, deren Inhalt ich schon kenne, keine Möglichkeit zu entweichen, vielmehr, warten, bis ich drankomme. Unter solchen Bedingungen kommen sie zuverlässig herbei. Ich glaube, das Problem ist, dass mein Kopf nicht einsehen kann, warum er dort sein soll, wo es doch so viele andere und bessere Orte gibt. Er sagt: »Lass uns rausgehen!« Ich sage: »Geht nicht, wäre unhöflich« – und bewege mich nicht von der Stelle. Seither entferne ich mich auf andere Weise, schreibe meinen Einkaufszettel oder denke an das nächste Wochenende. Und während ich weg bin, entfernt sich mein Kopfweh ebenfalls – vielleicht geht es zu meinem Nachbarn. Weiter unten werden wir noch andere Möglichkeiten beschreiben, wie man *rausgehen*, also sich davonmachen kann, ohne dass es jemand merkt.

Kopfschmerzen vom Spannungstyp enthalten sehr oft die Forderung, *sich zu bewegen*. Ich erinnere an die oben dargestellte Rhythmusstörung vom Anspannungstyp, wo es eigentlich um Festhalten und Bewegungslosigkeit ging. Bewegung ist die Ausgleichs- oder Gegenreaktion zu Erstarrung, muskulärem Einfrieren, Schonhaltungen, aber auch zu Ruhe, Sicherheit, Sesshaftigkeit, Bleiben- müssen, d. h. zu allen möglichen Formen der Unbeweglichkeit, wie sie sich in einem ganz normalen Leben nach und nach einschleifen können. Formen der Unbeweglichkeit lassen sich auf den verschiedensten Systemebenen finden. Bei der Behandlung psychosomatischer Störungen ist es unverzichtbar, diejenige Systemebene zu identifizieren, die *betroffen* ist, während der Körper die Aufgabe übernimmt, es durch das Symptom mitzuteilen. Insofern haben Symptome *symbolischen Charakter*. Ihre symbolische Bedeutung kann man entschlüsseln, wenn man sie daraufhin anschaut, was sie verhindern und was sie fordern. Sie tun meist beides gleichzeitig und sind somit *doppeldeutig*.

Ich hatte eine Frau in Behandlung, die wegen einer Störung ihres Immunsystems kam, weil sie die Vorstellung hatte, man könne das Immunsystem psychisch beeinflussen. Das ist ein kluger Gedanke. Sie erzählte mir folgende Geschichte:

»Früher hatte ich Darmstörungen, Durchfälle, ziemlich häufig. Das hat mich nicht weiter gestört, da habe ich eigentlich gar nicht hingeschaut. Das ist auch diagnostisch abgeklärt. Damit kann ich leben. Aber jetzt hab' ich seit einiger Zeit auch noch Polyarthritis.«

»Bei den Durchfällen haben Sie nicht hingeschaut, und jetzt hat sich Ihr Körper was einfallen lassen, da schauen Sie hin.«

»Ja«, sagt sie, »das stimmt.« Sie umfasst ihre Knie mit den Händen und bekommt Tränen in den Augen.

»Was beunruhigt Sie so sehr?«

»Ich sehe mich schon im Rollstuhl sitzen, wie mein Großvater. Ich kann schon jetzt nicht mehr weit gehen.«

Ich frage: »Wie weit?« Sie sagt: »Nur noch zwei bis drei Stunden, dann bin ich fertig.« (Ich weiß nicht, wie das auf Sie als Leser

wirkt. Ich würde sagen: zwei bis drei Stunden, alle Achtung! Aber was eine richtige Wandersfrau ist ...)
Ich frage sie nach ihrem Leben, das sie gerade hat: Sie arbeitet als Erzieherin, baut gerade ihr Elternhaus um, in dem sie auch geboren wurde, ihr Vater ist vor nicht so langer Zeit gestorben. Die Mutter lebt schon länger nicht mehr. Der Vater war ein Mann von unermüdlicher Schaffenskraft, er kannte nichts anderes als arbeiten, und da sie, die älteste Tochter, beim Arbeiten mitzog, war sie auch diejenige, die ihm am nächsten stand, und sie war deshalb als einzige in der Familie mit ihm gut im Gespräch. Ihre Mutter dagegen war ganz anders: musisch, verträumt und immer ein wenig unzufrieden, dass ihr Mann es sich nie mit ihr zusammen schön machte: ins Konzert ging, ins Kino, auf Reisen ... . Ich fragte die Patientin, wem sie denn ähnlicher sei, ihrem Vater oder ihrer Mutter und sie sagte: »Ich glaube, ich habe was von beiden.« Und ich fragte sie, ob sie denn in ihrer Kindheit einen unerfüllten Wunsch gehabt hätte, und sie sagte: »Ja, Ballettstunden, aber dafür hat mein Vater kein Geld ausgegeben.« Sie war mittlerweile 37 Jahre alt und im Begriff, in ihrem Elternhaus sesshaft zu werden. Sie hatte eine Störung, die sie unbeweglich zu machen drohte und eine große Angst, unbeweglich zu werden.
Ich sagte zu ihr: »Ich muss gerade an einen Patienten denken. Dessen Geschichte würde ich Ihnen gern erzählen. Das war ein Mann, so ungefähr in Ihrem Alter, mit schweren Rückenschmerzen, die ihn fast gänzlich unbeweglich machten. Er lag seit mehr als einem Jahr hauptsächlich in einer Stellung, die man ›Stufenbett‹ nennt, das entlastet die Wirbelsäule. Als er zu mir in Therapie kam, lag er vor mir auf dem Entspannungssessel, weil er nicht sitzen konnte. Er hatte aber einen sitzenden Beruf, Industriemanager. In seiner Freizeit saß er ebenfalls, vor einem Teleskop, und schaute in den Sternenhimmel. Das heißt, er war zur Zeit weder arbeits- noch freizeitfähig. Ich fragte ihn, ob er denn früher schon Rückenprobleme gehabt habe und er: ›Nein, gar nicht, ich war Wildwasserfahrer, da braucht man seine Rückenmuskeln!‹ und überhaupt sei er viel unterwegs gewesen. Sie seien auch oft umgezogen. Als dann allerdings die beiden Kinder in die Schule kamen, hätten sie ein Haus gekauft und seien sesshaft geworden. Da ir-

gendwann habe es angefangen mit Hexenschuss und Bandscheibenvorfall und danach sei es irgendwie nicht besser geworden, eher schlechter, und das gehe nun schon seit fast zwei Jahren so. Ich fragte ihn, was er täte, wenn er könnte, wie er wollte?
Darauf er: ›Das kann ich Ihnen sagen: ich würde meinen Rucksack nehmen und würde einfach losgehen und mir die kleinen Pflanzen und Käfer ansehen.‹«
Das Gespräch fand im April statt und während ich noch darüber nachsann, dass jemand, der sonst immer weit nach draußen in den Himmel schaut, seinen Blick nach unten, auf die Erde, richtet, sagte seine Frau, die auch dabei war: »Das würde dir so passen und mich mit den Kindern zu Hause sitzen lassen!« Ich beruhigte sie, da er sich doch nicht vom Fleck bewegen konnte ...
In diesem Moment sagte die Patientin: »Das verstehe ich. Ich bin auch so gern unterwegs. Als ich in Südamerika war, da hatte ich nie Probleme mit dem Gehen. Ich dachte, das läge am Klima. Aber vielleicht muss ich mal wieder weg. Ich glaube, ich bin schon viel zu lang hier geblieben.« Und sie erzählte mir von ihren Reisen durch Südamerika – aber diese Geschichte will ich erst im nächsten Kapitel weitererzählen.
Das, was man *Schmerzen des Bewegungsapparates* nennt, hat nicht selten etwas mit psychischer Bewegungseinschränkung zu tun, so als wollte das Symptom sagen: »Merkst du nicht, dass du dich überhaupt nicht mehr frei bewegen kannst?« oder: »Bleib schön hier und pass auf, dass du dich nicht zu weit weg bewegst oder ganz fortgehst!«
Derlei ist nicht so leicht zu entschlüsseln. Ich erinnere mich an eine 49-jährige Frau, die von ihrem Arzt in einer Schmerzkonferenz vorgestellt wurde. Schmerzkonferenzen sind regelmäßige Treffen von Ärzten unterschiedlicher Fachgebiete, Neurologen, Orthopäden, Anästhesisten, Physiologen, Psychologen, Psychotherapeuten, Physiotherapeuten etc., bei denen ein Arzt einen Patienten vorstellen und sich bezüglich einer bestimmten Fragestellung beraten lassen kann. Da der Patient anwesend ist und befragt werden kann, kann sich dieses Fachgremium ein recht umfassendes Bild von seinem Zustand machen. Die in diesem Rahmen vorgestellte Patientin hatte ein Schmerzsyndrom, das dem behandeln-

den Arzt völlig unerklärlich war. Sie hatte nämlich, besonders nachts, Schmerzen in den Armen und Beinen, die den Ort wechselten. Mal tat die ganze rechte Seite weh, manchmal nur der Arm, manchmal beide Arme oder nur ein Bein. Jedoch waren die Schmerzen sehr stark und ließen die Patientin kaum schlafen, weshalb sie auch ziemlich erschöpft war.

Wir konnten uns kein rechtes Bild machen, geschweige denn eine Erklärung oder Diagnose finden. Das Einzige, was mir aufgefallen war: Sie saß sehr still und verhalten da, sprach aber besonders über ihre Arbeitssituation ganz lebhaft und ich hatte den Eindruck, dass sie (insgeheim) eine vitale und temperamentvolle Frau sei. (Es gibt für dieses Phänomen natürlich auch einen Begriff: ausdrucksgehemmt bzw. aggressionsgehemmt.) Deshalb sagte ich, ich wolle sie gern noch einmal sehen, ob wir einen Termin machen könnten. Sie stimmte zu. Ich teilte ihr mit, was ich beobachtet hatte und da sie natürlich nicht verstehen konnte, was ich meinte, erzählte ich ihr von einer anderen Patientin, frei nach Milton Erickson: *Wenn du willst, dass jemand an seine Großmutter denkt, so erzähl ihm von deiner Großmutter.*

Diese (nicht die Großmutter, sondern die andere Patientin in meiner Geschichte) hatte gerade eine neue Stelle angetreten, die ihr außerordentlich gut gefiel. Sie hielt es auch für ein Glück, diese Stelle bekommen zu haben, und fühlte sich dort richtig wohl – bis auf einen einzigen Umstand: Alle Kollegen waren auffallend leise und wohlgesittet, man hörte kaum ein lautes Wort, schon gar kein Gelächter. Das fand die Frau schwierig. Sie selbst war eher laut und spontan und musste sich deshalb ziemlich zusammennehmen. Nach einiger Zeit bekam sie nächtens Schmerzen in den Beinen. Sie dachte an Durchblutungsstörungen wegen des Stillsitzens, ließ ärztlicherseits nachsehen: Das war es nicht. Sie fand einen guten Hypnotherapeuten, der sie in Trance nachsehen ließ, was los war. Sie fand sich in einen seidenen Kokon eingewickelt und hatte plötzlich ein solches Bedürfnis, mit den Beinen zu strampeln – freistrampeln nennt man das, glaube ich –, sodass der schöne Kokon zerriss. Da war ihr wohler und sie beschloss, sich in Zukunft einfach so zu benehmen, wie ihr zumute war, komme es, wie es wolle.

Die Patientin fragte: »Ist sie noch an diesem Arbeitsplatz?« Ich sagte, soviel ich wisse, ja. Sie erzählte mir dann, dass in der Bibliothek, in der sie arbeite, seit einiger Zeit eine Frau angefangen habe, die querschnittgelähmt sei und im Rollstuhl sitze. Die Frau sei so unmöglich, völlig unkollegial, unfreundlich und im Umgang einfach schwierig. »Aber, man kann doch jemanden, der im Rollstuhl sitzt, nicht einfach anschreien!« Am liebsten würde ich sie die Treppe runterschubsen! Die ganze Atmosphäre sei irgendwie vergiftet. Sie hatte bis dahin mit ihren Kolleginnen ein herzliches Verhältnis gehabt, sie hätten viel gelacht und zusammen auch mal gefeiert. Ich sagte, das hätte ich mir gedacht, sie mache auf mich den Eindruck einer sehr lebensfrohen Pfälzerin und deshalb hätte ich eben nicht so recht verstehen können, wieso sie bei der Schmerzkonferenz so einen zurückhaltenden Eindruck gemacht habe, das passe irgendwie nicht zu ihr. Sie wurde ein wenig traurig und sagte: »Ja, das stimmt schon, aber wenn ich mit meinem Mann ausgehe, dann sagt er immer: ›Lach doch nicht so laut!‹« Dabei merke ich das gar nicht, wenn es mir wo gefällt, dann lach ich einfach. Mein Mann sagt immer: ›Ihr Pfälzer – ihr sitzt mit wildfremden Leuten zusammen und fangt an zu reden – also wir sagen schwätze –, und wenn ihr ein Viertele vor euch habt, dann denkt man, ihr wärt alle miteinander verschwägert und verschwistert.‹ Jedenfalls konnte er das nicht leiden. Und so hatte diese Frau nur einen Ort, nämlich ihren Arbeitsplatz, wo sie sich bewegen konnte, wie es ihrem Naturell entsprach. Und als das auch noch wegfiel, wurde sie krank.
Viele psychosomatische Symptome weisen in irgendeinem Sinne auf die Notwendigkeit hin, sich frei bewegen zu können. Die Migräne verlangt etwas ganz anderes: den Rückzug. Differentialdiagnostisch gesehen, ist das die wichtigste, weil produktivste Frage: »Was müssen Sie tun, was verlangt der Schmerz? Wann wird es besser?« Menschen mit Spannungskopfschmerz sagen oft: »Ich habe das dringende Bedürfnis, mich zu bewegen, nach draußen zu gehen.« Menschen mit Migräne werden immer sagen: »Ich muss mich zurückziehen, möglichst in mein Bett, Vorhänge zu, allein sein, nichts sehen, nichts hören; wenn es geht, schlafen.« Das ist die unmittelbare Symptomforderung, der der Betroffene nach-

kommen *muss*. Fragt man Menschen, die Migräne nur selten haben bzw. deren Anfallshäufigkeit sich verringert hat, wie es dazu kam, dass es besser wurde, so erzählen sie, dass sie es frühzeitig merken, wenn ein Anfall naht, und dass sie sich dann *sofort* zurückziehen.

Es gibt Studien, die zeigen, dass Migränepatienten herannahende Migräneattacken durch die Wahrnehmung von Stimmungsveränderungen bereits 12 bis 36 Stunden vor ihrem Auftreten vorhersagen konnten (Harrigan et al., 1984). Letzthin fragte ich einen jungen Mann, der in einer größeren Firma Computersoftware programmiert, wie er es hingekriegt habe, dass seine Migräneanfälle jetzt seltener kämen als früher. Er sagte: »Ich reagiere schneller.« Er sei früher immer viele Stunden bei der Arbeit ausgefallen und das könne er sich jetzt nicht mehr leisten. Also achte er auf erste Anzeichen (bei ihm waren es Flimmerskotome, also Sehstörungen, wie sie zu Beginn eines Anfalls oft auftreten) und höre dann *sofort* auf zu arbeiten, ziehe sich zurück, lege sich hin, mache die Augen zu, entspanne und habe sogar gelernt, kurz zu schlafen. So könne er fast alle Anfälle abwenden. Die Firma, in der er beschäftigt ist, hat einen Ruheraum für ihre Angestellten! Ich kenne einige Patienten, die sagen, sie könnten den Anfall wegschlafen, wenn sie sich bei den ersten Anzeichen *sofort* hinlegen könnten.

Für manche Menschen ist es beschämend, dass ihr Körper so fordernd ist, während andere Leute doch auch den ganzen Tag ungestört durcharbeiten können. Ich gebe aber zu bedenken, dass sie vielleicht, aufgrund der hohen Aufmerksamkeit und Leistungsfähigkeit, die sie sonst haben, einfach leichter in eine Überlastungssituation hineingeraten und die Arbeit deshalb früher unterbrechen müssen. Ich sage dann oft: »Seien Sie schneller als Ihre Migräne! Kommen Sie ihr zuvor.« Besonders bei den Wochenendmigränen ist das ratsam, weil hier die Anspannungsphase so regelmäßig überdehnt wird, dass man unbedingt vorher unterbrechen muss. Bei der Migränetherapie spricht man oft von einer »Ordnungstherapie«, gerade weil im Anfall alles in Unordnung gerät und weil die Migräne selbst so ein zuverlässiges und ordentliches Phänomen ist. Man soll deshalb seine vegetative Rhythmik in Ordnung halten: regelmäßig essen, an den Wochenenden nicht länger schlafen als sonst, keine Eskapaden machen. Wer sagt aber, dass man seine gewohnheitsmäßig zeitlich überdehnten Arbeitsphasen weiterhin genauso aufrechterhalten soll? Nur damit die Migräne sich darauf verlassen kann, dass sie die Notbremse ziehen *muss*?

Eine Teilnehmerin an einer Kopfschmerzgruppe hatte ihre Migräne *regelmäßig* am Freitagnachmittag zwischen 14 und 16 Uhr. Diese Frau arbeitete in der Arztpraxis ihres Mannes mit und machte ihre Wochenendeinkäufe am Freitagmittag im Supermarkt. »Meistens schaffe ich es noch, die Sachen ins Haus zu tragen, manchmal nicht, dann müssen meine Söhne das Auto leerräumen.« Sie legte sich dann ins abgedunkelte Schlafzimmer, musste auch erbrechen und konnte sich darauf verlassen, dass die Migräne am Sonntagmorgen wieder weg war. Nicht alle Migränen sind so zuverlässig.

Ich frage alle meine Patienten mit Wochenendmigräne, ob sie denn ihrer Migräne nicht zuvorkommen könnten, also z. B. die Anspannungsphase halbieren und die Entspannung vorziehen könnten. In fast allen Fällen geht das nicht, d. h., es lässt sich zeitlich nicht einrichten. Bei dieser Frau ging es. Da die Praxis ihres Mannes am Mittwochnachmittag geschlossen blieb, konnte sie ihren »Sonntag« auf den Mittwochnachmittag legen. Ihr realer Sonntag war nämlich gar keiner, da sie mit der Familie enorm viel zu tun hatte. Am Mittwochnachmittag also nahm sie sich frei. Am ersten Mittwoch hatte sie ein enorm schlechtes Gewissen, und die Migräne kam pünktlich am Freitag. Am zweiten Mittwoch kochte sie mittags noch für die Kinder und hatte dann noch so viel zu tun, dass es auch nicht viel nützte. Vom dritten Mittwoch an konnte sie es mit Vergnügen tolerieren, dass ihre Kinder bei McDonald's speisten, und tat seit langer Zeit zum ersten Mal, was ihr Spaß machte. Sie fuhr nach Baden-Baden in die Therme. Ihr Körper war damit offenbar zufrieden und die Migräne blieb am Freitag weg. Ihre oben schon erwähnte Zuverlässigkeit bewies sich aber darin, dass sie wiederkam, wenn ihre Forderung nicht erfüllt wurde.

Wenn wir uns die Migräne in ihrer metaphorischen Aussage ansehen, zum Beispiel in ihrer raum-zeitlichen Forderung, dass man sich nämlich für eine festgesetzte Zeit allein in einen abgeschlossenen Raum zurückziehen muss, so könnte die Forderung auch heißen: »Nimm dir Raum für dich selbst, nimm dir Zeit für dich selbst.« Insofern weist das Symptom auf etwas hin, was im Leben einer bestimmten Person fehlt, und zwar im wörtlichen Sinn der (ärztlichen) Frage: *Was fehlt Ihnen?* Beim Anhören der Symptomgeschichte, die ein Patient erzählt, hat man als therapeutischer Zuhörer sehr oft den Eindruck, dass ein ganz wichtiger Teil des Lebens nicht da ist. Das sieht dann so aus, als hätte jemand nur die Vorderseiten in seinem Lebensbuch vollgeschrieben, während alle Rückseiten leer sind – oder umgekehrt. Es ist so, als würde sich ein Leben von großer Einseitigkeit vor einem entfalten. Aber diese Einseitigkeit kann dabei über lange Lebensphasen sehr erfolgreich und geglückt (gewesen) sein, bis sich ein Symptom gemeldet und gestört hat.

Besonders eindrucksvoll zeigte sich dies bei einem Patienten, dessen Geschichte ich hier erzählen will: Herr S. kam zu uns, nachdem er in der Kopfklinik ausgiebig wegen seiner Kopfschmerzen diagnostiziert worden war. Ich habe von ihm schon am Anfang gesprochen. Er wurde zu uns geschickt mit dem Ausspruch: »Ihre Kopfschmerzen sind psychisch, gehen Sie zu einem Psychotherapeuten.« Auch dieser Patient hatte zunächst die Sorge, es werde ihm eine psychische Störung unterstellt, und stellte als erstes klar, dass er das nicht glaube. Was sich des weiteren auch als richtig herausstellte. Er war nicht nur psychisch völlig intakt, sondern auch ein liebenswerter und von seiner Umgebung sehr geschätzter Mann. Ich fragte ihn nach seinen Symptomen und was zur Zeit am schlimmsten sei? »Das Essen schmeckt mir nicht. Ich muss mich immer zwingen, etwas zu essen. Und natürlich die Kopfschmerzen.« Sie begannen meist nachmittags und dann musste er eine Tablette nehmen, um weiter arbeiten zu können. Ich fragte ihn: »Was würde Ihnen am besten helfen, wenn Sie es bekommen könnten?«

»Am besten wäre es, wenn ich an die Luft käme und ein Stück im Park spazieren gehen könnte. Aber im Amt geht das natürlich nicht.«

Und er erzählte, dass er Standesbeamter sei und in der letzten Zeit immer mehr Paare kämen, um sich von ihm trauen zu lassen. »Aber wenn mir meine Sekretärin 11 Trauungen am Tag in den Kalender schreibt, dann ist es schon ein bisschen viel. Aber andererseits ist es ja heute so interessant, wo die Leute oft zum zweiten oder dritten Mal heiraten und was für Lebensgeschichten man da erzählt bekommt!«

Da wurde ich hellhörig und fragte: »Ja, sagen Sie: Lassen Sie sich die Lebensgeschichten erzählen?« Und er: »Ja, natürlich, ich halte doch auch für jedes Paar eine persönliche Ansprache.«

Und ich: »Und das 11- mal am Tag?« Und er: »Ja, das ist normal.« Er strahlte dabei so viel Erfüllung und Zufriedenheit aus, dass ich mich nicht zu sagen traute, ich fände das ein wenig zu viel. Also sah ich meine Chance am Feierabend und fragte ihn, was er nach der Arbeit mache. »Ja, also, ganz so pünktlich komme ich ja selten aus dem Amt und wenn ich dann heimkomme, schau ich erst noch kurz bei meiner Mutter rein – meine Mutter lebt bei uns im Haus, das heißt, wir bei ihr –, und seit mein Vater tot ist, will sie gern, dass ich mich um dies und das kümmere. Sie versteht sich zwar gut mit meiner Frau, aber, Sie verstehen schon, ich bin eben der Sohn…« (Ich pflege in so einem Fall zu fragen: »Wohnt die Mutter unten oder oben?« Wenn sie unten wohnt, wie hier, dann ist kein Vorbeikommen, sie braucht nur die Tür aufzumachen …) »Und wenn ich dann oben bin, dann frage ich meine Frau: ›Was würdest Du denn heute Abend gern noch unternehmen?‹ Denn seit unsere Söhne aus dem Haus sind, ist es für meine Frau schon recht einsam und ich habe oft den Eindruck, dass sie zu kurz kommt.« Ich hingegen hatte inzwischen den Eindruck gewonnen, dass sich dieser Mann mit Hingabe und Freude um viele andere Menschen kümmerte und dabei selbst zu kurz kam und fragte ihn: »Und wann sind Sie dran? Ich meine: wann kümmern Sie sich um sich?«

Er sagte: »Aber ich mach' das doch gern!«, und meinte: das ist mein Leben! Ich: »Das ist offensichtlich. Aber ich habe gerade die Idee, dass Ihr Kopf vielleicht auf die Idee gekommen ist, dass es vielleicht nicht zu viel verlangt wäre, nachmittags mal etwas für sich zu bekommen: ein wenig Spazierengehen im Park. Und was mich, ebenso wie Sie, beunruhigt: Wenn Ihnen Ihr Körper den

Appetit verweigert, also etwas, was Sie immer gern hatten, Essen nämlich, dann finde ich das bedenklich und auffällig.«

»Ja«, sagt er, »Essen war früher bei uns eigentlich das Einzige, was mit Genießen zu tun hatte. Bei uns wurde immer viel gearbeitet. Meine Mutter, Kriegsgeneration, wissen Sie, der Vater kam erst spät aus der Gefangenschaft. Ich habe mir schon oft gedacht: Genießen haben wir irgendwie nicht gelernt. Deshalb beunruhigt mich das auch so, dass mir das Essen nicht mehr schmeckt.«

Dies ist ein Beispiel für »geglückte Einseitigkeit« des Lebens. Das Leben dieses Mannes ist bestimmt von sozialer Bezogenheit und Fürsorge und gleichzeitig hoher Sachkompetenz und Arbeitsmoral. Es ist nicht verwunderlich, wenn sich dabei Erfolg und soziales Ansehen einstellen und dafür sorgen, dass diese *eine* Seite immer weiter ausgebaut wird. Die Gegenseite, das Gegengewicht, das für Ausgleich sorgen könnte, fehlt weitgehend, bleibt ungelebt. Es scheint jedoch eine Instanz in uns zu geben, die solche Vereinseitigung wahrnimmt und nicht auf Dauer toleriert und darauf hinweist, dass da etwas zu kurz kommt, dass Ausgleich geschaffen werden muss, ähnlich wie wir es oben für die vegetativen Reaktionen und Gegenreaktionen beschrieben haben. Auch hier handelt es sich um Regulationsvorgänge, die wir als Therapeuten beachten müssen. Auch hier haben wir es mit einer gestörten Rhythmik zu tun. Man kann sich die psychosomatische Rhythmik vorstellen wie eine Pendelbewegung. Schlägt das Pendel in eine Richtung aus, bei diesem Kopfschmerzpatienten zum Beispiel in die Richtung *soziale Fürsorge*, und schwingt es nicht zurück in die Richtung *Selbstfürsorge*, so bleibt die Bewegung unvollständig, bleibt hängen, stagniert. Man kann dann fast sicher sein, dass das Symptom die *Gegenbewegung* einklagt.

6. Suchen, was fehlt

Psychosomatische Symptome, z. B. Kopfschmerzen und Rückenschmerzen, haben sehr oft etwas mit der Arbeitshaltung zu tun. Mit dem Durchhalten, mit Überlastung, oft auch mit Überforderung. Aber daraus zu schließen, diese Menschen müssten lernen, weniger zu tun, sich nicht zu überfordern, weniger durchzuhalten, weniger die Haltung zu bewahren, wäre nach meinen Erfahrungen therapeutisch nicht übermäßig produktiv. Zumindest wäre es kein leichter Weg. Denn es würden bei solcher Problemlösung sehr oft Verluste und Folgeprobleme entstehen: schlechtes Gewissen, geringere Anerkennung und Honorierung, geringere Selbstzufriedenheit etc. In diesem Kapitel will ich deshalb einen Weg vorschlagen, der leichtgängig ist und solche Verluste vermeidet: Man nimmt die Antwort auf die Frage »Was fehlt Ihnen?« wörtlich und macht sich *sogleich* auf den Weg, genau danach zu suchen, was fehlt.

Allerdings ist dieser Weg in der Medizin und in den meisten Psychotherapierichtungen unvertraut, denn *vor* die Therapie hat der Theoretiker die Diagnose gestellt. Und wenn man erst einmal eine Diagnose gestellt, also den Übeltäter dingfest gemacht hat, so ist es oft schwer, seine Augen wieder von ihm abzuwenden, weil er oft ein so interessantes Phänomen ist.

In der Tat ist das eine typische Denkfigur im Alltagsleben ebenso wie in der Medizin: Wenn etwas kaputt ist, sei es das Auto oder der Körper, so erstellt man eine Diagnose. Bei der *strukturellen Diagnostik* wird festgestellt, ob ein Organ defekt ist und möglicherweise repariert oder ausgetauscht werden kann. Die heute ebenfalls übliche *Funktionsdiagnostik*, bei der Störungen in Funktionssystemen, z. B. im Herz-Kreislauf-System, interessieren, hat den Weg geebnet, Gesundheit und Krankheit als wohlregulierte oder fehlregulierte Funktionsfähigkeit eines komplexen und individuellen Kommunikationssystems zu verstehen (Seemann & Zimmermann 1996), aber auch als Rhythmusstörung, worauf besonders Weiner hingewiesen hat (Weiner & Mayer 1990, Weiner

1991). Auch in der Psychologie und Psychopathologie ist man mittlerweile von den Persönlichkeitskonzepten, welche die psychische Verfassung des Menschen strukturell und statisch konzipiert hatten, weitgehend abgekommen. Gleichwohl wird auch in der psychosomatischen Medizin noch sehr oft eine Diagnose des pathologischen Zustandes vorgenommen.

Die Diagnose scheint die Voraussetzung dafür zu sein, daß ein Problem, sei es körperlich oder psychisch, gelöst werden kann. Schließlich muß man doch wissen und mitteilen können, was jemand *hat.* Allerdings heften Diagnosen, die in Karteien und Arztbriefen niedergeschrieben sind, dem Patienten ein Etikett an, das er nur schwer wieder los wird. Wie man es dennoch schaffen könnte, etwas, das man *hat,* wieder loszuwerden, beschreibt Fritz Simon (1991) in seinem Buch »Meine Psychose, mein Fahrrad und ich«. Wenn man eine Psychose hat, könnte man sie ja, genauso wie das gelegentlich mit Fahrrädern passiert, irgendwo stehen lassen und vergessen. Sie könnte einem auch gestohlen werden, wenn man sie nicht zu sorgfältig ankettet. Bei einer alten Psychose ist es, ähnlich wie bei einem alten Fahrrad, schwieriger sie loszuwerden, aber eine, zumindest äußerlich gut aussehende, attraktive Psychose kann vielleicht ein anderer brauchen, dann könnte man sie ihm großzügig überlassen. Das geschieht vorzugsweise so, dass man sich eine Person aussucht, der man ausführlich und ausschließlich, d. h. immer, wenn man sie trifft, von den eigenen Problemen erzählt, sodass man jedesmal erleichtert davongehen kann, während die Probleme dort bleiben und weiterwirken, bis sie gänzlich in dessen Besitz übergegangen sind.

So ungefähr kann man den Vorteil von Diagnosen nutzen. Zu sehr viel mehr sind sie meist nicht zu gebrauchen, weil sie als Benennungen eher nichtssagend sind. Sie sagen eher weniger, als der Patient selbst sagen würde, und sie sind zu allgemein, d. h., sie taugen für die Beschreibungen individueller Zustände wenig. Die meisten Diagnosen im psychosomatischen Bereich sind sowieso Verlegenheitsbegriffe wie *somatoforme Störung, vegetative Dystonie* oder einfache Benennungen wie *Schlafstörungen, Schwindel, Druckgefühle etc.* Auch aus den Kategorien Kopfschmerz, Migräne, Rückenschmerzen erfahren wir, wie im vorigen Kapitel ge-

zeigt wurde, über die *individuelle* Bedeutung wenig. Und, was wichtiger ist, sie zeigen nicht in die Richtung einer Lösung – sie haben daher kaum therapeutische Implikationen.
Allerdings wollen die Patienten von ihrem Arzt und vom Psychotherapeuten wissen, was sie *haben.* Wenn sie schon körperlich nichts haben, so haben sie wenigstens ein Symptom. Das Symptom kann man benennen und entweder herzeigen (z. B. Hautveränderungen) oder wenigstens beschreiben (z. B. Schmerzen, Schwindel, Engegefühle). Es gehört sich ja auch nicht, zu einem Arzt oder Psychotherapeuten zu gehen und zu sagen: »Es geht mir irgendwie schlecht, ich fühle mich nicht gesund, ich weiß aber nicht zu sagen, was los ist.« Uexküll & Wesiak (1988) nennen das *allgemeines Kranksein*, bezeichnen damit also einen Zustand, eine Seinsweise, die im subjektiven Gefühl nicht in Ordnung ist. Es entspricht dem von Balint (1957) so genannten Stadium des *unorganisierten Krankseins.* Unabhängig davon, ob man dieses allgemeine Kranksein nun als Vorstufe für eine taxonomisch abgrenzbare Krankheit ansehen will oder es als eigenständiges und besonderes Störungsbild begreift, geht diese allen Menschen bekannte Seinsweise doch den Arzt oder Psychotherapeuten etwas an.
Was soll man aber als Behandler damit anfangen? Da muss man doch direkt verlangen: »Warten Sie mal ab, da wird sich schon was zeigen!« Also eine Krankheit muss her. Und man kann sich darauf verlassen, dass sie früher oder später kommt, wenn man sich um die Befindensstörung nicht kümmert. Deshalb ist es gut und wichtig, dem Patienten ganz allgemein zu erklären, was eine Regulationsstörung ist, so wie wir das in den vorhergehenden Kapiteln getan haben, und wie man sie *bemerkt.* Patienten sind oft ganz überrascht, wenn man ihnen eine Beschwerdenliste zeigt, dass *das* Regulationsstörungen sein sollen. Sie werden meist erst aufmerksam, also merken etwas, wenn ein wirklich störendes Symptom auftritt. Aber auch da gibt es große individuelle Unterschiede, nämlich darin, wie stark und wie störend ein Symptom werden muss, damit es die Aufmerksamkeit auf sich zieht.

Ein Symptom als störend anzuerkennen reicht den Patienten jedoch meist nicht. Sie erwarten erfahrungsgemäß auch noch von uns, dass wir ihnen erklären, wie es dazu gekommen ist. In der Wissenschaft nennt man das eine *Wie-es-möglich-war-dass-Erklärung.* Der Patient wird uns nämlich eine Geschichte erzählen wollen, aus der hervorgeht, wie er dahin kam, wo er jetzt ist, obwohl er eigentlich dahin nicht wollte. Solche Erklärungen sind nützlich, aber lange nicht so nützlich wie herauszufinden, wo er denn lieber hätte hingelangen wollen oder wo er von hier aus, wo er ja nun leider hingeraten ist, weiter hin will. *Wie-es-möglich-war-dass-Erklärungen* werden leicht verwechselt mit Ursachenerklärungen. Patienten wollen nicht selten wissen, *warum* etwas so ist, wie es ist – weil sie davon ausgehen, man könne ein Problem nur dann lösen, wenn man seine Ursache kennt. Und in der Tat folgen die meisten (traditionellen) Psychotherapieschulen diesem Denkmuster, indem sie die Frage nach dem Ursprung stellen.

Die Traumatheorie der Psychoanalyse siedelt die Ursprünge psychischer Störungen in traumatischen Kindheitsereignissen an, zu einer Zeit, in der das Kind noch nicht in der Lage ist, psychische Verletzungen und Kränkungen bewusst und realitätsadäquat zu verarbeiten. Die Verhaltenstherapie versucht mittels einer Verhaltensanalyse Auslöser für das Symptomverhalten aufzuspüren und solche Bedingungen zu benennen, die dafür sorgen, dass die Störung nicht wieder von selbst vergeht (was übrigens der Normalfall ist). Die Diagnostik psychischer und psychosomatischer Störungen lässt es also bei der Diagnosestellung, d.h. Benennung, nicht bewenden, sondern geht weiter der Frage nach, warum etwas so ist, wie es ist, anders gefragt: »Wo kommt das Problem nur her?« oder: »Wie kriegen Sie es nur immer wieder und mit solcher Ausdauer hin, dass es Ihnen so schlecht geht?«

Dieser Frage nachzugehen heißt oft, dem Patienten vor Augen zu führen, dass er offensichtlich unfähig ist, es anders hinzubekommen, als so, dass es schlecht geht. Das macht manche Patienten, manchmal sogar deren Therapeuten, zusätzlich zum aktuellen Problem ordentlich depressiv und bietet keine ermutigende Perspektive. Deshalb sind Ursachenerklärungen, die *andere* Menschen als den Patienten selbst, also z.B. den Rest der Familie, den Vater, die Mutter, noch besser schon verstorbene Großeltern oder überhaupt die genetische Ausstattung verantwortlich machen, so

angenehm und beliebt, da sie den Patienten zumindest teilweise entlasten. Und in der Tat führt eine ausführliche Anamnese oft genau zu diesem Ergebnis. Wenn Patienten mit psychosomatischen Störungen in die Therapie kommen, dann beschreiben sie zuerst einmal ihre Symptomatik. Falls der Therapeut dann fragt: »Könnte es sein, dass Ihr Körper gegen irgendetwas protestiert? Haben Sie eine Idee, was das sein könnte?«, sagen Patienten nicht selten: »Ich habe zur Zeit auch wirklich viel Stress.«
Höflicherweise fragen wir natürlich: »Was ist das denn für Stress?«, und dann geht es los: Der Chef, der Ehemann und die Kinder, alle machen Stress auf unterschiedliche Weise, aber die pflegebedürftige Tante ist die eigentliche Belastung. Wenn sie nicht wäre, wäre das andere zu bewältigen. Das alles zu berichten dauert im Schnitt mindestens eine halbe Stunde, und einmal abgesehen davon, dass es für manche Menschen nützlich und entlastend ist, einfach mal alles auszusprechen und loszuwerden, stellen wir danach doch gemeinsam und mit Bedauern fest, dass die Kinder nun mal leider in der Pubertät, der Ehemann schon immer schweigsam, der Chef zwar unerträglich, die Arbeitsstelle aber vorteilhaft ist, und es nicht in Frage kommt, die Tante ins Pflegeheim zu geben. Ein Teil des Problems sind übrigens fast immer andere Leute, die man, wie allgemein bekannt ist, nicht ändern kann.

Eine meiner älteren Patientinnen, deren Problem neben schwersten vegetativen Erschöpfungszuständen und Rückenschmerzen *vor allem* ihre Mutter ist und die es entlastend findet, von ihr als dem *Drachen* zu reden (zu Recht, wie ich finde), habe ich gefragt, ob sie es für möglich hielte, dass ihre Mutter sich ändere (oder durch irgendeinen Zauberspruch verändert werden könne), was sie für unmöglich hielt. Als ich dann weiter wissen wollte, ob sie denn gesund und ob damit zu rechnen sei, dass sie noch einige Zeit am Leben bliebe, schrie sie auf: »Die überlebt uns alle!« Na also! An einem solchen Punkt angelangt, muss man sehr aufpassen, dass man nicht (wenn möglich, mit einem mitfühlenden Seufzer) sagt: »Ja, so ist das Leben!« Man kann es natürlich auch sagen, denn es stimmt.

Um es nochmals zu betonen: Nach einer ausgiebigen Problemanalyse stellen sowohl der Therapeut als auch der Patient meistens gemeinsam fest: zu viel Stress, zu viel Arbeit, zu lange Anstrengungsphasen, zu viel Fürsorge für andere, zu viel von allem möglichen. Es stimmt immer irgendwas nicht! Es lässt sich auch gar nicht vermeiden, dass etwas nicht stimmt. Und am Ende steht man da und hat den Übeltäter: Es ist das ganz *normale* Leben!
Auch bei Herrn S. , dem im vorigen Kapitel erwähnten Standesbeamten, stimmt etwas nicht und dennoch ist es sein ganz normales Leben. Er tut recht daran, stolz auf dieses Leben zu sein. Er hat eine Menge investiert, um dahin zu kommen, wo er jetzt ist, und sein Leben entspricht genau den Werthaltungen, die er für sich anerkennen kann. Wenn wir ihm nun zu verstehen geben würden, dass es genau das ist, was ihn krank macht, so würden wir all diese Anstrengungen entwerten, seine eigenen Werte in Frage stellen und ihn, falls er uns darin folgt, möglicherweise schwer verunsichern. Wir würden damit nämlich sagen: »Sehen Sie, wohin das führt, wenn Sie sich immer um die anderen kümmern? Wenn Sie sich arbeitsmäßig übernehmen? Wenn Sie sich keine Zeit für sich selbst nehmen?« und würden ihn damit implizit anschuldigen, dass er es bisher nicht gut gemacht hat.
Das stimmt aber nicht. Denn in vieler Hinsicht ist für ihn sein Leben stimmig und befriedigend. Dass er darunter auch leidet, steht buchstäblich auf einem anderen Blatt. Und dieses Blatt sollten wir entweder gar nicht so ausführlich aufschlagen oder es in aller Ruhe betrachten und würdigen. Das heißt, es steht uns nicht zu, das Leben, das einer führt, nachdem er einen bestimmten Weg gegangen ist, nur deshalb zu entwerten, weil es zu einem bestimmten Zeitpunkt nicht mehr ganz passend ist. Menschen, die rechtzeitig merken, dass etwas nicht mehr recht passen will, steuern gleich gegen, sorgen für Ausgleich und finden die Balance wieder. Sehr häufig ist es aber gerade der Erfolg, d. h., es sind die erfolgreichen Lebensstrategien, die letztendlich in eine Sackgasse führen (können). Wer sagt uns aber, dass das von vornherein ein falscher Weg war? In eine Sackgasse zu geraten ist nichts Pathologisches. Man muss nur wieder herausfinden. Diejenigen, die es ohne Therapeuten schaffen, kennen wir nicht – von ihnen könnten wir viel ler-

nen. Andere Menschen brauchen Unterstützung zur Wegfindung, zur Orientierung, in welche Richtung(en) es gehen könnte. Mehr ist meistens nicht nötig.
Dass Ausgewogenheit der Lebensführung, das rechte Maß in allen Dingen und die Entwicklung hin zum Altwerden in Gelassenheit bedenkenswerte Grundsätze der früheren Medizin waren (z. B. die Regeln der klassischen Diätetik), ist uns heute fast in Vergessenheit geraten. Den Gedanken, dass allein schon die Unausgewogenheit der Lebensführung Krankheiten hervorbringen kann, entdecken wir gerade wieder neu. Dass aber das Leben stressfrei und in optimaler Sicherheit verlaufen könnte, wenn man es nur richtig anfängt, das scheint mir ein ziemlich junger Gedanke zu sein. Es ist allerdings bemerkenswert, dass Menschen, die das einigermaßen geschafft haben, manchmal ohne Grund ganz ängstlich werden und aus fast nichtigen Anlässen Panikattacken bekommen. Oder dass jemand anfängt, in seiner Freizeit gewisse Nervenkitzelaktivitäten wie Überlebenstraining oder Bungiespringen zu beginnen. So ganz ohne Stress scheint es nicht zu gehen – verständlicherweise, weil unser ganzer Organismus seit jeher auf Gefahren eingerichtet ist und dafür trainiert werden sollte.

Vielleicht sollten wir uns mit dem Gedanken vertraut machen, dass es normal ist, wenn das Leben Stress und Belastungen, Unheil und Tod bereithält und es vielleicht nicht der richtige Weg sein könnte, all dem aus dem Weg zu gehen. Schon seit geraumer Zeit können wir eine gesellschaftliche Gruppierung beobachten, die den Gedanken kultiviert, sich zu schützen: vor elektromagnetischen Wellen, die aus den Steckdosen kommen, oder vor Wasseradern unter dem Bett, gegen Gifte in Nahrungsmitteln, die nur im biologischen Anbau vermieden werden können, gegen den Stress, den die Vorstellung von Hennen in Legebatterien erzeugt, und auch gegen Beziehungs- und Kinderstress, weshalb sie ein ruhiges Single- Dasein vorziehen. Selbstredend ist es sinnvoll, in der eigenen Umwelt darauf zu achten, was schadet und was nützt, und den schädlichen Dingen aus dem Weg zu gehen. Man sollte aber sich und seinem Körper schon zutrauen, mit schädlichen Einflüssen auch fertig zu werden.

Ich möchte hier auf die Arbeiten von Aaron Antonovsky (1987, 1993) hinweisen, der zu bedenken gibt, dass wir uns und unsere Kinder rüsten sollten, den Unbilden und Anforderungen, die zwangsläufig auf uns zukommen, bzw. sich uns in den Weg stellen werden, zu begegnen. Antonovsky hat den Begriff der *Salutogenese* geprägt, was heißt, wie es gehen kann, trotz Stress und Unglück gesund zu bleiben oder wieder gesund zu werden (im Gegensatz zur *Pathogenese*, der Lehre, wie es der Mensch hinbekommt, krank zu werden). Das Wort Salutogenese ist ein Kunstwort – und kein schönes. Es ist aber interessant zu sehen, dass wir in unserer Sprache keinen Begriff für die Dynamik des Gesundbleibens haben. Das berühmte Flussbeispiel von Antonovsky verdeutlicht den Unterschied zwischen pathogenetischer und salutogenetischer Denkweise:

»Man stelle sich einen Fluss mit einer Biegung vor. Flussabwärts, wo der Fluss starke Turbulenzen aufweist, sehen wir Menschen, die verzweifelt darum kämpfen, ihren Kopf über Wasser zu halten. Unter Zuhilfenahme einer großen Anzahl von Instrumenten versuchen die Krankheitsversorgungsspezialisten mit großer Hingabe, mit Fertigkeiten und zähem Bemühen, diese Menschen vor dem Ertrinken zu retten.« Antonovsky nennt diese Perspektive die »Verfälschung durch den Blick flussabwärts«. Wenn wir dagegen flussaufwärts schauen würden, so würde sich die Frage aufdrängen: »Wer oder was stößt die Menschen in den Fluss hinein? Wie könnte man sie davor bewahren?« – das ist die Präventionsperspektive, nämlich Risikofaktoren zu identifizieren und zu vermeiden. Dieser Vorstellung folgen zur Zeit viele Leute und auch Eltern, wenn sie ihre Kinder in einer Umgebung größtmöglicher Fürsorge aufwachsen lassen – wenn man diese Kinder später befragt, dann berichten sie, eine wunderbare Kindheit gehabt zu haben – wobei sie nicht lernen, mit Unbilden, die das normale Leben so mit sich bringt, umzugehen. Sie werden dann möglicherweise psychisch nicht robust, trauen sich nichts zu und reagieren bei jeder kleinen Anforderung mit Ängsten und vegetativen Symptomen. Wir können davon ausgehen, dass sie eines Tages in den Fluss fallen – was dann?

Eine junge Migränepatientin erzählte so eine Geschichte: dass ihre Mutter sie immer beschützt habe und dass sie selten etwas alleine hätte fertig bringen können, sodass sie nie gewusst habe, ob sie es wirklich selbst könne. Inzwischen ist sie 30 Jahre alt, hat zwei Kinder von 7 und 4 Jahren und sagt von sich, sie sei immer noch viel zu jung, um eine Familie zu haben und Kinder zu erziehen. Leider wohnt ihre Mutter nur zwei Straßen von ihr entfernt und springt immer dann ein, wenn es nötig ist. Die junge Frau hat außerdem noch einen Mann geheiratet, der ihr überhaupt nichts zutraut und jeden Ansatz von Eigenständigkeit, auch in ihren Entscheidungen, aus liebevoller Fürsorge verhindert. So gibt er z. B. der kleinen Tochter nach, die lieber sterben würde, als nur einen Tag im Kindergarten zu verbringen. Sie bleibt also zu Hause bei der Mutter, die damit überhaupt nicht einverstanden ist.

Diese Frau hat ziemlich häufige Migräneattacken, die sie manchmal sogar für mehrere Tage ins Schlafzimmer verbannen, während ihre Mutter dann den Haushalt versorgt und dabei sehr dominant ist. Die Patientin meinte, ihrer Mutter sei es ganz recht, dass sie selbst immer mal außer Gefecht sei, dann könne sie in ihrem Haushalt schalten und walten, wie sie wolle. Gleichzeitig habe sie aber eine schreckliche Angst davor, ihre Mutter zu verlieren, dass sie krank werden oder sterben könne. »Ich wüsste überhaupt nicht, was ich machen sollte ohne meine Mutter! Manchmal habe ich Alpträume, dass sie stirbt, das wäre furchtbar – und sie ist ja schon ziemlich alt.« Das ist eine echte Sackgasse!

Als ich sie frage, *was sie denn am liebsten täte, wenn sie könnte, wie sie wollte*, sagte sie: »Ich würde am liebsten weggehen, weit weg, allein leben, arbeiten gehen und einfach mal schaun, ob ich das kann. Aber erstens habe ich Familie und zweitens habe ich nichts gelernt und drittens komme ich allein sowieso nicht zurecht, weil mich jedes Problem unheimlich nervös macht. Wenn ich andere Frauen sehe, mit was die zurechtkommen, würde ich mich am liebsten verkriechen.«
»Im Schlafzimmer oder wo?« Ich fragte sie, ob es denn dort wenigstens gemütlich sei? Sie sagte, das ließe sich einrichten. Sie würde gern lesen und Musik hören.

Und ob es sonst noch einen Ort gebe, wo sie vor Kopfschmerzen sicher und wo sie gern sei?
»Im Wald spazieren gehen.«
Was sie reizen würde zu lernen, damit sie eines Tages, in ferner Zukunft, eine Möglichkeit zur Selbstständigkeit hätte? »Friseuse.«
Also: *Was fehlt ihr?* Spielräume und ein bisschen Risiko.
Was hat sie? Eine Mutter, die alles kann und gern viel übernimmt. Das lässt sich nutzen.
Inzwischen ist das Kind im Kindergarten, die Mutter kommt regelmäßig, aber nur wenn die Tochter nicht da ist, weil die in einem Friseurgeschäft aushilft, wo sie demnächst eine Lehre beginnt. Wenn sie heimkommt, muss sie sich ins Schlafzimmer zurückziehen und lesen, weil sie müde ist. Oder weil sie Migräne hat, was aber seltener geworden ist. Sie hat jetzt größere Belastungen, aber sie fängt an, selbstbewusster zu werden, weil sie manches hinkriegt, was sie sich vorher nicht zugetraut hätte. Und ob sie eines Tages immer noch *weit weg gehen* will, wird man sehen.
Um auf des Flussbeispiel zurückzukommen, so könnte man dieses Bild noch ein wenig weitermalen. Es ist zwar nützlich zu fragen, wie man Menschen davor bewahren kann, in den Fluss zu fallen. Das klingt allerdings fast so, als wären Flüsse *nur* gefährlich und nicht auch Orte, wo es für Menschen gut sein kann. Mir gefällt die folgende Frage noch besser: *Wie können wir Menschen befähigen, gut zu schwimmen?* Noch einmal Antonovsky: »Wir alle, um mit der Metapher fortzufahren, sind vom Moment unserer Empfängnis bis zu dem Zeitpunkt, an dem wir die Kante des Wasserfalls passieren, um zu sterben, in diesem Fluss. … Das Wesen der Flüsse, in denen wir uns befinden, ist unterschiedlich. Äthiopier, Israelis und Schweden, gehobene und niedrigere Sozialschichten, Männer und Frauen sind alle in verschiedenen Flüssen, deren Strömungen und Strudel oder andere Gefahrenquellen variieren, aber niemand befindet sich jemals am sicheren Ufer. Kein Fluss ist sehr friedlich.«
Man könnte auch noch einen Schritt weiter gehen. Ich würde vorschlagen, nicht nur schwimmen zu lernen, sondern auch viel Erfahrungen mit Flüssen zu sammeln. Zum Beispiel wird in jeder Familie der Rat weitergegeben, dass man nicht mit einem Kopf-

sprung in unbekannte Gewässer eintauchen sollte. Oder, dass man in Stromschnellen einen Kajak benutzen soll; dass man in Flüssen angeln und tauchen kann und unter welchen Bedingungen man einen Fluss zu Fuß oder auf Schlittschuhen überquert. All das sind nützliche Dinge, die schon Kinder lernen sollten und die es ihnen vielleicht reizvoll oder als Herausforderung erscheinen lassen, in den Fluss des Lebens einzutauchen. Man kann allerdings den von Antonovsky vertretenen Gedanken, dass man sich für Unbilden rüsten sollte, auch zu wörtlich nehmen. Von Kindern aus Arztfamilien hört man nicht selten, dass von ihnen verlangt wird, sich robust zu verhalten – vielleicht robuster, als es ihrem Naturell entspricht. Ihnen wird bei banalen Erkrankungen gesagt: »Stell dich nicht so an! Nimm dich zusammen. Das vergeht wieder.« Da Ärzte, besonders Klinikärzte, tagtäglich mit schwerwiegenden und schwierigen Erkrankungen zu tun haben, erscheint ihnen eine Kinderkrankheit relativ dazu banal – für das Kind ist sie das aber nicht.

Eine 20- jährige Patientin sagte: »Alle Kinder in meiner Klasse haben Hustensaft bekommen und durften auch mal zu Hause bleiben – ich nie!« Diese junge Frau war eine äußerst robuste und zielstrebige Person: Wenn sie sich etwas vorgenommen hatte, dann schaffte sie es auch. Und sie wusste immer ganz genau, wo sie hinwollte, und ging zielstrebig drauflos. Das ging ihre ganze Kindheit und Jugendzeit über gut und sie war mit allem, was sie tat, ziemlich erfolgreich. Nach dem Abitur nahm sie sich etwas vor, was offenbar nicht so ganz das Richtige war – aber, sie wollte es durchziehen und sagte zu sich selbst: »Stell dich nicht so an. Nimm dich zusammen. Zieh es durch!« Aber ihr Körper machte ihr einen Strich durch die Rechnung: er erfand eine Lähmung in den Beinen, die immer zusammen mit einer Virusinfektion und hohem Fieber auftrat. Letzteres Symptom störte besonders die Eltern, ersteres besonders die Patientin, da sie zeitweise im Rollstuhl sitzen musste und nicht wusste, wie es weitergehen würde. Diese Symptome kamen und gingen über längere Zeit. Das Symptom zog sich zurück, als die junge Frau wahrnahm, dass man sich auf nicht allzu vieles verlassen kann (weil Flüsse immer Biegungen machen) und dass man es nehmen muss, wie es kommt. Mit zu ih-

rer Besserung trug auch ihre Erfahrung während eines Kuraufenthaltes bei, wie angenehm das Nicht- viel- tun- Müssen und Versorgt- Werden doch sein kann. Sie selbst merkte den Zusammenhang daran, dass das Symptom ausblieb, solange sie es sich gut gehen ließ und genau am Tag vor ihrer Entlassung aus der Kur zurückkehrte. Symptome sind manchmal von bewundernswerter Präzision – man muss dem Körper ein Kompliment machen! Danach hatte sie eigentlich nur noch das Problem, nicht befürchten zu müssen, nun im Sinne einer Gegenreaktion in die absolute Faulheit hineinzurutschen, vielmehr zwischen den beiden Polen die Balance zu finden. Das ist allerdings ein längerer Weg. Sie entschloss sich, eine Prüfung zu machen, ohne dafür zu lernen – und es darauf ankommen zu lassen. Als die Prüfung wider Erwarten bestanden war, hatte sie das Vertrauen gewonnen, dass man auf unterschiedliche Weise ans Ziel kommen bzw. gehen kann.
Wir geraten alle hin und wieder aus dem Gleichgewicht, werden immer mal wieder mehr oder weniger krank und sind darauf angewiesen, dass uns jemand, zum Beispiel unser Körper, mit der Nase darauf stößt, dass etwas mit unserem Leben nicht so ganz stimmt. Aber die Schlussfolgerung, wir müssten das, was nicht stimmt, dingfest machen, es genau *analysieren*, uns mit ihm *auseinandersetzen*, es *verdammen* oder zumindest *schlecht finden*, gegen es *angehen*, es *verändern*, vielleicht sogar *bekämpfen*, diese Schlußfolgerung ist nicht die einzig mögliche und nicht die produktivste. Wir tun so etwas seit langem in der Krebstherapie und sollten daraus lernen. In der Krebstherapie wimmelt es nur so von militanten Begriffen, sodass man glauben könnte, es handle sich um einen Kriegsschauplatz. Dabei ist dieser Kriegsschauplatz der eigene Körper!
Bei dem Alternativvorschlag, nicht beharrlich auf den »Übeltäter« zu schauen, sondern gleich den Blick darauf zu richten, was fehlt, sind unsere Patienten keine große Hilfe. Bei der Auftragsklärung zu Beginn bzw. auch während einer Psychotherapie hören wir von den Patienten eher, dass sie etwas *nicht haben möchten*, nämlich Schmerzen, Hautausschläge, Kreislaufstörungen etc., also: das Symptom muss weg. Danach brauchen wir eigentlich nicht zu fragen, denn das halten wir für selbstverständlich.

Je nachdem, von welcher Seite wir eine Störung benennen, ist es schwieriger oder leichter herauszufinden, was einem Menschen fehlt, was er braucht. Die Migräne haben wir weiter oben eine Reizverarbeitungsstörung genannt und festgestellt, dass diese Menschen immer ihre Antennen ausgefahren haben und alles mitbekommen. Wenn wir zu ihnen sagen würden: »Sie sind zu aufmerksam – lenken Sie sich doch ab! Sie haben immer Ihre Antennen draußen – ziehen Sie sie ein! Sie sind zu sehr auf andere bezogen – kümmern Sie sich weniger um die! Sie sind zu ordentlich – das ist doch nicht nötig!«, so werden die Patienten vielleicht antworten: »Das ist bei mir angeboren, das hab ich von meinem Großvater, der war auch so«, oder: »Das ist doch normal!« Es entspricht dem Standard, den sie in ihrer Familie gelernt haben. Ihnen diesen Standard madig zu machen, würde zu Verlusten führen.

Wenn wir die Migräne unter dem Aspekt der *Filterstörung* betrachten, dann ist klar, was ihnen fehlt: die Fähigkeit, sich abzuschirmen und vor Reizüberflutung zu schützen. Sie brauchen also kognitiv- emotionale Schutzfilter. Den Patienten zu zeigen, wie man so etwas erwerben kann, wäre eine Aufgabe der Therapie.

Auch für den schon erwähnten Standesbeamten, Herrn S. , ist es normal, wie er Trauungen gestaltet, denn es entspricht seinem eigenen Standard. Seine persönliche Art, mit Eheschließungen umzugehen, macht ihm seine Arbeit zur Freude. Ich habe ihm den halbherzigen Vorschlag gemacht, seine Arbeitsbelastung zu reduzieren, indem ich bemerkte, es sei doch sehr aufwendig, jedem Paar eine persönliche Ansprache zu halten. Er könne doch eine Standardansprache entwerfen, mit Variationen versteht sich, oder ein Gedicht vorlesen, es gebe da doch schöne Sachen, z. B. von Khalil Gibran, dann wären 11 Trauungen am Tag nicht mehr so viel. Das wies er aber weit von sich. Verständlicherweise! Also kann man als Therapeut solche Vorschläge gleich sein lassen – das wiederum reduziert die eigene Arbeitsbelastung.

Als grobe Orientierung kann man sagen: Es fehlt eigentlich immer das Gegenteil von dem, was jemand im Übermaß hat. Man stelle sich eine große Waage vor, auf deren einer Waagschale vieles aufgetürmt ist, sodass sie auf diese Seite hin kippt. Das wird im

Anamnesegespräch relativ schnell offensichtlich. Wie ich oben schon bemerkt habe, ist es oft der Erfolg, der Menschen dazu verleitet, *mehr desselben* zu tun oder haben zu wollen. Wie Watzlawick unter kommunikationspraktischen Gesichtspunkten erklärt hat, führt bei zwischenmenschlichen Streitigkeiten und Differenzen *mehr desselben* nicht weiter. Wenn man z. B. das Gleiche noch mal sagt, nur lauter, so ist das nicht nützlich.

Aber auch *weniger desselben* ist in unserem Fall nicht gerade das Nützlichste, weil dieses Ansinnen zwar die überladene Waagenseite entlastet, aber keine Ausgewogenheit bzw. Balance entstehen lässt. Um dies zu erreichen, muss man auf die *andere Seite* gehen und dort etwas hinzufügen: eben das, was fehlt. Was meinen Sie, fehlt dem Standesbeamten Herrn S. ? Und wie kann er es herausfinden? Indem ihm der Therapeut eine einfache Frage stellt, die unverzichtbar ist, und zwar bereits während des *ersten* Gesprächs:

- »Was *täten* Sie, wenn Sie könnten, wie Sie wollten?«
- »Was würden Sie sich *wünschen*, wenn Sie sich was wünschen dürften, was Sie natürlich nicht dürfen – Sie sind ja schon erwachsen, leider!«

Die erste Frageform benützt man für Patienten, die etwas nicht *tun können*, z. B. nicht gehen, sich nicht bewegen können. Die zweite Art des Fragens wendet man bei Patienten an, die nicht wissen, was sie brauchen. (Um die Funktion des Wünschens in der Therapie geht es im 7. Kapitel.)

Diese Schlüsselfrage darf erst gestellt werden, wenn die überladene Seite der Waage (also die, die nach Meinung des Therapeuten das Symptom auf den Plan gerufen hat) mit hoher Wertschätzung und Respekt gewürdigt wurde. Denn sehr oft stecken dahinter eine große Leistung und ein langer Weg. Der Patient muss sicher sein, dass wir diese Wegstrecke, die er ja aus gutem Grunde gegangen ist, nicht in Frage stellen. Niemals sollte die Schlüsselfrage leichthin ins Gespräch geworfen werden. Es ist eine wichtige Frage. Sie sollte aber auch nicht angekündigt oder erklärt werden. (Es ist natürlich jedem Menschen unbenommen, sich diese Frage hin und wieder selbst zu stellen, zum Beispiel vor dem Einschlafen. Es handelt sich nicht um eine ausgewiesene Therapeutenfrage.)

Alles, was auf diese Frage geantwortet wird, kann mit einer deutlichen Geste auf die *andere Seite* der Waage gelegt werden. Es kommt darauf an, von diesem Augenblick an, beharrlich in die Richtung dieser *anderen Seite* zu blicken, sodass die Orientierung dorthin nicht wieder verloren gehen kann.

Als ich Herrn S. fragte: »Wenn Sie sich was wünschen dürften – was ja, wie man weiß, bei Erwachsenen nichts nützt – aber nur mal so: was würden Sie sich wünschen?«, da sagte er: »Das kann ich Ihnen sagen. Ich würde so gern mal wieder nach Siena fahren – und es meiner Frau zeigen.« Weil darin wiederum der soziale Bezug hervorkam, der bei Herrn S. dominiert, benützte ich nur den ersten Teil der Antwort: »Waren Sie schon mal in Siena? Wann war das denn?« Und er erzählte, er sei damals Student gewesen. Ich hörte ein bisschen zu, wie er in Siena umherspazierte und alles ansah (auf diese Weise habe ich schon viele Gegenden der Welt gesehen), und ich fragte ihn, ob er denn da alleine gewesen sei, was er bestätigte. Ich plauderte ein wenig über das Allein-Umhergehen, wie man da die Vögel anders hört als zu zweit und dass das manchen Menschen ganz gut täte, die sonst viel mit anderen Leuten zusammen sind. Da fiel ihm ein: Er sei vor längerer Zeit in einer Kur gewesen – allein natürlich – und habe da sechs Wochen lang keine Kopfschmerzen gehabt, was er aber auf das Klima geschoben habe. (Das ist auch eine Möglichkeit!) Zur Zeit sei es aber so gut wie unmöglich auszuprobieren, wie es wäre, mal allein spazieren zu gehen, das würde seine Frau irritieren. Und mit anderen Dingen, die er alleine machen könnte, wäre es genauso.

An einem solchen Punkt sind unsere gängigen psychologischen Angebote sehr nützlich: Erstens kann man eine tägliche halbstündige Entspannungsübung verordnen, wobei sich der Patient zurückziehen muss! Oder man bietet eine Kopfschmerzgruppe an, wohin der Patient wenigstens einmal in der Woche alleine geht. In diesem Fall kam der Zufall zu Hilfe, und zwar so:

Es war ein besonders netter Zufall, der sich gerade in Fehmarn aufhielt, wohin Herr S. am nächsten Tag in den Urlaub fahren wollte. Ich gab ihm eine Entspannungskassette mit der Bitte, sie nicht unbedingt zur Entspannung zu benutzen, sondern beim An-

hören vor allem darauf zu achten, was ihm an dieser Übung gefallen könnte. Das sollte er mir, wenn er zurückkäme, bei unserer zweiten Begegnung erzählen, damit ich wüsste, wie wir z. B. mit Entspannung arbeiten könnten.
Gesagt, getan: Herr S. fuhr nach Fehmarn und sagte zu seiner Frau: »Könntest Du schon mal vorausgehen? Wir treffen uns dann am Strand, ich mach' erst noch meine Entspannungsübung.« Darauf sie: »Dann geh ich erst mal kurz ins Dorf und guck ein bisschen herum, das machst Du ja nicht so gern, und dann treffen wir uns. Bis dann.« Der Zufall wollte es so, dass Frau S. ein klein wenig zu lang im Café saß und ihren Mann verfehlte. Der ging deshalb schon mal los – nämlich am Strand entlang, wo er immer spazieren ging. Als er nach drei Wochen aus diesem Urlaub zurückkam, sagte er: »Also, ich hab mich ja so durchhängen lassen und so gut erholt!« Ich fragte ihn, wie er denn das fertig gebracht habe? Er sei jeden Tag am Strand auf und abgewandert, ohne überhaupt was zu denken und ohne zu reden. Seine Frau sei nämlich fast nie dabeigewesen. Es hätte sich herausgestellt, dass sie eigentlich noch nie gern spazieren gegangen sei, viel lieber im Café oder im Liegestuhl sitze und lese.
Herr S. kam danach in mehrere Kopfschmerzgruppen und war mein bester Kotherapeut. Er kam herein, griff sich eine Matte und zog sich in eine Ecke zurück, indem er sagte: »Fragen Sie mich nichts, ich mag auch gar nichts reden, ich will mich bloß ausruhen.«
Ich möchte darauf aufmerksam machen, dass es für einen sozial so bezogenen Mann wie Herrn S. eine unglaubliche Leistung ist, sich in einer Gruppe so selbstbezogen zu verhalten! Längere Zeit später schrieb er mir, dass er nun gut zurechtkomme, hin und wieder auch einen Spaziergang im Park dazwischenschiebe und dass er jetzt manchmal sogar 14 Trauungen am Tag schaffe, ohne dass es ihm schade. Voilà! Ich möchte diese Geschichte am liebsten allen meinen Patienten erzählen, die ihr Heil darin suchen, zu reduzieren und sich einzuschränken, und möchte ihnen sagen: »Eine gute Balance schafft Energie.«
Auch die beiden anderen Geschichten aus dem vorigen Kapitel will ich hier weitererzählen. Beide handelten von Menschen, die

gern unterwegs waren, ja, die das Unterwegs-Sein dringend brauchten. Die junge Frau, die nicht mehr weit gehen konnte und im Begriff war, in ihrem Elternhaus sesshaft zu werden, erzählte von ihren Reisen. Sie hatte sich vor ein paar Jahren zweimal für ein halbes Jahr beurlauben lassen und war durch Südamerika gezogen. Irgendwo dort lebt ein Indianerstamm, und diese Menschen waren ihr überhaupt nicht fremd, und so blieb sie eine Weile bei ihnen. »Und heute noch manchmal, wenn draußen der Wind weht, sage ich zu meinem Freund: »Hörst du das? Das ist wie dort auf dem Berg, wenn der Wind durch die Pinien weht und die Nadeln herunterfallen. Und dann riecht es auch so.« Sie erzählte, dass sie schon als Kind überhaupt kein Heimweh gehabt habe, wenn sie in den Ferien für längere Zeit von zu Hause weg war, und dass ihre Mutter darüber ganz enttäuscht gewesen sei und sie als *unstet* bezeichnet hätte. »Das ist auch heute noch so: Wenn ich weg bin, bin ich weg.«

Wie kann das nun gehen, dass sie weit weg sein kann, wo sie zur Zeit doch hier bleiben muss und auch bleiben möchte? Sie war in der letzten Zeit wenig dazu gekommen, Reisebücher zu lesen. Am liebsten sind ihr dicke Romane über Südamerika, in denen man richtig *versinken* kann. Sie hat auch die Angewohnheit, manchmal unvermittelt »wegzutreten«, dann »glotzt« sie irgendwohin in die Ferne, was ihr Freund ganz unangenehm findet und sogleich unterbricht. Sie sagt jetzt immer: »Sei still, ich bin gar nicht hier!« Sie träumt auch hin und wieder ihre zukünftigen Reisen. Aber das Wichtigste dabei ist, dass sie das Bedürfnis, unterwegs zu sein, wertschätzt und als zugehörig und wichtig annimmt – während das Wort *unstet* dafür unpassend ist. Sie beginnt, beides zu leben: seßhaft zu sein und zu bleiben, aber auch weg zu sein und unterwegs.

Es gibt viele Formen des Unterwegs- Seins und ich benutze dafür das Wort *vagabundieren.* Das habe ich von dem Patienten mit Rückenschmerzen gelernt, dessen Geschichte ich der eben erwähnten jungen Frau erzählt hatte. Es war der Mann, der es sich gewünscht hatte, einfach so loszuziehen. Von ihm wollte ich auch wissen, wann es ihm einmal sehr gut gegangen sei, wann er sich

sehr vital gefühlt habe, denn er hatte zur Beschreibung seines derzeitigen Zustands das Wort *entvitalisiert* benutzt.
In einer Entspannung bat ich ihn, auf dem Weg seines Lebens zurückzugehen bis dorthin, wo er an irgendeinem Ort zu irgendeiner Zeit sich sehr gut und *vital* gefühlt habe. Dort schaute er sich ein wenig um und kam dann, in der Zeit wieder vorwärtsgehend, in die Gegenwart zurück. Er war ziemlich verwundert, weil er erwartet hatte, sich als 17- jährigen zu finden. – Mit siebzehn sei er nämlich ziemlich gut drauf gewesen. Aber nein: er war erst 12 Jahre alt und fand sich an einem Ort im Gebirge, wo er mit seiner Familie damals gewohnt hatte, an einem Bach spielend, mit einem Stock in der Hand. Und er hörte seinen Vater zu seiner Mutter sagen: »Den Bub musst du laufen lassen. Der ist ein Vagabund.«
Ich fragte ihn, ob sein Vater Recht gehabt habe. Und er sagte, ein wenig nachdenklich: »Ja, der war auch einer.« Seine Mutter jedoch war immer hinter ihm her: »Sag mir, wohin du gehst. Sag, wann du wiederkommst.« Die Ehefrau dieses Mannes sagte das auch. Und als ich ihn fragte, was denn aus dem Vagabundieren geworden sei, meinte er, er sei ja nun erwachsen und habe eine Familie und eine feste Stellung und ein Haus und noch so manche andere Bindung. An solchen Punkten bin ich fast immer sehr lapidar: *Was ein Vagabund ist, bleibt ein Vagabund sein Leben lang und muss vagabundieren. So ist das!* Man hätte auch sagen können: »Wie kamen Sie darauf, eine Frau zu heiraten, die Ihrer Mutter so ähnlich ist.« Das war sie übrigens nicht – nur eben in diesem einen Punkt!
Es ging also darum, *innerhalb* des bestehenden Kontextes wieder mit dem Vagabundieren zu beginnen und ich war erstaunt, wie viele Möglichkeiten dieser Mann gefunden hat. Als erstes landete er in einer Volkstanzgruppe – ein durchaus beachtliches Vorhaben für jemanden, der monatelang nur auf dem Rücken gelegen war. Er kaufte sich Jonglierbälle und ein Einrad, um auch in seinem Dienstzimmer seine Beweglichkeit zu üben. Eine notwendige Voraussetzung für das Vagabundieren ist es, sich bewegen zu können. Er unternahm wieder dienstliche Fernreisen und sah sich da und dort in der Welt um. Etwa ein Jahr später traf ich seine Frau

zufällig und fragte sie, wie es ihrem Mann gehe. Sie sagte: »Der spinnt. Wissen Sie, was der macht? Der hat wieder damit angefangen, durch den Schwarzwald zu laufen. Ohne Ziel und Sinn! Der weiß überhaupt nicht, wohin er will. Früher, als wir uns kennen gelernt haben, war das auch so. Ich bin nur ein einziges Mal mitgegangen. Also, wenn ich wandern gehe, dann will ich doch wenigstens wissen, wohin und auf welchem Weg, oder wenigstens, wo man übernachten kann. Aber einfach nur so losziehen! Also für mich ist das nichts. – Finden Sie das nicht verrückt?« Ich sagte: »Nein, und ich glaube, dass ihm genau das die ganze Zeit sehr gefehlt hat.«

Menschen haben meistens gute Gründe, auf Dinge zu verzichten, die ihren sozialen Kontext gefährden könnten. Lautes Lachen und extravertierte Lebendigkeit scheinen ja auch in manchen Kontexten nicht passend zu sein. Was der Schmerzpatientin fehlte, die nicht laut lachen durfte, liegt auf der Hand. Sie fand einen ziemlich lustigen Gesangverein, nachdem sie akzeptiert hatte, dass ihr introvertierter Ehemann einfach anders war als sie und dass sie das irgendwann einmal ganz reizvoll gefunden hatte (er ihr lautes Lachen und ihre Lebendigkeit sicher auch – das wird er vielleicht wiederentdecken, wenn er sie mal in ihrem Gesangverein sieht – oder auch nicht). Sie erwog auch die Versetzung in einen anderen Arbeitsbereich.

Wir sehen, dass das Hinzufügen dessen, was fehlt, zu mehr Ausgewogenheit führt, so dass sich das Symptom nach und nach zurückziehen kann. Weil die Verpflichtungen und Gewohnheiten, in denen wir uns eingerichtet haben, bekanntlich sehr festgefügt sind, ist es schwierig, etwas von den Belastungen wegzulassen oder wegzunehmen und es ist leichter, etwas hinzuzufügen. Das erscheint paradox, wenn man bedenkt, dass bei den meisten Menschen die gesamte verfügbare Zeit mit Verpflichtungen und Gewohnheiten ausgefüllt ist, sodass gar kein Platz bleibt für noch etwas. Gerade in Zeiten starker Belastung fallen die ausgleichenden Aktivitäten nach und nach weg. Und auf den Lebenswegen erwachsener Menschen bleiben diejenigen Bedürfnisse, die als kindlich oder der Jugend zugehörig gelten, oft auf der Strecke liegen. Und dann fehlen sie.

Weshalb es dennoch leicht ist, das Fehlende, wenn man es erst einmal gefunden hat, hinzuzufügen, liegt daran, dass es sich dabei um ein Grundbedürfnis handelt, mehr noch, um ein (Über-)Lebensprinzip. Irgendetwas in uns verlangt nach Ausgleich – die Psyche, das Unbewusste, wie immer man es nennen mag. Der Körper signalisiert den Mangel über das Symptom (in wessen Auftrag auch immer), und wenn wir ihm (oder uns) geben, was wir brauchen, wird er wieder schweigen und uns in Ruhe leben lassen. Ist der Mensch gesund, schweigt der Körper. Wenn wir darauf achten, so empfinden wir so etwas wie ungestörtes Wohlbefinden. Ebenso kann man auch in sozialen Beziehungen beieinander sein, miteinander plaudern oder ungestört und friedlich schweigen.
An dieser Stelle möchte ich einen Exkurs einschieben, in dem ich das bisherige Vorgehen, nämlich *vor allem anderen* danach zu fragen: »Was brauchst Du?«, begründen will. Ich will nämlich ein einfaches Schema entwerfen, das man auf alle Systemebenen von Lebewesen anwenden kann, auf die körperliche wie die psychische und die soziale Ebene und das mir für die Therapie psychosomatischer Störungen sehr tauglich erscheint.
Jedes Lebewesen, vom einfachsten bis zum hochkomplexen, muss, als notwendige Bedingung seines Überlebens, mindestens zwei Fähigkeiten haben: Als erstes muss es *unterscheiden* können zwischen dem, was es brauchen kann, und dem, was ihm schadet oder was unbrauchbar bzw. nutzlos ist. Das ist eine *Erkenntnisfunktion*, die etwas mit Wahrnehmen und Urteilen zu tun hat, und vielleicht verwundert es manchen, dass auch Einzeller mit einer solchen Funktion ausgestattet sind. Auch einzelne Körperzellen sind lebende Systeme, die sich selbst funktionsfähig erhalten und erkennen können, was ihnen dienlich ist und was nicht.
Beim Immunsystem ist uns dieses Denken sehr vertraut. Es unterscheidet zwischen Freund und Feind. Das Nervensystem hat diese Fähigkeit ebenfalls. Die älteren Hirnteile, in denen sich auch das vegetative Nervensystem befindet, entscheiden eher instinktiv, intuitiv, assoziativ, während der Neokortex die Realität und Normen jeglicher Art internalisiert hat und uns sagt, was logisch, gut und richtig ist. (Manchmal versteigt er sich und will uns weismachen, er wüsste, was wahr ist. Aber da hört man am besten nicht

hin.) Die beiden sind oft uneinig und streiten sich. In Entscheidungssituationen will der »Bauch« oft nicht so wie der »Kopf« und dieser macht jenem klar, was vernünftig ist. Das Unterscheiden ist deshalb in vielen Fällen nicht ganz einfach, weil vieles zwei oder mehrere Seiten hat, die sich widersprechen.

In den folgenden Kapiteln wird uns vor allem das intuitive Unterscheidenkönnen interessieren, die innere Stimme, die sagt: *»Dies kann ich brauchen – jenes passt mir nicht.«* Intuition ist ein Wissen, das keine Begründung braucht. Sie ist bei unseren Patienten nicht gut ausgeprägt.

Die zweite lebenswichtige Funktion ist eine *Handlungskompetenz*, nämlich das, was man brauchen kann, aufzunehmen und zu inkorporieren und das, was schadet oder nutzlos ist, liegen zu lassen. Diese Fähigkeit ist komplizierter, da das meiste, was einem begegnet, gemischter Natur ist. Da wir vieles an- und aufnehmen müssen, was einerseits lebensnotwendig oder zumindest nützlich ist, andererseits aber Komponenten hat, die schaden, muss es noch die Fähigkeit geben, das Unbrauchbare wieder loszuwerden, nämlich zu entgiften. Wenn man bedenkt, wie viele Entgiftungsorgane der Körper entwickelt hat: Leber, Nieren, Haut, Darm, Atmung etc., dann muss das eine besonders wichtige Aufgabe sein. Auch das psychische System muss aus dem gleichen Grund die Fähigkeit zum Entgiften haben.

Die originär menschliche Art der psychischen Verarbeitung von Ereignissen, die man nicht brauchen kann, ist das Sprechen und deshalb sind die meisten psychotherapeutischen Verfahren sprechende Verfahren. Genau betrachtet, richten sich viele psychotherapeutische Zielsetzungen auf die Aufarbeitung liegen gebliebener, nicht verarbeiteter Sachverhalte. Wenn z. B. ein weit zurückliegendes Trauma nicht verarbeitet werden konnte, da das Kind noch nicht die geistige Fähigkeit bzw. die Bewusstseinskapazität für seine Verarbeitung hatte. Oder wenn ein Ereignis zu traumatisch, d. h. nicht fassbar war und abgewehrt und verdrängt werden musste, so lebt es im geheimen Untergrund der Seele weiter und tritt möglicherweise eines Tages als störendes Symptom an die Bildfläche.

Was die psychosomatischen Störungen betrifft, so haben wir es mit einer solchen Dynamik zu tun, wenn wir die *Körper-*

gedächtnissymptome ansehen. Hier hat eine Traumatisierung stattgefunden, es ist also etwas passiert, was das System nicht nur nicht brauchen, sondern was es nicht verkraften konnte. Bei diesen Störungen hat man Glück, wenn das Aufdecken der Traumatisierung etwas zum Guten hin bewirkt. Vielleicht ängstigt es nicht mehr so sehr, wenn man weiß, woher es kommt, wenn man seinen Ursprung versteht. Das ist ein ureigenes menschliches Bedürfnis und manchmal kann man in der Therapie nicht umhin, ihm nachzukommen. Man erklärt also: wie-es-möglich-war-dass. Oder: wie-es-dazu-kommen-konnte. Danach kann man die Schlüsselfrage umformulieren: »Was hat damals gefehlt? Was hättest du damals gebraucht?«

Diese Dynamik, dass sich das psychische oder das vegetative System spontan an ein Trauma erinnert und es re- inszeniert, liegt allerdings den meisten psychosomatischen Störungen, die wir sehen, *nicht* zugrunde. Bei der Mehrzahl handelt es sich um Störungen der Wahrnehmung und Unterscheidung, also um Störungen der *Erkenntnisfunktionen* und um Inkorporationsstörungen, also um schlecht ausgebildete *Handlungskompetenzen*. Da das Unterscheidenkönnen dem Handeln zeitlich vorausgeht und für dieses eine Voraussetzung bildet, ist es in der Therapie vordringlich, die Dinge der Welt unterscheiden zu lernen nach den Kriterien: relevant – irrelevant, nützlich – schädlich, Freund – Feind.

Viele Menschen haben ausreichend gut gelernt, die Feindkategorie zu beachten, also zu wissen, wovor man sich in Acht nehmen muss. Dieses nicht zu wissen, ist unter Umständen lebensgefährlich. Auch die Fähigkeit, sich mit mehr oder weniger gefährlichen Feinden oder schädlichen Einflüssen auseinanderzusetzen, wird weithin geschätzt und anerkannt. Denjenigen, der das kann, nennt man einen guten Problemlöser. Die Umwelt ist jedoch nicht nur unheilvoll, gefährlich und voller Risikofaktoren, sondern sie enthält auch Ressourcen. Jedoch scheint die Fähigkeit, Ressourcen zu identifizieren, also Brauchbares zu erkennen, zumindest bei psychosomatisch belasteten Menschen nicht sonderlich gut ausgeprägt oder anders gesagt: Die Wahrnehmungsorientierung auf das Brauchbare hin sollte bei ihnen besser ausgebildet werden.

Es gibt natürlich viele vernünftige Gründe, warum jemand nicht lernen konnte zu merken, was er braucht, und es sich zu nehmen. Es gilt als egoistisch und unmoralisch, und das zu Recht, wenn es einseitig daherkommt. Allerdings ist es genauso unmoralisch, nur zu merken, was die anderen brauchen, wenn der Altruismus einseitig daherkommt.

Einer der häufigsten Gründe, nicht wahrzunehmen, was man selbst braucht, liegt darin, dass von Gesellschaften *generell* definiert wird, was für *den Menschen* gut ist und was er braucht, um groß, stark, gesund, erfolgreich, beliebt usw. zu werden. Viele dieser Vorstellungen finden Menschen für sich persönlich eigentlich nicht so ganz passend – haben dann aber doch irgendwie den Eindruck, dass sie selbst vielleicht nicht ganz richtig sind. Besonders wenn die Wissenschaft etwas darüber aussagt, was *der* Mensch braucht, glauben viele, dass man sich danach richten sollte, zumindest kann es ja nicht schaden, da es wissenschaftlich erwiesen ist – und kaufen sich ein Buch über *richtige* Ernährung.

Ich selbst habe kürzlich an einer Bevölkerungsstudie über den Zusammenhang zwischen Krebs und Ernährung teilgenommen, weil ich dazu aufgefordert wurde. Einem solchen Aufruf kann sich ein verantwortungsbewusster Mensch nicht entziehen, zumal ich mich als eine der letzten fleischfressenden Akademikerinnen Deutschlands aus statistischen Gründen geradezu verpflichtet fühlte. Ich hatte das Glück, einem Interviewer zugeteilt zu werden, mit dem ich meine Abneigung gegen jede Art von Schwarz- und Graubrot teilen konnte – er war Franzose. Wir hatten dann eine schöne Diskussion über gutes Essen und waren uns einig darüber, dass es nicht so schlimm ist, dass wir beide nicht so ganz schlank sind.

Damit will ich sagen, dass das, was für die meisten Leute gut ist, für den Einzelnen möglicherweise gar nichts taugt, dass es vielleicht sogar schadet, wenn er oder sie sich daran orientiert. Das würde heißen: Jeder muss lernen, was ihm persönlich bekommt, was er für sich brauchen kann. Ich glaube, es leuchtet unmittelbar ein, dass einem solchen Lernprozess im Laufe der individuellen Entwicklung viele Hindernisse im Wege stehen, zumal die erste Sozialisationsphase, die bis zur Volljährigkeit dauert, hauptsächlich auf soziale Anpassung hin orientiert ist.

Ein zweites grundlegendes Problem in diesem Zusammenhang ist ebenso tiefgreifend und lässt sich in dem Satz ausdrücken: *Wenn du etwas als gut und richtig erkannt hast, so tu es!* Man kann zur Zeit viel lernen, z.B. über die richtige Körperhaltung beim Bücken, beim Heben und Sitzen. Ich sehe in meinen Gruppen ziemlich schnell, wer eine Rückenschule besucht hat. Wenn ich in einer Gruppe unterrichte, sitze ich auch in einer aktiven Aufrechthaltung. Aber ich sitze nicht still und *nicht dauernd* so. Die Aufforderung an Schulkinder: »Sitz aufrecht!« ist völlig überholt. Es müsste heißen: »Sitz aufrecht und lümmle dich!« – und zwar abwechselnd!

Dies ist ein Grundprinzip der therapeutischen Arbeit mit Menschen, die eine psychosomatische Störung entwickelt haben, bzw. das Grundprinzip geglückten Umgangs mit sich selbst: »Tu das, was für dich persönlich gut ist, also was du als individuell brauchbar und passend erkannt hast – und tue auch manchmal das Gegenteil. Also tue beides«!

Es zeigt sich nämlich, dass es der Wechsel ist, den man gut brauchen kann, und die Kunst besteht darin, zu merken, *wann* man wechseln sollte. Wenn ich oben sagte, dass es sich bei den psychosomatischen Störungen um Rhythmusstörungen handelt, so will ich an dieser Stelle noch einmal darauf zurückkommen. Rhythmus hat immer mit Wechsel zu tun, Rhythmus ist geordneter Wechsel. Wenn also jemand unterscheiden gelernt hat, »dies kann ich brauchen, jenes kann ich nicht brauchen«, dann wird er auch bald merken, »mal kann ich dies brauchen und mal das«. Kein Körper käme übrigens auf die Idee, zu sagen: »Einzuatmen tut mir gut, also atme ich nur noch ein.« Aber Menschen kommen auf solche Ideen: »Erfolgreich sein tut mir gut, dafür muss ich viel arbeiten und das tue ich!« So als wäre das Ausruhen nicht ebenso wichtig. Dabei bedingt eines das andere.

Zum Schluß komme ich noch einmal auf die im 4. Kapitel unter der Überschrift *Körpergedächtnis* dargestellten Fälle von früheren Traumatisierungen zurück. Auch hier kann die Frage: »Was brauchst du, damit es verheilt?«, oder »Was hättest du damals gebraucht?« verwendet werden.

Bei den beiden Frauen, der Unfallpatientin und der Dunkelheits-

phobikerin, war es einfach, das Trauma zu benennen und wiederzubeleben. Der Kopf verstand, wie es dazu kam, dass der Körper so sehr erschrak – aber den Körper davon zu überzeugen, dass er sich wieder geborgen fühlen kann, auch wenn eine Situation sich ähnlich anfühlt, das ist ein Weg, der viel Geduld und liebevolle Überzeugungsarbeit gegenüber dem Körper verlangt.
Die junge Frau, die den Autounfall überlebt hatte, nahm sich danach mehrmals täglich Zeit, ihren Körper zu entspannen und ihn an den Gedanken zu gewöhnen, dass Autofahren Spaß machen kann, wo man überall hinfahren könnte, wie sich das Fahren anfühlt, wenn man langsam oder schnell fährt, und wie man sich dabei die schönsten Landschaften anschauen kann.
Über die alte Dame mit der Dunkelheitsangst kann ich nichts weiter sagen, da ich sie nicht therapeutisch betreut habe. Jedoch wären in ihrem Leben sicherlich schöne nächtliche Begebenheiten aufzufinden gewesen, die man hätte einblenden können, um ihren Körper davon zu überzeugen, dass nicht jede Dunkelheit gefährlich ist. Wie man aber weiß, sind gerade die Erlebnisse, die nahe am Tode vorbeiführen, allein durch schöne Bilder nicht zu heilen. Bei solchen Traumata ist das Vertrautwerden mit der eigenen Sterblichkeit ein viel wichtigerer Teil der Entwicklung.
Als Beispiel für eine andere Art der Traumatisierung, die ins Kindesalter zurückreicht, ist mir ein 43- jähriger Mann in Erinnerung, der wegen häufigen Schwitzens zu einem Beratungsgespräch kam. Er berichtete, dass er schon viele Jahre unter heftigen Schwitzattacken leide, die ihn völlig unvermittelt überfielen. Er konnte keine Situation nennen, in der dieses Schwitzen stets kam, und keine Bedingung, unter der es zuverlässig wegblieb. So trug er ständig eine Tüte mit Ersatzkleidung bei sich. Denn das Schwitzen kam so schnell und heftig, dass er binnen Sekunden völlig durchnässt war. Ich habe leider die Neigung, einen Körper, der so etwas zustande bringt, mit unverhohlener Bewunderung zu betrachten. Dummerweise sagte ich auch noch, ich fände das eine ungeheure Leistung!
Der Mann nahm mir das ein bisschen übel, aber ich versicherte ihm, dass es mir für ihn persönlich schon sehr leid täte und dass ich verstehen könne, dass er das Übel loswerden wollte. Ich ver-

stünde nur nicht ganz, wieso er erst jetzt psychotherapeutische Hilfe suche, da er das Problem doch schon seit vielen Jahren habe. Er sagte, dass er natürlich bei etlichen Ärzten gewesen sei. Er habe Beruhigungsmittel und Beta-Blocker bekommen, auch einmal eine Serie Akupunktur. Alles habe kurzfristig ein wenig geholfen, danach sei es eher noch schlimmer geworden. Jetzt habe er seine Vorbehalte gegen Psychotherapie überwunden und wolle es mal hier versuchen, denn sein Sohn, der gerade den Führerschein mache, fange nun mit der gleichen Schwitzerei an und das beunruhige ihn sehr. Ich fragte ihn, wann es denn bei ihm angefangen habe? »Das war, als mich meine Eltern haben operieren lassen. Da war ich 8.« Es stellte sich heraus, dass es sich um eine (einfache) Operation am Genital gehandelt hatte. Das Problem bestand darin, dass die Eltern ihm nichts erklärt hatten, nicht mit ihm gesprochen hatten, sie hatten ihn einfach *operieren lassen*. Von da an dachte der Knabe, etwas an ihm sei nicht normal. Er versteckte sich vor den Schulkameraden nach dem Sport beim Duschen und beim Umziehen und wusste dabei lange Zeit nicht, was mit ihm nicht in Ordnung war. Damals begannen die Schwitzanfälle. Was er aber nicht verstehen konnte, waren das Anhalten und die Verschlimmerung der Symptomatik über die Jahre hinweg, nachdem schon längst geklärt war, wie sie entstanden war, nachdem schon längst die Eltern beschuldigt und angemessen beschimpft worden waren, nachdem es sich sowohl in der Sexualität als auch durch die Geburt von zwei Kindern als offensichtlich erwiesen hatte, *dass alles normal und in Ordnung* war. Ich fragte ihn, was für ein Verhältnis er zu seinem Körper habe. Er sagte: »Ein gutes! Er hat mich eigentlich nie im Stich gelassen, ich habe immer eine Menge von ihm gefordert, habe Leistungssport getrieben, auch wettkampfmäßig, da kann ich mich nicht beklagen. Nur das Schwitzen eben.«
Ich fragte ihn, ob er seinen Körper denn leiden könne, ob er gut mit ihm umgehe, ob sein Körper von ihm dasselbe sagen würde, was er eben über seinen Körper gesagt habe. Da stutzte er: »Nein, das bestimmt nicht!«
Ich erklärte ihm, dass sich sein Körper damals sehr im Stich gelassen gefühlt habe und ob er das denn seither, gewissermaßen stellvertretend für seine Eltern, wieder gutgemacht hätte? Ob sein

Körper vielleicht immer noch befürchten müsse, so was könnte durchaus mal wieder passieren?
Er sagte: »Ja, das könnte schon sein. Ich überfordere mich schon öfter mal. Mein Sohn übrigens auch. Besonders im Sport.«
»Und da wird Ihr Körper nicht gefragt, ob er will?»
»Natürlich nicht!« Wer kommt denn auch auf so eine Idee? Ich persönlich glaube nicht, dass der Körper von Reinhold Messner ihn in solche Höhen und so kalte Gegenden begleiten würde, wenn der ihn nicht auch einmal nach seiner Meinung fragen würde!
Ich fragte ihn, was er denn denke, was sein Körper damals gebraucht hätte, um mit dieser Operation fertig zu werden.
Er: »Die Operation als solche war eigentlich nicht das Schlimmste, glaube ich. Man hätte mir was erklären sollen. Das hätte ich gebraucht!« Nebenbei bemerkt: Der Körper hört ja immer mit, dafür hat er Ohren. Und wahrscheinlich hätte auch ihn eine Erklärung beruhigt.
Bei zurückliegenden Traumata ist die wichtigste Frage: *Was hättest du damals gebraucht? Was hätte dir geholfen?* Und da darf der Therapeut ruhig auch kreativ werden, denn hier helfen Bilder am besten (die den Kopf nicht unbedingt überzeugen müssen).
Ein schönes Beispiel in diesem Zusammenhang erzählt John Kotre in seinem Buch *Weiße Handschuhe. Wie das Gedächtnis Lebensgeschichten schreibt.* Die Geschichte stammt von Matthew Linn und seinen Kollegen und handelt von Sue, die im Alter von 18 Jahren mit der Diagnose *paranoid schizophren* in eine psychiatrische Klinik eingewiesen wurde. Dreißig Jahre später erinnerte sie sich während einer Therapiesitzung, wie sie als dreijähriges Kind auf einem Krankenhausflur saß, während die Ärzte sich verzweifelt um ihren Vater im Behandlungsraum nebenan bemühten. Kurz darauf kam ihre Mutter aus dem Raum gerannt und zerrte Sue den Korridor entlang. Sue sagte: »Ich will meinem Daddy ›Auf Wiedersehen‹ sagen.« Ihre Mutter schlug sie und schrie: »Du wirst deinen Daddy nie wiedersehen. Er ist tot. Wenn ich dich jemals wegen ihm weinen sehe oder über ihn sprechen höre, bekommst du Schläge.« Kurz nachdem Sue mit einer christlichen Therapeutin namens Judith zu arbeiten begonnen hatte, stellten

sich diese Erinnerungen wieder ein. Daraus entwickelte sich ein Dialog, der bei Kotre (1996, S. 92) nachzulesen ist und folgenden Inhalt hat:

Die Therapeutin führt Sue an den Ort und die Zeit des Geschehnisses zurück, sodass sie sich 3-jährig auf dem Krankenhauskorridor wiederfindet. Sie fragt: »Nun schau mal, ob du Jesus den Korridor entlangkommen siehst?« Nach etwa einer Minute sagte Sue: »Ja, er kommt den Gang entlang.« Danach lässt die Therapeutin Sue eine ganze Weile mit Jesus zusammensein. Hinterher erzählt Sue, was geschehen war: Jesus, dem keine Tür verschlossen ist, hatte sie zu ihrem Vater hineingeführt, wo sie bei ihm sein, ihm alles sagen und sich von ihm verabschieden konnte. »Mach's gut. Ich werde dich wiedersehen.« Danach trug Jesus sie aus dem Raum hinaus.

Kotre kommentiert: Die Frau wusste noch immer, was sich in der Vergangenheit abgespielt hatte, doch für sie war Jesus jetzt Teil dieser Erinnerung. Dem Bericht zufolge war die anschließende Transformation so gewaltig, dass die Frau die Klinik verlassen konnte. Wenn man Sue gefragt hätte, was sie zu diesem traumatischen Zeitpunkt ihres Lebens am dringendsten gebraucht, sich am meisten gewünscht hätte, so hätte sie vielleicht genau dies gefunden. Die Hilflosigkeit gegenüber der so mächtigen Krankenhausstruktur und der selbst so hilflosen, aber für Sue so mächtigen Mutter ist aber nur durch ein noch mächtigeres Bezugssystem aufzuheben, und so ist Jesus, von dem man weiß, dass ihm nichts unmöglich ist, ein guter Helfer. Jesus war das Angebot dieser Therapeutin – ein mächtiger Chefarzt oder eine gute Tante, falls eine solche in der Biographie zu finden ist, wären auch dienlich gewesen. Alles andere hat Sue selbst erfunden. Denn nur sie weiß, was sie damals so nötig gebraucht hätte.

Im nächsten Kapitel werden wir uns mit dem Wünschen befassen. Es ist nämlich nicht ohne weiteres zu erwarten, dass Patienten leicht herausfinden können, was sie brauchen. Das Wünschen liegt noch einmal in einer anderen Dimension, die an das, was jemand *wirklich* braucht, näher heranreicht. Auf der Wunsch- und Sehnsuchtsebene findet man auch leichter symbolische Schlüssel.

7. Wünschen lernen

In jener Zeit, als das Wünschen noch geholfen hat – da waren wir Kinder. Später, als wir erwachsen wurden, dachten wir, dass es nun an der Zeit wäre zu handeln und sich die Wünsche zu erfüllen. Kinder müssen sich auf das Wünschen beschränken, weil sie noch zu klein und zu schwach sind, um sich die Dinge, die sie haben wollen, selbst herbeizuschaffen, und weil sie noch nicht zwischen realistischen und phantastischen Wünschen unterscheiden können. Wir Erwachsenen können das und deshalb wünschen wir uns nur, was im Bereich des Möglichen und Erreichbaren liegt. Und wenn wir Lust haben, erfüllen wir uns diesen oder jenen Wunsch.

In der Sprachphilosophie gibt es die Kennzeichnung *Kategorienfehler* für einen Sachverhalt, für den die falsche Begriffskategorie verwendet wird. Und hier haben wir es mit einem Kategorienfehler zu tun: Ein Wunsch, den man sich erfüllen kann, ist eigentlich kein Wunsch, sondern ein Plan. Wünsche nämlich gehen in Erfüllung oder auch nicht. Das ist eine ähnliche Unschärfe wie bei dem Begriff *Einfall*. Wenn ich sage: *Da lasse ich mir etwas einfallen*, meine ich eigentlich, dass ich darauf warten und vertrauen werde, dass mir etwas einfällt. Ein Einfall kommt unter günstigen Bedingungen oder auch nicht. Man kann natürlich insofern ein wenig nachhelfen, als man die Bedingungen günstig gestaltet.

Genauso ist es mit den Wünschen. Als ich noch ein kleines Mädchen war, sagte meine Großmutter zu mir: *Wenn du dir etwas wünschst, so darfst du niemals darüber sprechen – aber du musst jeden Tag fest daran denken.*

Was soll das nützen? Heute stelle ich mir das so vor: In der Welt draußen schwirren jede Menge Zufälle herum, die gern etwas zu tun hätten. Ich frage Sie nun: Woher soll so ein Zufall wissen, ob Sie ihn brauchen können, wenn er Sie gerade zufällig auf der Straße trifft? Falls Sie sich wieder einmal sagen hören: *So ein dummer Zufall!*, so bedenken Sie, dass der vielleicht gern seinen Platz einem schlaueren Kollegen überlassen hätte, falls klar gewesen wäre, was Sie sich wünschen und was nicht. Wenn nämlich ein Zufall und ein Wunsch einander begegnen, so können sie erkennen, ob sie zueinander passen. Falls nicht, können sie sich leicht aus dem Wege gehen, wenn ja, tun sie sich vielleicht zusammen, was die Menschen dann gern eine Fügung nennen. Sie sagen dann: *Das kann doch kein Zufall gewesen sein!* Lassen Sie das den Zufall lieber nicht hören, er könnte gekränkt sein und Sie fortan meiden. Sagen Sie lieber: *Was für ein guter Zufall das doch war!* Das hören die Zufälle gern.

Ein wichtiger Bestandteil lösungsorientierter Therapien ist meines Erachtens die Wiederbelebung der Wunschfähigkeit, d.h. die Wünsche aus ihrer scheintoten Vergessenheit hervorzulocken. Mir scheint, dass die ausschließliche Orientierung auf die konkrete Realität eine Unausgewogenheit bedeutet, die Menschen krank machen kann. Der Satz »Glück kann man nicht kaufen« mag richtig sein. Es handelt sich da weniger um Geld als um die Frage der Kontrolle. Auch mit dem Glück ist es wie mit dem Zufall, es kommt und geht, wie es ihm beliebt, und es ist gut, wenn man merkt, ob es sich gerade mal wieder in der Nähe aufhält.

Wie die Wünsche mit den Zufällen, so haben Glück und Sehnsucht etwas miteinander zu tun, sie suchen einander und erkennen sich, wenn sie sich begegnen. Deshalb gilt für die Psychotherapie vielleicht nicht so sehr die Zielrichtung, Verhalten zu lehren bzw. zu ändern, als vielmehr Entwicklungshilfe für die inneren Bedürfnisse zu geben. Ein schönes Beispiel ist das folgende Bild, dessen Herkunft ich nicht kenne, das aber auf Saint-Exupéry zurückgehen soll.

Wenn du jemanden lehren willst, ein Schiff zu bauen, so gib ihm die Sehnsucht nach dem endlosen Meer. Erzähle ihm von den Winden, die das Meer bewegen, manchmal leise und weich, manchmal stürmisch. Erzähle ihm vom Brausen der Wellen, vom Geruch des Tangs und vom Geschrei der Möwen. Und erzähle ihm von den Bewohnern des Meeres, wie sie in Schwärmen dahinziehen oder weit unten in der Dämmerung der großen Tiefen ihr Geheimnis für sich behalten. Und wenn dieser Mensch eine Sehnsucht für das Meer in sich entdeckt, dann hast du deinen Dienst getan und brauchst dich um weiter nichts zu kümmern: Denn er wird sich ein Schiff bauen, und dazu braucht er dich nicht. Vielleicht kauft er sich aber lieber eine Angel, oder einen Tauchanzug – wer weiß?

Wenn er aber mit dem Meer nichts im Sinn hat, dann wird er sich von deiner Geschichte nicht angesprochen fühlen. Er wird dir sagen: ich mache mir nichts aus dem Wasser – aber ich habe mir immer schon einen Garten gewünscht. Und dann erzähle ihm etwas von der Erde und den Pflanzen, von den Bäumen und deren Bewohnern und den Tieren, die unter der Erde leben. Wozu sollte dieser Mensch lernen, ein Schiff zu bauen? Er wird sich vermutlich einen Spaten besorgen oder einen Liegestuhl.

Wenn wir weiter oben davon ausgegangen waren, dass eine Aufgabe der Psychotherapie darin besteht, das Unterscheidenkönnen zu fördern, so ist das Wünschenlernen nur eine Variante davon – wie mir scheint eine nicht unwichtige. Therapeuten, die ihren Patienten das Beste oder zumindest *alles Gute* wünschen, neigen allerdings nicht selten dazu, sich für ihre Patienten etwas auszudenken. Es geht aber darum, die Wünsche der Patienten zu befördern, ohne sich einzumischen. Schon an dem Beispiel vom Schiffsbau sieht man, dass wir uns für unsere Patienten nichts ausdenken dürfen. Unsere guten Wünsche für sie müssen stark und, wenn es geht, liebevoll sein – aber völlig inhaltsleer.

Ich kenne eine junge Frau, die einmal im Verlauf einer früheren Psychotherapie ihren gesamten Jahresurlaub für eine Reise in die Toskana aufgespart hatte. Die Parole hieß: *lang* ausspannen an einem *schönen* Ort und es sich *gut* gehen lassen. Schon als sie dort ankam, an einem Ort, der zweifellos als schön bezeichnet werden musste, merkte sie, dass sie sich fremd fühlte und ziemlich verloren. Es war eindeutig nicht ihr Ort. Sie hatte keine Lust, etwas zu unternehmen, und nicht genug Kraft, um abzureisen. Sie hätte auch nicht gewusst wohin. »Es war der schrecklichste Urlaub meines Lebens!« Dabei hatte ihr Therapeut ihr so viel von der Toskana vorgeschwärmt! Dummerweise war sie nicht imstande, seinen Toskanaurlaub so richtig zu genießen, und als sie zurückkam, war er folgerichtig enttäuscht. So war dieser Urlaub gleich für zwei Leute ordentlich danebengegangen.

Oft machen Therapeuten in bester Absicht diesen Fehler, dass sie ihren Patienten etwas vorschlagen zu tun, was ihnen gut tue. Sie fragen: »Was haben Sie denn früher gern gemacht?« Das ist eine kluge Frage, wenn man den anschließenden Rat: »Dann gehen Sie doch mal wieder Tennis spielen«, weglassen würde. Denn entweder wird der Patient darauf mit Vorbehalten reagieren oder er tut es, weil er es als Verordnung begreift oder weil er einsieht, dass es ihm gut täte. Aber nach kurzer Zeit hört er wieder damit auf. Auch das ist enttäuschend für beide.

Aus der Psychiatrischen Klinik wurde mir von einem früheren Studenten, der mittlerweile dort Psychiater geworden war, ein Patient geschickt, den ich mir *einmal ansehen* sollte. Der Patient, ein 60- jähriger Mann, war wegen psychischer Apathie, was man auch als Depression bezeichnen kann, zur stationären Diagnostik dort hingegangen auf Anraten seiner Tochter, einer Neurologin.

Der behandelnde Arzt sagte mir, sie hätten so sehr versucht, den Patienten zu aktivieren, er würde auf alles ablehnend reagieren, nichts spreche ihn an, auch nicht die Dinge, die er sonst immer gern getan habe: kochen, den Garten pflegen, mit dem Hund spazieren gehen. Dabei habe er Zeit, sei ja berentet und könne eigentlich tun, was er wolle, wolle aber nichts.

Als der Mann bei mir ankam, schaute er freundlich und ratlos. Ich bat ihn, mir etwas von sich zu erzählen, und er berichtete aus seiner Vergangenheit: dass er ein geschätzter Kollege gewesen sei in einem Elektrobetrieb und auf Montage. Da sei es darauf angekommen, dass man gut zusammengearbeitet habe. Er sei viel unterwegs gewesen und da seien sein Garten und sein Hund zu Hause immer eine richtige Erholung gewesen. Seine Frau habe sich auch gefreut, ihn zwischendurch daheim zu haben, er habe dann öfter mal gekocht und sie hätte die Füße unter den Tisch gestreckt. Die Tochter sei ja schon lang aus dem Haus, ich wisse ja: Neurologin. Sehr stolz!

Aber als das dann mit den Rückenschmerzen anfing, wahrscheinlich überhoben und erkältet gleichzeitig, und dann Bandscheibenvorfall und Operation und Schmerzen, und dies über lange Zeit. Er habe viel mitgemacht und immer wieder versucht zu arbeiten. Es ging einfach nicht mehr. Nun sei er ja berentet. Dabei schaute er innerlich in die Ferne.

Ich fragte ihn, was er denn, wenn er zu Hause sei, am liebsten tue, wenn es überhaupt so etwas gäbe. Er sah mich an und sagte, als hätte er es schon oft gesagt und als wisse er es ganz genau: »Am liebsten sitze ich in meinem Sessel und schaue in meinen Garten.«
Und ich sagte: »Und denken an die alten Zeiten und was Sie dort zurückgelassen haben?«
»Ja«, sagt er, »ich hab so viel verloren. Aber ich denke gern daran.«
Und ich: »Erzählen Sie doch noch ein bisschen was davon.« Und er erzählte ein bisschen und sagte: »Und immer wenn ich da sitze, kommt meine Frau oder meine Tochter und sagt: Du darfst dich nicht so hängen lassen, mach doch was, tu doch was, sitz doch nicht immer nur herum, geh doch mal mit dem Hund raus.«
Und ich: »Dabei müssen Sie vielleicht einfach noch eine Weile dort sitzen und traurig sein?«
Und er: »Könnten Sie das bitte dem Doktor sagen und meiner Tochter! Ich rufe sie gleich an und sage ihr, sie soll mit Ihnen telefonieren.«
Es vergingen keine zehn Minuten, und ich hatte die Tochter am Telefon. Es nützte aber nichts, dass ich ihr zu erklären versuchte, was er sich wünschte, sie sagte nur immer wieder: »Aber man kann ihn doch nicht immer nur so dasitzen lassen.« Das stimmt: *immer* nicht, aber vielleicht noch eine ganze Weile und *wie lang*, das wird er selbst herausfinden.
Wenn wir eine Neigung haben, unsere Patienten zu beraten, so hängt das vielleicht damit zusammen, dass auch wir nicht sorgfältig genug zwischen Wünschen und Planen unterscheiden. Als ich kürzlich einen Patienten fragte: »Und was würden Sie sich für die Zukunft wünschen, wenn Sie sich was wünschen dürften?«, sagte er: »Ich habe schon lange einen Wunsch und den erfülle ich mir im Frühjahr: eine Reise nach Nepal.«
Ich sagte: »Mein Herr, Sie machen da einen Kategorienfehler: Sie sprachen gerade von einem Plan. Ein Plan ist etwas, was Sie selbst realisieren können. Ein Wunsch geht in Erfüllung oder auch nicht. Da haben Sie Ihre Finger nicht drin, sondern Ihr Herz, deshalb nennt man so was auch einen Herzenswunsch.« – »Ja«, sagt er,

»genau so was ist das auch mit dieser Reise, das ist ein alter Herzenswunsch von mir und jetzt geht er in Erfüllung. Jetzt hat sich nämlich eine Gelegenheit ergeben, damit hatte ich gar nicht mehr gerechnet.« Da sieht man, dass die Unterscheidung zwischen Plänen und Wünschen gar nicht so einfach ist. Man könnte vielleicht auch sagen: »Ein Wunsch enthält eine Idee, etwas Imaginäres, Nicht-Triviales.«

Wünsche verkleiden sich jedoch manchmal in ganz triviale Bilder und man muss ein wenig genauer hinschauen, um zu verstehen, was sie meinen. In einem Workshop über den Umgang mit psychosomatischen Störungen, der in einem Bergdorf in Österreich stattfand, war unter den workshopgewohnten Teilnehmern ein 32-jähriger Mann aus der Gegend, der sicher noch niemals an einer solchen Veranstaltung teilgenommen hatte. Seine Schwester hatte die Ankündigung gelesen und ihn hergeschickt. Er sprach starken Dialekt, wenn er überhaupt etwas sagte, schilderte aber sehr eindrucksvoll seine psychosomatischen Beschwerden, die ihn seit ungefähr einem Jahr quälten und arbeitsunfähig machten: Übelkeit, Enge in der Brust, starkes Schwitzen und Schüttelfrost im Wechsel und Drehschwindel, der es ihm unmöglich machte, an Maschinen zu arbeiten. Er war Schreiner in einer kleinen Möbelschreinerei.

Im Laufe des Tages machten wir eine Gruppenübung *Wünschen* verbunden mit einer Entspannungstrance. Als die Übung beendet war und alle aus der Entspannung wieder aufgetaucht waren, schauten viele Teilnehmer zu ihm hin und auch mir fiel auf, dass sich sein Gesicht verändert hatte. Er, der vorher eher zurückgezogen und starr gewirkt hatte, schaute wach und erfreut. So fragte ich ihn als ersten, was er denn gerade getan habe: Er sagte: *Ich bin Motorrad gefahren.* Draußen war sehr schönes Wetter und die Gegend erschien mir fürs Motorradfahren besonders geeignet und ich fragte ihn, ob er denn ein Motorrad habe? *Nein, habe er nicht.* Ob er einen Motorradführerschein habe? *Nein, habe er nicht.* Ob er denn Motorradfahren könne? *Nein, könne er nicht.* Ob er sich eines kaufen möchte? *Schon, das ginge aber nicht.* Ob es schön gewesen sei, so zu fahren? *Ja, sehr schön.* Was das denn für ein Gefühl gewesen sei, so durch die Gegend zu fahren? Er schaute und schaute und dann sagte dieser sehr einfache Mann: *Das war ein Gefühl von Freiheit.* Und er erzählte, dass er zu Hause bei seiner Mutter lebe und dass das Dorf so klein sei, und jeder jeden kenne, und man dürfe nicht so sein, wie man eigentlich sei und müsse immer darauf schauen, was die anderen denken …

Es wäre nicht gut, ihm zu sagen, dass er sich daraus befreien müsse, dass er sich Freiheiten erlauben könne und was einem da sonst noch einfallen mag, schließlich war er immerhin schon 32 Jahre alt. Aber worauf man sich verlassen kann, ist die Macht der Wünsche, wenn sie sich erst einmal haben entfalten dürfen. Denn dieses Gefühl von Freiheit hat er gespürt. Er hat gemerkt, dass da etwas Wichtiges ist, und hat gemerkt, wie es sich anfühlt. Und man kann sich darauf verlassen, dass er es haben will. Er wird sich Hilfe suchen müssen, er wird vielleicht darum kämpfen müssen. Aber der Wunsch wird ihn leiten. Das Gute an den Wünschen ist, dass sie manchmal in Erfüllung gehen. Wenn nicht, so hat man sich wenigstens etwas gewünscht. Man hat eine Phantasie, man hat etwas im Kopf und nicht unbedingt etwas Schlechtes. Und man erfährt etwas über sich selbst – auf einer anderen Ebene der Realität.

Auch das hat etwas mit Ausgewogenheit zu tun: Einer, der dauernd in den Träumen lebt, braucht ein Stück Außenwelt dazu. Einer, der sich immer in der konkreten Realität bewegt, braucht eine Portion Phantasie und Träume. Sonst verarmt er.

Wenn Sie die Wirkungen der konkreten Realität einmal ausprobieren wollen: Kaufen Sie sich eine Tageszeitung Ihrer Gegend und lesen Sie zum Frühstück, was in Ihrer näheren Umgebung alles passiert ist. Dann hören Sie noch die Morgennachrichten, denken ein wenig an das Ozonloch und das Aussterben der Wale. Dann gehen Sie zu Ihrer Arbeit, falls Sie Therapeut sind, reicht es, wenn Sie sich einmal einen Tag lang ausgiebig der Problemanalyse Ihrer Patienten widmen. Wenn Sie einen anderen Beruf haben, fassen Sie die Kollegin ins Auge, die Sie überhaupt nicht ausstehen können, vergessen Sie nicht Ihre zu bezahlenden Rechnungen und die Tatsache, dass es bis zum nächsten Urlaub noch sieben Monate dauert, fürchten Sie ein wenig, Ihre Stelle zu verlieren, es gibt nämlich viele Arbeitslose, und die können sich gar keinen Urlaub

leisten, und vergessen Sie Ihren Vermieter nicht, der auf Eigenbedarf aus ist, usw.
Letzthin habe ich einen Angestellten einer großen Firma beraten, der tatsächlich in einer sehr misslichen Lage war. Die Firma hatte ihn *ausgeguckt*, wie man hier zu sagen pflegt, weil sie Mitarbeiter entlassen musste, wusste aber nicht, wie sie ihn los werden sollte. Sein Chef, dem er eigentlich immer vertraut hatte (sie waren beide schon sehr lang bei dieser Firma angestellt), wollte sich selbst bei seinem eigenen Vorgesetzten beliebt machen und hatte diesem wohl zugesagt, er würde das Ding schon regeln. Dazu kam noch, dass der Chef des Klienten ihn wohl längere Zeit beobachtet und Aufzeichnungen über ihn angefertigt hatte, die ihm einige Versäumnisse nachwiesen, die er jedoch mit Hilfe des Personalrates zurückweisen konnte. Eine Abmahnung und Gehaltsreduktion waren dennoch die Folge. Der Mann musste jedoch auf seinem Posten ausharren: er hatte gebaut, sein Sohn studierte und er war 54 Jahre alt. Die Realität als solche war düster. Er konnte nicht mehr schlafen, hatte Kopfschmerzen, die Enttäuschung über seinen Chef, den er für einen Freund gehalten hatte, fraß ihn gewissermaßen auf.
Ich sagte ihm, dass ich der Meinung sei, dass Menschen zwei Beine hätten und deshalb auch zwei Orte bräuchten, an denen sie wohnten. Einen Ort für das reale Leben, das manchmal misslich sei, und einen Ort für die Träume und ich wüsste genau, dass jeder Mensch so einen Ort auch fände.
Er sagte: »Ja, das stimmt, ich habe schon seit langem den Wunsch« – der Leser wird es kaum glauben –, »irgendwo in Südfrankreich ein Haus zu haben« ... (hätten Sie das vermutet? Es könnte auch Italien sein oder Irland).
»Irgendein Fluss oder ein Wasser müsste da sein«, denn er stelle sich vor, den Fisch, den er morgens gefangen habe, mittags zu braten. Die Männer unter meinen Klienten braten den Fisch meist auf offenem Feuer. (Was die Frauen mit dem Fisch machen, den sie nicht fangen, weiß ich nicht so genau).
Ich sagte ihm, dass ich es nicht so schlau fände, damit zu warten, bis er in Pension sei, erstens stiegen die Preise, zweitens gäbe es dann vielleicht nichts Passendes mehr und außerdem sei es noch

zu lang hin. Was für eine Gegend denn in Frage käme? Er hatte eine Landkarte im Kopf, war auch schon mal da gewesen, hatte aber nichts Konkretes gemacht, war ja nur so ein Gedanke, nur ein Wunsch eben, seine Frau sei ja nicht so begeistert davon. Aber es bräuchte ja eigentlich nicht so was ganz Feudales sein, dann wäre es auch nicht so teuer und dann hätte seine Frau ja auch nicht so viel zu putzen, und wenn man noch daran herumbauen müsste, wäre das gar nicht so schlecht, dann wäre es vielleicht gerade fertig, wenn er nicht mehr zu arbeiten hätte. Man konnte richtig sehen, wie sich da ein Wunsch entfaltete – und ich hoffe, dass er das auch an seinem Schreibtisch hin und wieder tat. Solche Träume kann der Vorgesetzte nämlich nicht sehen, sie sind nicht als »Versäumnis« nachweisbar. Aber sie retten über die Runden.

Die Zweibeinigkeit ist ein gutes Symbol für Balance. Nur auf einem Bein zu stehen, bringt leicht aus dem Gleichgewicht.

In einem Seminar wünschte sich eine Teilnehmerin eine Kreuzfahrt auf dem Mittelmeer in einem großen weißen Schiff. Sie erzählte, davon habe sie schon als Kind geträumt, aber sie habe nie davon gesprochen, denn sie fände es selbst ziemlich kitschig. Nur müsse sie uns jetzt sagen, dass sie in die nächsten zwei Sitzungen nicht kommen könne, denn ihr Freund habe eine Kreuzfahrt im Mittelmeer gebucht und sie damit überrascht und sie freue sich riesig. Ein junger Mann aus der Gruppe bemerkte dazu, er fände es sehr gefährlich, wenn sich solche Wünsche realisierten, das wäre dann doch meistens eine riesige Enttäuschung. Und auf unsere fragenden Blicke hin erklärte er: »So ist es doch auch mit der Liebe, man hat so schöne Vorstellungen und real ist es dann ganz anders«, und als er das sagte, hatte er ein sehr trauriges Gesicht. Und das ist wahr: Wenn man die schönen Bilder nicht mit hineinnimmt in die Realität, dann ist sie vielleicht wirklich nur alltäglich und grau.

In alten Paarbeziehungen kann man das sehr gut sehen: Fragen Sie einmal in einem Paargespräch ganz unvermittelt, also gewissermaßen aus dem Hinterhalt, den Mann oder die Frau: »Sagen Sie mal, was hat Ihnen denn an *der da* so gefallen, als Sie sie kennen gelernt haben?«, und dann müssen Sie ganz scharf beobachten, ob bei dem Gefragten jener seltsame, ferne Glanz in den Augen erscheint, den das alte Bild des Partners hervorruft. Wenn dann auch der andere Partner so reagiert, dann können Sie beruhigt sein, dass da noch etwas ist, was die beiden verbindet. Was da passiert, ist eine partielle Altersregression mit Verliebtheitstrance. Wenn aber einer von den beiden gelangweilt zum Fenster hinausschaut und sagt: »Das hab' ich mich auch schon des öfteren gefragt!«, dann sollten Sie vielleicht aufgeben. Denn ohne die Bilder können wir nicht gut beieinander bleiben. Wenn Menschen älter werden, treten ihre Eigenheiten mehr und mehr hervor, falls der andere und wir selbst es zulassen, und indem wir eigenartig werden dürfen, haben wir eine gute Chance, miteinander alt zu werden. Aber das Verbindende sind die Bilder der Erinnerung durch die Zeiten des Zusammenlebens.

Das Wünschen kann man (wieder) lernen, zum Beispiel mit der sogenanten *Wunschtrance*. Das ist eine Gruppenübung, die so geht: Jeder Teilnehmer bekommt ein Blatt Papier und soll aufschreiben, wovon sie/er weiß, dass es ihr/ihm gut tut – in jede Zeile ein Stichwort, für Unaussprechliches drei X. Man muss nur selbst wissen, worum es sich handelt. Die Gruppe kann sich dabei austauschen, neugierig sein, was die anderen gern haben, und kreativ sein: Es dürfen Pläne, Wünsche, Bedürfnisse sein, und es kommt nicht darauf an, ob sie realisierbar sind.

Danach legt man die Blätter auf den *Boden* vor sich hin, schaut nach *unten* (das ist wichtig, weil der Kopf oben ist) und wählt dasjenige aus, was *gerade jetzt* oder *zur Zeit* das Beste wäre. Danach macht man eine kurze Entspannung (dazu mehr im 9. Kapitel) und leitet die Gruppe an, das zu imaginieren, was jeder/jede sich ausgewählt hat. Man kann vorher fragen, ob es eher etwas in Bewegung oder in Ruhe sein soll. Während der Wunsch sich in der Trance realisiert, und zwar in seiner besten Form, darf der Gruppenleiter nicht vergessen einzuflechten: »Und schauen Sie einfach, wie es weitergeht, wie es sich fortentwickelt und wo es Sie hinführt.« Ich könnte das *es* in diesen Sätzen auch großschreiben, aber beim Sprechen spielt das keine Rolle, *Es* muss auch nicht besonders betont werden.

Und siehe da: Einige, manchmal sogar ein Drittel der Teilnehmer, tun dabei etwas ganz anderes, als sie sich vorgenommen hatten.

Einer, der Rad fahren wollte, hat sich auf die Wiese gelegt und in den Himmel geschaut; eine wollte überhaupt nicht aus ihrem Körper heraus, sondern drin bleiben und sich mit ihm zusammen ausruhen; einer war eingeschlafen und war nach der Übung ausgeschlafen; eine wollte schwimmen gehen und fand sich beim Fallschirmspringen wieder (etwas, das sie noch nie getan hatte, sich aber wünschte). Genauer gesagt, es war einfach etwas anderes geschehen. Und alle fanden es gut.

Eine Teilnehmerin kam ganz enttäuscht und gleichzeitig erheitert aus dieser Übung zurück und sagte: »Stellt euch vor, ich hatte mir gewünscht, in Griechenland zu sein, auf einer bestimmten Insel, in einem bestimmten Restaurant am Meer, an einem bestimmten Tisch mit einem Glas Rotwein von der richtigen Sorte – alles war richtig. Nur – es hat geregnet!!« Daran sieht man, dass man bei seinen Wünschen vielleicht nicht allzu präzise sein sollte. Es sollte einem aber zu denken geben, dass man sich nicht einmal bei einer solchen Übung, wo man wirklich frei und lustvoll wählen darf, auf seinen Kopf verlassen kann. Es scheint in uns eine Instanz zu geben, die es besser weiß. Der Mensch denkt – wer lenkt?

Durch das Wünschen lassen sich auch *neue Räume* erschließen, auch solche, die man noch nie betreten hat. Es gab Zeiten, da die *fernen* Räume unbekannt waren. Reisende, die in fremde Länder zogen, durften erwarten, etwas Neues zu entdecken. Für die Astronomen gilt das heute noch. Aber es ist eine Sensation, wenn irgendwo auf der Erde eine bisher unbekannte Lebensform entdeckt wird. Das Unbekannte in der Ferne hat sich erledigt, seit wir in die Ferne sehen können, auch wenn wir zu Hause bleiben. Noch in den ersten Jahrzehnten unseres Jahrhunderts begann für viele Menschen, die in Dörfern lebten, die Fremde schon am Rande ihrer Gemarkung und es war ein Abenteuer, in die nächste Stadt zu gelangen. Heute beginnt nur noch für die Kinder die Fremde vor der Haustür, ihnen ist das Abenteuergefühl noch vertraut. Aber für uns Fernreisende hat sich nicht selten das Raumerleben umgedreht: die Nähe ist uns ferngerückt. Das Außen ist so übermächtig, dass wir für das Innen keinen Erfahrungssinn mehr haben.

Das Außen erfordert auch die Außenorientierung. So sind oft die Zugänge zu Lebensräumen, die nicht der Außenbewältigung dienen, nicht gut entwickelt. Während viele Patienten mit psychosomatischen Störungen eine selbsttätige, aktive Lebensführung gut beherrschen, sind sie mit den passiven Einstellungen, die sie zum Ausgleich ebenfalls pflegen sollten, oft gar nicht vertraut. Sie wissen zwar, dass sie zum Ausgleich für die vielen Aktivitäten und planvollen Tätigkeiten, die ihr Leben bestimmen, einen Ausgleich brauchen. Ich frage dann: Was ist das Gegenteil von *tun*? Sie sagen: *lassen*! Genau betrachtet, kann das nicht stimmen. Wenn man etwas, was man tun könnte, unterlässt, dann entsteht an dieser Stelle ein Vakuum, ein Loch in der Zeit. Mit irgendetwas muss man es füllen. Ich mache einen anderen Vorschlag: Das Gegenteil von tun ist *sein*. Vielleicht einfaches Da-sein. Und schauen, was ist und was kommen mag, und es sein lassen, wie es ist.

Aktive und planvolle Leute können meist mit der Haltung: *mal sehen, was kommt und wie es weitergeht*, wenig anfangen. Vielen meiner Kopfschmerzpatienten stellen sich die Nackenhaare auf, wenn ich frage, was sie von so einer Einstellung halten. Ich habe die Hypothese, dass diese Patienten eine so schlechte Beziehung zum Wetter haben, weil es so unzuverlässig ist, weil man es nicht planen kann. Es ist unberechenbar und das ist nicht auszuhalten!

Man kann es natürlich auch anders sehen: Das Wetter, und ganz besonders Wetterwechsel stellen eine zusätzliche Belastung dar, die bei nicht robusten Leuten das Fass zum Überlaufen bringt. Robuste Leute empfinden zwar auch manches Wetter als unangenehm oder sogar als belastend, bekommen schlechte Laune, werden müde, sind nicht sehr leistungsfähig, werden aber nicht krank.

Andererseits ist es im Sinne der Ausgewogenheit sehr nützlich, Gelassenheit gegenüber unbeeinflussbaren Geschehnissen, also dem, was einem widerfährt, zu entwickeln, d.h. sich die Räume zu erschließen, in denen das Unvorhersehbare wohnt. Solche Räume sind, von außen besehen, oft angstbesetzt. Man könnte auch sagen, dass vor der Tür ein großes Untier liegt, das einen daran hindert, diesen Raum zu betreten, und deshalb bleibt er oft für lange Zeit fest verschlossen.

Wie gelangt man hinein? Nicht mit Überzeugungsarbeit! Das versuchen viele Eltern, wenn ihre Kinder Angst haben. Sie sagen: »Das ist doch nicht so schlimm, da brauchst du keine Angst zu haben. Andere haben das auch geschafft.« Stattdessen wäre es besser zu überlegen, was das Kind eigentlich braucht, um sich zu trauen: vielleicht Mut? Mit Mut wird die Angst besiegt. Es nützt aber auch nichts zu sagen: sei mutig! Oder Selbstsicherheit? Man kann auch nicht sagen: sei selbstsicher! Es ist besser, eine Geschichte zu erzählen, in der das Kind den Mut *spüren* kann. Viele Märchen gehen so. Und in den Märchen schaffen es gerade die anderen eher nicht, nur der ganz kleine, der jüngste der Brüder, die kleinste der Schwestern schafft es, wenn sie sich ein Herz fasst und sich auf den Weg macht. Auch bei Erwachsenen ist es gut, Geschichten zu erzählen, zum Beispiel *Die Geschichte von dem Museum*, wenn es darum geht, einfach einmal irgendwo zu *sein*.

Die Geschichte von dem Museum

Wenn jemand eine Reise vorhat, dann kennt er meistens sein Reiseziel. Auch wenn man denkt, man müsse mal wieder verreisen, so überlegt man: »Wohin möchte ich denn gern? Nach Madagaskar? Nach Dortmund? An den Chiemsee?« Und man überlegt, wie man am besten hinkommt: »Mit dem Fahrrad, dem Zug, zu Wasser, in der Luft oder zu Fuß?« Bei Reisen in unbekannte Gegenden geht man ins Reisebüro und lässt sich beraten, wie man welches Ziel am günstigsten erreicht.

Für einen immer noch problemorientierten Therapeuten möchte ich hier anmerken, dass er sich an diesem Punkt sicher dagegen verwahren würde, wenn die Dame im Reisebüro ihn jetzt fragen würde, wo denn das Problem sei, wieso er denn woanders hin wolle, ob es denn hier nicht auch ganz nett wäre, oder, wieso er denn überhaupt so lang hiergeblieben sei, wo er doch schon längst wisse usw. und was ihn denn hier hielte und ob denn seine Mutter ihn festhalte oder wer denn sonst?

Man kann dann einen Reiseplan machen und je nachdem, wie man es gerne hätte, ist dieser Plan sehr detailliert oder befasst sich nur mit der Hin- und Rückreise, wobei viele Zeitlücken bleiben,

die ausgefüllt werden können. Die Menschen sind da sehr verschieden. Ich kenne einen Mann, der seine Fernreisen immer detailgetreu vorausplant und den Erfolg der Reise daran abliest, ob alles so eingetroffen ist, wie er es sich gedacht hatte. Bei einer Reise nach Afrika stand auf dem Plan: Am Donnerstag, 24. Juni, 17 Uhr: Zebras am Wasserloch fotografieren, 20.30 Uhr Stammestänze, 21.30 Uhr gebratene Schlangen zum Abendessen. Es traf auch alles genau ein und so war es gut.
Aber wie auch immer Sie gewohnt sind zu reisen, stellen Sie sich einmal vor, Sie seien gerade mal wieder unterwegs und hätten irgendwo Station gemacht, wo es schön ist. Vielleicht in einem kleinen Ort, im Norden oder im Süden, im Gebirge oder am Meer, jedenfalls in einer schönen Gegend in einem netten Hotel. Und während Sie gerade gemütlich frühstücken, fällt Ihnen etwas auf: Sie haben bis Mittag nichts geplant! Nun können Sie natürlich gleich den Reiseführer herausziehen und sich etwas vornehmen.
Sie können es aber auch sein lassen und einfach sagen: »Wie schön! Da geh ich einfach mal raus und schau mich um.« Und während Sie so daherschlendern und merken, dass das Wetter annehmbar ist und die Luft sehr schön, können Sie die Bäume betrachten und die Leute, die es alle eilig haben – Sie nicht! Und – was für ein Zufall – da sehen Sie doch ein Haus, auf dem steht Museum und es ist klein (denn die Zeit reicht nicht für ein großes) und geöffnet hat es auch (was zusätzlich ein seltenes Glück ist) und Sie sagen sich: »Sieh an, das wusste ich doch gar nicht, dass es hier ein Museum gibt. Das muss ich mir doch mal ansehen.« Und Sie gehen hinein und nun müssen Sie nur noch aufpassen, dass Sie nicht in eine Führung geraten: Schauen Sie einfach mal nach dem roten Pfeil und folgen Sie ihm. Der rote Pfeil hat den Vorzug, dass er sie nicht nur hinein- , sondern auch wieder hinausführt und deshalb brauchen Sie ab jetzt nicht mehr auf den Weg zu achten.
Und während Sie so gemächlich durch die Räume wandern und schauen, was es da zu betrachten gibt, könnte es sein, dass etwas geschieht, was in Museen öfter vorkommt: Sie merken, dass Sie vor einem Bild stehen geblieben sind. Und wenn ich Sie fragen würde, wie lang Sie da schon stehen und warum, wüssten Sie es wahrscheinlich nicht zu sagen. Sie würden sagen: Dumme Frage,

das Bild spricht mich eben irgendwie an. Und genau das ist passiert. Da hat doch irgendein Bild Sie angesprochen, Sie zum Stehenbleiben gebracht und fesselt Sie nun für eine geraume Zeit. Sie betrachten es und nehmen es in sich auf und dann wird das Bild Sie wieder entlassen und Sie gehen weiter und vielleicht begegnet Ihnen noch einmal ein Bild, oder eine Skulptur oder ein Gedanke. Und immer verweilen Sie ein wenig und dann entlässt es Sie wieder und dann ist irgendwo am Ende des Rundgangs das Museum zu Ende und Sie können sich wieder in Ihre geplante Reise einfädeln. Und auch von dieser werden Sie irgendwann wieder nach Hause kommen und irgendwem davon erzählen. Dann werden Sie vielleicht auch auf das unerwartete Museum stoßen und werden sagen: »Hast Du gewusst, dass es dort ein Museum gibt? Da hängt ein Bild …« und leider geraten Sie nun in eine etwas peinliche Lage, denn Sie haben vergessen nachzusehen, wie das Bild heißt und wer es gemalt hat und so fangen Sie an, das Bild zu beschreiben und hören damit wieder auf, weil Sie merken, dass es nicht geht, und sagen nur noch: »Das musst du dir unbedingt ansehen, das ist so schön!« Aber während der ganzen Zeit haben Sie wieder vor dem Bild gestanden und es betrachtet und hatten eine kleine Pause in Ihrem planvollen Leben.

Diese Geschichte eignet sich auch gut zur Vorbereitung der ersten Entspannungsübung (siehe 9. Kapitel). Solche trivialen Geschichten sind nach meinem Geschmack die besten, weil sie sich an die Erfahrung eines jeden Menschen mühelos andocken und diese Erfahrung von einer kleinen Pause im Zeitablauf ausgebaut werden kann. Mit dem reinen Da-Sein in der Zen-Meditation *anzufangen*, finde ich nicht zumutbar, auch dann nicht, wenn der Therapeut damit seine besten Erfahrungen gemacht hat, denn das ist für viele Patienten weit weg und erscheint schwer erreichbar.

Wenn es darum geht, unbekannte Räume aufzuschließen, muss der Therapeut eine Regel beachten: *Niemals vorausgehen*! Wenn ein Mensch zu einem anderen Menschen geht, dem er den Status des Therapeuten zuerkennt, so ist das, wie wenn er ihn (der Patient den Therapeuten, nicht umgekehrt!) in sein Haus einlädt. Er öffnet ihm die Haustür zur Diele, bittet ihn abzulegen – hier darf der Therapeut nicht sagen: »Ich behalte lieber meinen Mantel an,

d. h. von mir bekommen Sie nichts zu sehen« – und führt ihn in seinen Wohnraum. Es ist üblich, nicht vorauszueilen, sondern einen Schritt hinter dem Gastgeber zu bleiben. Es wäre unhöflich, sich ungeniert umzusehen und zu sagen: »Was Sie da an der Wand hängen haben, das gefällt Ihnen? Mir nicht! Ich könnte in so einer Umgebung nicht leben.« Das würde ja auch kein Therapeut tun. Aber auch zu sagen, dass die ganze Einrichtung ungesund und wahrscheinlich für die Probleme verantwortlich sei, ist nicht erlaubt. Man muss davon ausgehen, dass der Patient an dem Arrangement irgendwie beteiligt war oder ist.
Vielmehr muss der Therapeut warten, ob er etwas angeboten bekommt, und zeigen, dass es ihm zusagt. Das Schlafzimmer wird nur in den seltensten Fällen hergezeigt, nur, wenn man miteinander schon vertraut ist. Aber nach einiger Zeit könnte es geschehen, dass der Hausbesitzer seinem Besucher anvertraut, es gebe da einen Raum in seinem Haus, der ihm unheimlich sei und in den er sich alleine nicht hineinwagen würde. (Hin und wieder ist dieser Raum im Keller oder auf dem Dachboden, manchmal liegt er in der Vergangenheit, manchmal in der Zukunft.) Dann bietet es sich an, zuerst ein wenig über seine Vermutungen und Ängste zu plaudern, man kann aber auch gleich fragen, was er sich denn wünschen würde, was darin zum Vorschein käme? Wie er ihn wohl einrichten würde? Was man mit so einem Raum wohl anfangen kann? Ob es angenehmer wäre, einmal gemeinsam hineinzuschauen?
Wenn ja, steigt man über das Untier, das Angst heißt, hinweg, tut so, als läge es nicht da, öffnet die Tür und bleibt stehen. Einen Raum erschließen, heißt noch nicht, ihn zu betreten. Wenn die Tür geöffnet ist, kann man in aller Ruhe hineinschauen und, wenn man will, die Tür wieder zumachen. Man kann sich dann nämlich auch entscheiden, die Tür vollends abzuschließen und sich einen Raum an der anderen Seite des Hauses neu anzubauen, also in einer anderen Himmelsrichtung. Manchmal ist das so mit dem Kinderzimmer. Es ist gut zu wissen, dass es noch da ist, aber warum soll man darin wohnen, wenn es unbehaglich eingerichtet, zu klein, zu eng, zu muffig ist? Man kann wirklich aufatmen und sagen: »Wie gut, dass ich das nicht mehr benutzen muss. Ich habe ja

noch andere Räume, in denen ich mich frei bewegen kann, die hell und nach meinem Geschmack eingerichtet sind.«

Anders ist es mit den neuen, noch unerschlossenen Räumen, die in der Zukunft liegen. Eine 54- jährige Patientin mit Kopfschmerzen, die außerordentlich rational, planvoll und sorgfältig war – was in ihrem Beruf in der Grundlagenforschung sehr von Nutzen, ja unerlässlich war –, hatte in ihrem bisherigen Leben sehr schlechte Erfahrungen mit dem »Unvorhersehbaren« gemacht. Soweit sie sich erinnern konnte, hatte es ihr immer nur Leid und Tod beschert. Kein Wunder, dass sie die Tendenz hatte, alles fest in der Hand zu haben. Ich erzählte ihr ein wenig von den Zufällen und den Fügungen und dass das Schicksal manchmal auch gute Dinge bereithielte. Sie lächelte ironisch und war so höflich, mich nicht offen zu verspotten.

Ich hatte in Wahrheit aber nicht zu ihr gesprochen: Ich hatte ihr nämlich dabei nicht in die Augen gesehen, sondern etwas getan, was ich in solchen »Not«fällen manchmal tue, wenn ich mit meinem Gegenüber bei einem bestimmten Thema keinen Kontakt bekomme. Ich hatte mich einfach an das Unwillkürliche in ihr gewandt und während meiner Plaudereien bezüglich der Zufälle unhörbar darum gebeten, ihr doch etwas ungeplant Gutes zu schicken. Und siehe da, sie kam und erzählte mir, sie habe etwas geträumt und just das sei am übernächsten Tag geschehen und sie sei irgendwie vorbereitet gewesen und habe richtig reagieren können. »So was gibt's doch gar nicht! So ein Zufall!« Seltsamerweise geschah das Gleiche noch zweimal mit Bezug zu anderen Ereignissen, und das binnen drei Wochen. Ich sagte: »Wenn etwas dreimal geschieht, sollte man es zur Kenntnis nehmen.« Von da an konnten wir gut miteinander arbeiten.

Die oben beschriebene *Wunschtrance* ist eine *ungefährliche* Möglichkeit, sich in neue Räume und Gefilde führen zu lassen. Selbstverständlich kann man solche Tranceübungen auch benutzen, um sich die Schrecknisse seines vergangenen oder zukünftigen Lebens erneut, diesmal in entspanntem Zustand, zu betrachten. Dabei werden die negativen Emotionen mit der Zeit immer blasser und die Stresshormone, die dabei ausgeschüttet werden, immer weniger.

Man kann sich aber auch dafür entscheiden, die Räume mit angenehmen Ereignissen zu füllen, was auch dem Körper mehr zusagt. Es gibt nämlich auch »Glücks«hormone, die den Organismus stärken, und es ist an sich nicht einzusehen, wieso man ihm immer wieder, wenn auch abgeschwächt, Stresshormone antun sollte. Das erneute Durchleben und Durchleiden vergangener Kränkungen ist eben nicht der einzige Weg, sie zu verarbeiten. Man kann auch stolz darauf sein, dass man sie überstanden hat, man kann sich dafür auf die Schulter klopfen, dass man daraus etwas gelernt hat, und man kann mit diesen Kompetenzen in die Zukunft gehen. Und falls man nur Unrat in der Vergangenheit findet, so wäre es nach meiner Ansicht schon gar nicht zu rechtfertigen, Zeit damit zu verbringen, noch mal und wiederum darunter zu leiden, während man auch sagen könnte: »Das reicht! Heute ist der erste Tag eines besseren Lebens.« So wie für den Arzt gilt: *nil nocere*, so sollte auch der Psychotherapeut sehr darauf achten, das Leid in der Welt bzw. in den Seelen nicht zu vermehren.

Um noch einmal auf die neuen Räume zurückzukommen. Wenn sich ein Mensch anders als erwartet benimmt, wenn auch jemand, der diesen Menschen gut kennt, sagt: »Das würde der oder die nie tun!«, so sollte man zuerst einmal daran denken, dass er vielleicht einen neuen Raum betreten hat, bevor man ihn für verrückt erklärt (was natürlich manchmal nötig und zweckmäßig ist, um nicht selbst verrückt zu werden).

So erging es einer etwa 50jährigen Frau, die ihr ganzes bisheriges Leben sehr geordnet zugebracht hatte. Sie war Chemikerin in einem größeren Unternehmen, hatte dort einen verantwortungsvollen Posten, war angesehen und wohlgelitten und besuchte jeden Abend ihre Mutter, die wie sie selbst alleine lebte und über diese Besuche sehr erfreut war. Sie hatte etliche Freunde, wurde viel eingeladen und war mit sich selbst und ihrem Leben soweit zufrieden – außer, dass sie irgendwie nicht locker sein konnte. Locker sein ist ja etwas Erstrebenswertes und dass sie insgesamt, d. h. körperlich und psychisch, recht angespannt war, merkte sie selbst. Nackenverspannungen und Kopfschmerzen hatte sie ziemlich oft, auch Rückenschmerzen, denn sie musste viel sitzen. Ihre Geschichte erzählte sie mir, als schon *alles gelaufen* war:

»Ich war auf einem Geburtstag eingeladen und traf dort eine Freundin, die mir sagte: *Ich habe da einen phantastischen Joga-Lehrer gefunden. Das wäre auch was für dich.* Ich war erst unsicher, weil ich so was noch nie gemacht habe, aber ich dachte mir dann, es täte mir sicher gut. Ich kann nämlich ganz schlecht entspannen. Es sollte einen Wochenendkurs geben, wo auch meine Freundin hinging, und da habe ich mich ihr angeschlossen. Am Abend davor war ich unsicher, ob ich mit dem Auto hinfinden würde, der Kurs war in Landau und da kenne ich mich nicht so aus. Also habe ich den Kursleiter angerufen, bei dem hatte ich mich ja schon angemeldet und ihn gefragt, wie ich da hinkomme. Er hatte eine sehr angenehme, tiefe Stimme und hat es mir ganz genau erklärt, und als ich immer noch unsicher war, sagte er: *Setzen Sie sich morgen früh in Ihr Auto und fahren Sie einfach los und lassen es einfach laufen, und Sie können sicher sein, Sie werden hinfinden, wo Sie hinwollen.«* Sie sagte, sie sei dann ganz beruhigt gewesen und am nächsten Morgen einfach losgefahren. Am frühen Nachmittag war ihr Tank leer und sie stellte fest, dass sie den ganzen Vormittag offenbar in der Pfalz herumgefahren war. Sie war darüber nur geringfügig irritiert und fuhr einfach weiter. Das Wetter war schön, die Landschaft auch, und als ich sie fragte, wie sie sich dabei gefühlt habe, sagte sie: *Irgendwie ganz gut. Ich wollte gar nicht wieder aufhören. Und außerdem hatte das Seminar ja sowieso schon lang angefangen, da wollte ich dann auch nicht mehr hin.* Erst gegen Abend fuhr sie nach Hause und als sie ihre Wohnung betrat, packte sie eine fürchterliche Wut und sie fing an, das gute Familienporzellan (das ererbte) zu zerschlagen – mit Wucht! Just in diesen Ausbruch des Zorns hinein kam ihre Freundin, die sie bei dem Jogakurs vermisst hatte und in Sorge war. Hier sah sie nun ihre alte Freundin in einem sehr unerwarteten Zustand und rief in ihrer Not den ärztlichen Notdienst. Dieser, in Gestalt eines Arztes, dessen Fachgebiet ich lieber verschweigen will, diagnostizierte haarscharf Psychose plus Gefahr und verfügte die Einweisung in eine nahegelegene Psychiatrische Klinik. Dort verweilte die Frau etwas länger als drei Monate und leider fand sie danach nicht mehr in ihren Beruf zurück, nicht deshalb, weil es ihr schlecht ging, sondern weil sie das Zutrauen zu sich selbst verloren hatte. Sie erholte sich wohl ziemlich prompt, litt nur unter der dämpfenden Wirkung der üblichen Medikamente, konnte sich und anderen aber nicht schlüssig erklären, was an diesem Tag über sie gekommen war, dass sie sich so anders verhalten hatte. Sie war zutiefst verunsichert, traute sich selbst nicht mehr über den Weg und auch, als ich ihr ihre Geschichte noch einmal nacherzählte, sagte sie: *»ja, genau so war das!«*, aber sie hatte schreckliche Angst, diesen Raum, in dem man es einfach mal laufen lassen kann, noch einmal zu betreten. Da ich keinen weiteren therapeutischen Auftrag von ihr hatte, konnte ich nichts für sie tun. Dabei hätte man nur damals oder im Nachhinein, in aller Ruhe genau hinsehen müssen und vielleicht hätte sie Geschmack daran gefunden und sich mit einer kleineren Portion zufrieden gegeben. Und vielleicht hätte ja an jenem Abend schon jemandem auffallen können, dass es das *Familien*porzellan war, das sie da zerschmiss, und nicht ihr eigenes Alltagsgeschirr aus der Küche, obwohl es dort einen Steinboden gab, der sich sehr viel besser zum Geschirrzertrümmern geeignet hätte.

Dass lang Verdrängtes, Verschüttetes und Abgewehrtes irgendwann einmal unversehens hervorkommt, sich Bahn bricht und zeigt, kennt man sehr wohl. Dass das auch mit den noch ungelebten Teilen des eigenen Wesens geschehen kann, sollte man wohlwollend betrachten, auch wenn man sich selbst und anderen dabei fremdartig erscheinen mag.

8. Polaritäten und Balance

In den vorangehenden Kapiteln war immer wieder von der Suche nach *ausgleichenden* Lebensbereichen die Rede und es ist sicher aufgefallen, dass der hier vertretenen Therapieform psychosomatischer Störungen ein *Balance- bzw. Gleichgewichtsmodell* zugrunde liegt. Solche Vorstellungen von Gesundheit und Heilung findet man, auch ohne systemtheoretischen Hintergrund, schon in alten therapeutischen Ansätzen. Die klassische Diätetik zum Beispiel, die rät, auf die Ausgewogenheit der Lebensführung zu achten, also auf das rechte Maß an Arbeit und Muße, Pflichten und Spiel und die ebenfalls empfiehlt, die harmonisierenden Wirkungen der Musik und des Tanzes zu nützen, ist ein solcher Ansatz.
An die Stelle von Balance könnte man auch Begriffe wie Homöostase, Äquilibrium, Harmonie oder Ausgeglichenheit setzen.
Zur Zeit kann man in vielen Ratgebern, die sich mit der persönlichen Lebensführung befassen, Ratschläge hören wie etwa: Achten Sie auf Ihre innere Balance! Sorgen Sie für Ausgewogenheit! Verlieren Sie nicht Ihre Mitte! Wege zur Gelassenheit. Gesundheit als homöostatisches Gleichgewicht. Wo finden Sie Ihre Seelenruhe?
Bei den Patienten, um die es in diesem Buch geht, sind die Ausgleichsreaktionen, die aufgesucht und in die Waagschale geworfen werden sollten, fast immer solche von der *Selbst*-bezogenen Art (nicht zu verwechseln mit Ich-Bezogenheit im Sinne von Egoismus). Das liegt in der Natur der psychosomatischen Störung. Menschen, die solche Störungen entwickeln, orientieren ihre Aufmerksamkeit hauptsächlich auf die Welt da draußen und nehmen sich selbst und ihr eigenes Wohlbefinden wenig in den Blick.
Das heißt aber auch, dass auf der Waagschale, in der sich die Dinge befinden, die die konkrete Außenwelt (einschließlich des Nachdenkens über sie) betreffen, viel (zu viel) liegt, was diese Waagschale schwer macht. Das auf die Außenwelt gerichtete Leben dieser Menschen wird mit der Zeit beschwerlich und anstrengend, während ihre Innenwelt von ihnen kaum beachtet wird. Auch Therapeuten finden es oft schwer, mit diesen Klienten zu ar-

beiten – denken wir nur an diejenigen, die tagtäglich mit den schwerwiegenden Schmerzzuständen ihrer Patienten zu tun haben.

Die andere Seite der Waage sollte deshalb als erstes mit Leichtigkeit bestückt werden. Wie viel Leichtigkeit Sie als Therapeut brauchen, um die Schwere, die Ihre Patienten mitbringen, auszubalancieren, ist sicher eine interessante Frage. Wenn Patienten nach dem Gespräch sagen, *jetzt ist es mir schon leichter*, dann ist es recht. Aber die Schwere sollte nicht, gewissermaßen im Austausch, zu Ihnen hinübergewandert sein.

In den ersten Kapiteln hatten wir die Unausgewogenheit zwischen dem körperlichen und dem kognitiven, dem unwillkürlichen und dem willkürlichen Funktionssystem für die Entstehung des psychosomatischen Symptoms verantwortlich gemacht. Wenn das Willkürliche, also das, was denkt, plant, will und handelt, überhand nimmt und dabei das Unwillkürliche, also das, was fühlt, wünscht und reagiert, missachtet und dominiert, so wendet sich irgendwann das Blatt und der Körper tritt mit aller Macht hervor und bringt sich zur Geltung. Es kann sein, dass dann die Waagschale nach der anderen Seite hin kippt und nur noch das Unwillkürliche regiert, wie es bei den Systementgleisungen bzw. - zusammenbrüchen (z.B. Migräne oder Asthmaanfall) geschieht. Dann ist es ein großes Ärgernis, wenn uns unser Körper und unsere Gefühle in Besitz nehmen und wir, so sehr wir auch *wollen*, doch selbst keine Macht mehr haben.

Was die Beziehung zwischen dem unwillkürlichen und dem willkürlichen System betrifft, so haben wir im 3. Kapitel auf der unwillkürlichen Seite das periphere vegetative Nervensystem als ausführendes Funktionsorgan der psychosomatischen Störung dargestellt. Nun wenden wir uns einem weiteren Teil des Unwillkürlichen zu, den Affekten. Dabei ist besonders Luc Ciompis (1982, 1988) Sichtweise zur *Affektlogik* grundlegend für den hier vertretenen Ansatz.

Ciompi (1982, S. 80) nennt die Psyche »eine Art *Doppelsystem*, aufgebaut aus zwei wesensmäßig ganz unterschiedlichen Anteilen«. Der Gefühlsanteil ist seinem Wesen nach im Körperlichen verankert und reicht damit in seinen Ursprüngen direkt ins Animalische und Biologische, während der geistige und kognitive Anteil, der in der Evolution wesentlich später hinzugekommen ist, gewissermaßen obenaufsitzt und mit dem Körper nicht so unmittelbar verbunden ist. Wie schon MacLean 1949 in seiner Theorie von den drei Hirnen formulierte (MacLean, 1964), wirken beim Menschen alte Hirnanteile aus der Reptilienzeit und der Zeit der niederen Säugetiere, die beide mit den vegetativen und gefühlsmäßigen (unwillkürlichen) Reaktionen in Verbindung stehen, zusammen mit dem Neokortex der höheren Säugetiere, woraus manche Schwierigkeiten in der gegenseitigen »Abstimmung« des alten und neuen Hirns entstehen können.

»Alles konvergiert also auf die Feststellung hin, dass auch der Mensch, und nicht etwa nur das Tier, primär und vor allem ein ›*Fühlwesen*‹ und erst in zweiter Linie ein ›Denkwesen‹ ist. Diesen ›Gefühlsmenschen‹ wollen wir jetzt dem ›Denkmenschen‹ gegenüberstellen, um das typische Zusammenwirken (beziehungsweise die strukturelle Koppelung) beider besser zu verstehen« (Ciompi, 1988, S. 187 f).

Die folgende Tabelle – nach Ciompi – zeigt die wichtigsten Unterschiede zwischen dem Denken und Fühlen.

»*Fühlen*	*Denken*
– phylogenetisch älter– (Stamm- und Zwischenhirn, limbisches System)	phylogenetisch jünger (Neocortex)
– vorwiegend ganzheitlich, synthetisch	– vorwiegend partikular, analytisch
– relativ langsam (relative ›Invarianz‹)	– relativ schnell (relative ›Varianz‹)
– vorwiegend synchron, präsentisch, simultan, analogisch, bild- und raumnah	vorwiegend diachron, sequentiell, digital, sprach- und zeitnah
– wahrscheinlich vorwiegend ›rechtshirnig‹	– vorwiegend ›linkshirnig‹

Affekte sind offensichtlich im Gegensatz zum Denken etwas eminent Ganzheitliches. Sie spielen sich nicht bloß im psychischen Bereich ab, sondern erfassen (›affizieren‹) immer auch den gesamten Körper oder doch große Teile von ihm, zum Beispiel indem

sie die Atmung, die Herztätigkeit, die Durchblutung der Gefäße, die Aktivität der inneren Organe, den Muskeltonus und überhaupt die ganze Körpereinstellung und - haltung beeinflussen. Gut bekannte Belege hierfür liefern der sogenannte Sympathiko- und Parasympathikotonus: Bei ersterem stellen sich Psyche und Körper ganz auf Aktivität, Spannung, eventuell Kampf und Aggression, bei letzterem dagegen auf Ruhe, Entspannung und friedlichen Umgang mit der Umwelt (unter anderem auch auf Sexualität) ein. Es ist seit langem bekannt, dass solche psycho-physischen Grundstimmungen von hormonalen Phänomenen gesteuert sind, so zum Beispiel von der Ausschüttung der Nebennierenrindenhormone Adrenalin und Noradrenalin ins Blut. Das bedeutet, dass die ›Gefühle‹ den Körper buchstäblich bis in den hintersten Winkel *durchfluten*, wobei solche ›Stimmungen« beziehungsweise ›Verstimmungen‹ unter Umständen stunden- oder gar tagelang andauern können.
Auch die Umgangssprache weiß genau um die enge Verflechtung zwischen Gefühlen und Körper: Gefühle machen ›Herzklopfen‹, ›Schiß‹, ›Gänsehaut‹; sie ›kriechen über die Leber‹, ›sträuben die Haare‹ oder ›laufen den Rücken herunter‹ etc. In stärkerer oder schwächerer Ausprägung gilt dies für alle obengenannten Synonyma (Emotion, Affekt, Stimmung etc.), während derartige Phänomene beim (‹reinen‹) Denken ganz fehlen.
Dies erlaubt uns, unter Vernachlässigung von ohnehin höchst unsicheren Nuancen *Gefühle, Affekte, Stimmungen etc. insgesamt zu definieren als diejenigen Ereignisse im psychischen Bereich, die mit körperlichen Begleiterscheinungen einhergehen.«*

So weit Ciompi. Wenn wir uns also in diesem Buch auf den *Körper oder das Unwillkürliche* beziehen, so meinen wir genau im Ciompischen Sinne den Menschen als *Fühlwesen*, mit dem *Willkürlichen oder dem Ich* das, was Ciompi das *Denkwesen* nennt. Dass es sich hier nicht um den alten cartesianischen Dualismus handelt, geht daraus hervor, dass beide Systeme komplementär aufeinander bezogen sind, eine Doppelstrukur bilden. In dieser »finden sich somit zwei ausgeprochen polare Gegen-Teile zu einer Einheit zusammen, die in höchst eigentümlicher Weise sowohl als

»dual« wie auch als »adual« erscheint. Der Gedanke liegt nicht fern, dass es sich hier um einen – besonders bedeutsamen – Ausdruck jener fundamentalen, dem Paradox verwandten Polaritätenstrukur alles Bestehenden handeln könnte, die seit Heraklit bis zur Moderne in Physis und Psyche immer wieder vermutet wurde. Der Grund dafür könnte in der zentralen Rolle liegen, den Gleichgewichtsprozesse im heutigen wissenschaftlichen und insbesondere systemtheoretisch-kybernetischen Denken spielen: Die einfachste nur mögliche »Konstitution« eines Gleichgewichts ist, ..., der Bipol oder, noch allgemeiner ausgedrückt, das Zusammenwirken eines »Teils« mit einem »Gegen-Teil«. Es ist deshalb keineswegs verwunderlich, dass gerade derartige, aus Bipolen gebildete »Ganze« immer wieder als grundlegende Bausteine von differenzierteren Strukturen in Erscheinung treten« (Ciompi, 1982, S. 80).

Das »Zusammenwirken« jedoch kann erheblich gestört sein, wenn die beiden Pole nicht aufeinander bezogen bleiben, sondern divergieren und jeweils ihre eigenen Wege gehen.

Der Appell des vorliegenden Buches, nämlich dass der Körper und der Kopf (wieder) miteinander Freundschaft schließen sollen, meint genau dies: die Bezogenheit der Polarität wiederherzustellen, sodass in diesem psychischen Doppel-System Einklang zwischen den beiden Seiten besteht. Dies kann so aussehen, dass die beiden Seiten miteinander kommunizieren und sich dabei ständig unterstützen, bestärken, streiten und sich wieder einigen, wie das eben unter Freunden üblich ist.

Zunächst erscheint dies nicht problematisch, wenn man einen Gleichgewichtszustand so definiert, dass beide Pole zum Zuge kommen sollten, keiner zugunsten des anderen vernachlässigt werden darf, beide in ihren Fähigkeiten und Beiträgen geachtet und gewürdigt sein wollen.

In seiner Darstellung der ontogenetischen Entwicklung dieses Zusammenspiels beider Systeme betont Ciompi (1986, S. 378), dass Fühlen und Denken bei aller Gegensätzlichkeit »untrennbar zusammengehören und gesondert voneinander gar nicht vorkommen«. Das heißt, dass sowohl im Denken die Affekte (und der Körper) und umgekehrt in den Affekten das Denken *mitspielen.*

Diese reziproke Bezogenheit zweier Systeme, die nicht nur in der ontogenetischen Entwicklung, sondern fortwährend im Prozess der Selbstorganisation komplementär miteinander interagieren und das psychische System bilden (im Sinne von organisieren), ist für die Auseinandersetzung mit der Wirklichkeit (das ist alles, was auf den Menschen einwirkt) essentiell. Ist diese Bezogenheit in der Entwicklung eines Menschen geglückt, so drückt sich dies in Wohlbefinden aus.

Ciompi (1986, S. 377 f) beschreibt das so: »Die ›Psyche‹ als Ganzes kann nämlich als ein hochkomplexes Informationsverarbeitungs- und Regulationsorgan verstanden werden, das sich im Austausch zwischen Organismus und Umwelt entwickelt und im Dienste der Autopoiese zu einem immer besser äquilibrierten ›interaktiven System‹ differenziert ... Ganz gleich wie das Nervensystem ist auch die Gesamtheit von innerpsychischen Prozessen und Zuständen aufzufassen als ein homöostatisch sich dauernd selbst erhaltendes Ganzes, dessen ›Zweck‹ in erster Linie gerade in der Selbsterhaltung besteht. Optimal ökonomisches und spannungsarmes Gelingen solcher Regulations- und Äquilibrationsprozesse äußert sich in subjektivem Wohlbefinden.«

Das menschliche Wohlbefinden ist somit geistiger wie körperlicher Natur: Wir können es *spüren,* wenn wir einen *Gedanken* haben, der stimmt, den wir *als richtig empfinden* und auch, wenn wir ein Gefühl mit dem Kopf als passend, angemessen *also stimmig beurteilen.*

Diese Stimmigkeit drückt sich, da die Gefühle so stark an Körperprozesse gekoppelt sind, auch körperlich aus, nicht nur in der Kongruenz zwischen dem sprachlichen Ausdruck eines Gedankens und dem dazu passenden körperlichen (nonverbalen) Ausdruck, sondern auch in den viszeralen Funktionsabläufen. Die körperlichen Funktionen sind dann gut reguliert.

Ciompi wendet sein Äquilibrationsmodell vor allem auf die Stimmigkeit bzw. die Abstimmungsprozesse zwischen dem psychischen System und seiner Außenwelt an und beleuchtet besonders die Störungen, die entstehen können, wenn jedes der beiden Subsysteme etwas anderes (im Sinne von etwas Gegensätzlichem) zu einem Gegenüber in der Außenwelt sagt, wie sich also das Verhältnis von einer Innenwelt zu einer Außenwelt gestaltet bei inkongruenter Kommunikation. Die geschieht z.B. dann, wenn die Emotionen zusammen mit dem Körper *etwas anderes* ausdrücken als die Inhalte der Rede oder des Handelns. Ciompis Augenmerk richtet sich also vor allem auf Störungen, die durch inkongruente Kommunikation bei einem *Gegenüber* ausgelöst werden können. Dies kann zu Verwirrungen im Gemüt führen, die schwerwiegende Formen annehmen können.

Andererseits kennt man Formen der uneindeutigen Kommunikation, die durchaus Vergnügen bereiten, den Witz, die Ironie, die Doppeldeutigkeiten und Paradoxien, z.B. wenn Ronald Reagan sagt: »Ich kann Leute nicht leiden, die zu allem ja sagen. Wenn ich *nein* sage, dann heißt das nein, und zwar für alle.« Denken wir auch an das Vergnügen, das Kinder beim Versteckspielen empfinden: Da ist etwas nicht da, von dem sie wissen, dass es da ist. Zur Zeit kommen in der Werbung sehr viele vergnügliche Doppeldeutigkeiten zum Vorschein, z.B. »Essen Sie Meer Jungfrau!«, womit eine Fastfoodkette für ihre Fischburger Reklame macht. Allerdings bedarf es einer besonderen Verarbeitungsflexibilität, damit es gelingt, den Widerspruch in einem Scherz aufzulösen. Ciompi geht davon aus, dass Verwirrungen beim Gegenüber dann ausgelöst werden, wenn dessen Verarbeitungskapazitäten überfordert sind.

Ein anderes Phänomen der Überforderung der Verarbeitungskapazität haben wir weiter oben beschrieben am Beispiel der Migräne, die wir als Reizverarbeitungsstörung einordneten: Hier ist die Reizüberflutung so groß und vor allem ununterbrochen, dass das Fassungs- und Verarbeitungsvermögen des Nervensystems überfordert wird und zusammenbricht. Interessanterweise beginnt der Zusammenbruch auf der Hirnstammebene, also eher in den älteren Hirnteilen, und beeinträchtigt zuallererst die Stimmungslage. Das heißt, das Stammhirn merkt zuerst die Überforderung. Es würde vermutlich sehr gern das Problem dem Großhirn weitervermitteln, wenn dieses nur hinhören würde.

Dass wir die Migräne als psychosomatische Störung ansehen, liegt daran, dass der Systemzusammenbruch nicht in einer *psychischen* Störung resultiert (eine Unterstellung, die die Patienten mit Recht zurückweisen) sondern darin, dass die Störung sich *im Körper* manifestiert.

Im Hinblick auf die psychosomatischen Störungen beschäftigen wir uns deshalb vor allem damit, was *in* einer Person passiert, wenn sich die Gegensätze zwischen Körper und Kognition nicht vereinbaren lassen, wenn sie sich *gegeneinander* inkongruent verhalten, wenn die Gleichgewichtsstörung *zwischen* diesen beiden zutage tritt. Zwar entwickelt sich das Zusammenspiel der kognitiv- affektiven Beziehungen in der Auseinandersetzung mit der Außenwelt, doch spielen bei der psychosomatischen Störungsdynamik (und folglich auch in der Therapie) die Binnenbeziehungen zwischen den beiden Systemen eine erhebliche Rolle.

Auch Ciompi (1986, S. 400), der sich mit psychosomatischen Störungen im engeren Sinn nicht näher auseinandersetzt, sagt dazu, dass hier ganz offenbar die Verbindung vom Denken zum Fühlen, und damit zum Körper, über weite Strecken völlig unterbrochen sei. »Das Denken ist gefühlsentleert und mechanisch; die Gefühle aber sitzen – und wirken! – sozusagen unzugänglich abgekapselt in bestimmten Körperregionen oder Organen.« Auch dies ist ein Indiz für die Vermutung, dass der kommunikative Austausch zwischen dem älteren, an die primitiveren Hirnregionen gebundenen »Fühlsystem« und dem jüngeren, an den Neokortex gebundenen »Denksystem« nicht immer so reibungslos funktioniert, wie man das für den »Normalfall« annimmt.

Das Alexithymie- Konzept (z.B. Nemiah 1977) postuliert ebenfalls die Abspaltung des Denkens vom Gefühl, das sich durch den Körper Bahn bricht und im Symptom ausdrückt. Wenn wir sagen, dass die Aufmerksamkeit des Patienten auf die Außenwelt gerichtet ist, nicht jedoch auf sein Fühlen und seine Körperlichkeit, so entspricht das der Beobachtung, dass die alexithyme Person offensichtlich zu ihren Gefühlen, ihrer Phantasie und ihren Träumen wenig Zugang hat und sie nicht in Worte fassen kann.

Im Alexithymie-Konzept wird eher ein Defizit konstatiert, während ich von einem Ungleichgewicht spreche. Ich sehe diese Unausgewogenheit auch nicht als ein Persönlichkeitsmerkmal an, eher als Gewohnheitsbildung (aus welchen Gründen auch immer solche Gewohnheiten sich herausgebildet haben mögen) und ver-

suche, durch Ausgleichsbewegungen eine Balance (wieder) herzustellen.
Wenden wir uns also noch einmal der Situation zu, wenn *zwischen* den beiden Funktionssystemen Fühl-Körper und Denk-Ich etwas aus dem Gleichgewicht geraten ist.
Was ist, wenn diese beiden, deren Bezogenheit, wie wir gesehen haben, doch so wichtig ist, einander widersprechen, wenn ihre Bedürfnisse und Strebungen miteinander unvereinbar sind? Fühlen und Denken lassen sich oft genug nicht unter einen Hut bringen. Der eine sagt Hüh, der andere Hott. Der Kopf sagt ja, das Gefühl sagt nein. Sie zerren in unterschiedliche Richtungen auseinander und der Betroffene fühlt sich folgerichtig *hin und her gerissen.*
Daraus entsteht ein Druck, uns für die eine *oder* die andere Seite zu entscheiden, um dem Unbehagen, das mit der Zerrissenheit einhergeht, zu entkommen. Denn aufgrund der Prinzipien unseres logischen Denkens *müssen* Widersprüche aufgelöst werden.
Es fällt uns schwer, Widersprüche stehen zu lassen. Und es fällt uns noch schwerer, sie reizvoll zu finden und vergnügt mit ihnen zusammenzuleben.
Kognitive Widersprüche können wir besonders schlecht tolerieren. Denn im Denken ist die formale Logik zu Hause. Sie sagt, dass etwas A oder Nicht- A sei, tertium non datur.
Damit kann die radikale Fassung des Parmenides von Elea (* um 540, † um 480 v. Chr.) gemeint sein, wonach »etwas nicht gleichzeitig *sein* und *nicht sein* kann« oder die Aussage, dass etwas nicht gleichzeitig *So-sein* und *nicht So-sein* kann. Letztere Variante ist etwas schwächer, indem sie einem existierenden Ding oder Ereignis eine Eigenschaft oder eine Handlung zugleich zu- und abspricht. Daraus ergeben sich so interessante Paradoxien bzw. paradoxe Sätze wie: »Alle Kreter lügen, sagt ein Kreter.« Wenn dieser Kreter lügt, sagt er die Wahrheit und umgekehrt, also sagt er die Wahrheit und lügt gleichzeitig.
Dass man solche Paradoxien auflösen kann, wenn man das Bezugssystem beachtet bzw. wechselt, ist seit Bertrand Russel bekannt: Wenn sich dieser Kreter außerhalb der Grenze, die die Menge der »Kreter« umfasst, hinstellt und über die »anderen« so etwas sagt, geht das für den Hörer in Ordnung. Logisch oder

nicht, so etwas geschieht alle Tage, dass nämlich jemand abfällig über seine Landsleute spricht. Dafür gibt es sogar einen Ausdruck: Nestbeschmutzer!

Im Übrigen muss man sich bei solchen Paradoxien inhaltlich nicht aufhalten: Denn falls der Satz heißen sollte: »Alle Kreter lügen immer, sagt der Kreter«, so wäre das nicht nur paradox, sondern unsinnig, weil das lügenhafte Reden als ausschließliche Kommunikationsform in einer sozialen Gruppe nicht funktionieren würde. Wenn aber ein Mensch sagt: »alle Menschen lügen« und meint damit: »hin und wieder lügen wir alle!«, so haben wir damit in logischer und inhaltlicher Hinsicht kein Problem.

Wir sehen aber noch etwas anderes, was uns interessieren sollte: Das Gegenteil zu behaupten ergibt keine Paradoxie: »Alle Kreter sagen die Wahrheit, sagt der Kreter«. Und dennoch glauben wir ihm nicht.

Die Wahrheit hat ihre besondere Qualität nur daher, dass es ihr Gegenteil gibt, die Lüge. Und außerdem gibt es noch einige Schattierungen dazwischen. Und dennoch halten wir die Wahrheit für das *Bessere,* das *Wertvollere.* Können wir uns vorstellen, dass immer die Wahrheit zu sagen schlecht sein könnte? Also: *zu viel* an Wahrheit?

Das berühmte Beispiel aus Kants Prolegomena zur Metaphysik der Sitten wäre hier anzuführen, wo sich die Frage stellt, ob ich einem Menschen, der in der Absicht kommt, meinen Freund zu ermorden, die Wahrheit sagen muss, dass dieser sich bei mir aufhält. Obwohl dies (fast) jeder verneinen würde, erscheint uns die Wahrheit dennoch wertvoller als die Lüge, wir bemühen uns um Wahrhaftigkeit und nennen jemanden mit Respekt einen wahrheitsliebenden Menschen. Diesen Repekt zollen wir einem verlogenen Subjekt nicht in gleichem Maße. Andererseits kann uns der *Lügenbaron von Münchhausen* doch nicht wenig erheitern und ist uns *Jakob der Lügner* sogar sympathisch. Die Sympathie für die Wahrheit oder ihr Gegenteil hat also zumindest zum Teil eine affektive Qualität, auch wenn die Gegensätzlichkeiten hauptsächlich im kognitiven Bereich zu liegen scheinen. Wir haben im Alltag deshalb eher dort Probleme, wo Werthaltungen tangiert sind, wo sich Entscheidungen mit Sympathie und Antipathie assoziieren. Es ist selten ein Anlass, in emotionale Verwirrung zu geraten, wenn man nicht entscheiden kann, ob das Licht wellen- oder teilchenartig ist. Auch die Tatsache, dass wir am Sonnenaufgang und -untergang festhalten und gleichzeitig wissen, dass *in Wirklichkeit* die Erde auf- und untergeht, (ver)stört unser Gemüt nicht im Geringsten.

Bei vielen Gegensatzpaaren ist eine Werthaltung impliziert. Zum Beispiel bei Licht und Dunkelheit. Der Satz *Es werde Licht* erscheint uns sinnvoll, wenn es um die Schöpfung oder sonstige Hervorbringungen geht. Der gegenteilige Satz *Es werde Dunkel* enthält eine andere Qualität, obwohl er nicht unsinnig ist. Wenn es in irgendeiner Kultur einen Schamanen oder Medizinmann gäbe, der jeden Abend rechtzeitig vor Einbruch der Dunkelheit ein Ritual vollzöge, um die Dunkelheit zu rufen, dann würden ihn die Mitglieder seines sozialen Systems vermutlich ebenso mächtig erachten wie jene, die den Sonnenaufgang durch ein Ritual »herbeiführen«. Jedoch ist mir kein Ritual zur Gewährleistung der Dunkelheit in menschlichen Gesellschaften bekannt. Vielleicht, weil wir die Dunkelheit nicht so wertschätzen wie das Licht?

Wir haben viele Techniken entwickelt, wie wir das Licht in die Dunkelheit tragen können. Wir öffnen die Vorhänge, um Licht hereinzulassen. Wir machen Licht an, wenn es dunkel wird, dann löschen wir das Licht und lassen damit die natürliche Dunkelheit zu. Einmal abgesehen von den Dunkelkammern der Fotografen, kennen wir eigentlich nur das Herstellen von Dunkelheit als Reaktion auf *zu viel* Licht. Bei der Migräne z. B. ist die Helligkeit unangenehm, bei Hautreizungen oder Pigmentstörungen muss das Sonnenlicht abgehalten werden, Sonnenschirme für die Menschen oder die eigenen Schwänze der Erdhörnchen spenden Schatten, wenn es zu heiß auf dem Pelz wird.

Der Rhythmus von Licht und Dunkelheit folgt natürlicherweise aufeinander und wechselt sich ab. Doch erscheint uns das Licht wertvoller als die Dunkelheit, wir sehnen die helle Jahreszeit herbei und unsere technischen Bemühungen richten sich auf die Herstellung von Licht, nicht auf die Herstellung von Dunkelheit. Auch unsere Psyche reagiert auf Licht erfreut. Und doch ist zu viel Licht, wenn wir zum Beispiel damit die dunkle Jahreszeit erhellen, offenbar auch nicht gut, weil wir dann die natürliche Rhythmik unterdrücken.

In unserer Kultur und Sozialisation war lange Zeit das Denken wichtiger, und insofern wertvoller, als das Fühlen. Wenn man sich die kognitive Psychologie ansieht, so könnte man denken, Fühlen sei so etwas wie ein Anhängsel des Denkens, das mit diesem einhergeht. Deshalb sprach man oft von kognitiv-emotionalem Verhalten, so als gebe es aufgrund ihrer wechselseitigen Bezogenheit damit kein Problem und als würde es ausreichen, wenn man die kognitive Entwicklung von Kindern betrachtet – die affektive Seite ist damit gleich mitgedacht.

Wir haben bei Piaget (1976, 1977) gelernt, wie sich die kognitive Entwicklung im Kindesalter vollzieht, und hatten dabei die »Psychologie des Kindes« im Sinn. Fortan wurde sehr viel über die Denkentwicklung geforscht und den Denkleistungen großer Wert beigemessen. Die Messung der Intelligenz in ihren verschiedenen »Strukturformen« enthält auch einen Teil für »soziale Intelligenz«, ohne dass uns dabei aufgefallen wäre, wie viel dieser Teil mit der affektiven Entwicklung zu tun hat. Nicht von ungefähr hat vor kurzem der Titel »Emotionale Intelligenz« Aufsehen erregt (Goleman, 1996) und uns gezeigt, wie wenig systematisch dieses Gebiet bisher erforscht wurde.

Auf der anderen Seite befaßt sich die Freudsche Trieblehre eindeutig stärker mit der affektiven als mit der kognitiven Seite der psychischen Entwicklung. Gegensätze und Widersprüche in den Affekten scheinen uns nicht so sehr zu beunruhigen. Gefühle scheinen der Logik nicht unterworfen zu sein, wenngleich sie in Form starker Ambivalenzen ebenfalls Unbehagen bis hin zu schweren Störungen hervorbringen können.

Die gegenseitige Bezogenheit widersprüchlicher Gefühle ist uns auch sprachlich vertraut, denken wir nur an den Begriff der Haßliebe. Wir können uns vorstellen, dass sich Freude mit Schmerz mischt. Wenn sich jedoch der Schmerz mit Freude mischt, so denken wir (seltsamerweise eher abfällig) an sekundären Krankheitsgewinn.

Die Psychoanalyse spricht schon immer von der Komplementarität von Liebe und Haß, Lust und Unlust, Freude und Schmerz,

Angst und Geborgenheit, Hoffnung und Mißtrauen, Heteroaggression und Autoaggression.
Hier wird eine »ähnlich *polare bzw. binäre Grundstruktur der Affektivität* sichtbar, wie sie Piaget im kognitiven Bereich nachgewiesen hat und die, wie er zu zeigen vermochte, tief ins Biologische zurückreicht. Wenn wir berücksichtigen, dass selbst die anorganische Welt der Physik eine solche fundamentale Polaritätenstruktur aufzuweisen scheint – sie ist zum Beipiel aus lauter elektrischen »Positivitäten« und »Negativitäten« aufgebaut, sie besteht aus der Dualität bzw. Identität von Masse und Energie, Materie und Antimaterie etc. –, so gelangen wir zu der Vermutung, dass, ... in den beschriebenen Phänomenen ein generelles, vielleicht ubiquitäres Bauprinzip alles Bestehenden zum Ausdruck kommt« (Ciompi, 1988, S. 75).
Wenn dem so ist, dann müssen wir uns fragen, warum sich der Umgang mit Polaritäten für den Menschen oft so schwierig gestaltet. Auch die gegensätzlichen Konzepte von Piaget und Freud haben sehr wenig Bezug aufeinander genommen. Wie Ciompi (1982) dargestellt hat, ergänzen sich die Ergebnisse beider Richtungen vorzüglich, sodass im Sinne einer »Affektlogik« ein »Ganzes« im Sinne eines übergeordneten »Psychischen Systems« daraus entstehen kann. Jede Richtung allein ist jedoch unvollständig. Mir scheint, dass es auch eine Entwicklungslogik der Geschichte der Psychologie und Psychotherapie gibt, die über das Unbehagen am Materie-Geist-Dualismus, den Gegensätzen zwischen harten und weichen Forschungsdaten, gegenläufigen Strömungen der Psychologie wie des Behaviorismus und der humanistischer Psychologie, retrospektiven und prospektiven Therapiestrategien (hier im Sinne von den biographisch-rückwärtsgewandten Orientierungen der Psychoanalyse im Gegensatz zu den in die Zukunft gerichteten lösungsorientierten Ansätzen) bis hinein in unser Alltagsleben, wo lange Zeit eine Konkurrenz zwischen »männlichen« und »weiblichen« Lebensformen bestand, sich eine Dynamik anzubahnen scheint, die es erlaubt, Gegensätzlichkeiten produktiv zu einer Synthese zu bringen.
Wenn wir dies ernst nehmen, so sollte das ausreichen zu begründen, auch in der Therapie auf das Polaritätenprinzip zu achten.

Mir scheint, dass es an der Zeit ist, in der Psychotherapie einen Ansatz zu wählen, der darauf ausgerichtet ist, Gegensätze zu versöhnen.

Was wir bei unseren Patienten vorfinden, ist allerdings oft weit entfernt von Versöhnung und Synthese, sondern ist das Ergebnis von Entscheidungen. Weil wir es gewöhnt sind, auf Redewendungen zu hören, die sagen: »Man kann eben nicht alles haben«, »entweder – oder«, »du musst doch wissen, was du willst«. Wenn sich zwei Dinge nicht vereinbaren lassen, muss man sich entscheiden.

Die bevorzugte Lösung des psychosomatisch Kranken besteht darin, dass er sich – wann auch immer, bewusst oder unbewusst – für die willkürliche Denkebene entschieden hat, lange bevor er psychosomatisch reagierte. Diese Ebene erscheint verlässlich, planbar, dem Willen unterworfen. Dieser Lösungsversuch ist nicht nur nicht dumm, sondern meist auch für lange Zeit sehr erfolgreich und birgt in sich ein hohes Maß an Stabilität, das einen manchmal verwundert. Angesichts der Aufgaben und Herausforderungen, die die *Außenwelt* stellt, führt die starke Konzentration auf die Außenseite zu hoher Kompetenz und sehr oft zu großen Erfolgen in der konkreten Welt und stellt somit auch eine erstrangige Falle dar, welche heißt: mehr desselben!

Wir wissen, dass die körperlichen Regulationsprozesse außerordentlich strapazierfähig sind – außer bei solchen Personen, deren Vegetativum eher labil und empfindsam reagiert.

Diese Personen sollten, wenn die einseitigen Lösungen versagen, andere Lösungsmöglichkeiten in Betracht ziehen. Denn das psychosomatische Symptom ist nichts anderes als die *Reaktion der anderen Seite* auf diese Vereinseitigung.

Nun wird vielleicht deutlicher, was ich mit Unausgewogenheit meine: dass nämlich die Seite, die im Leben eines Menschen das *Ungelebte* repräsentiert, also das, was nicht da ist bzw. nicht da sein darf, genau das ist, was fehlt. Diesem Ungelebten, oder anders gesagt, der Gegenseite, ist der Therapeut verpflichtet.

Schauen wir uns einmal Lösungsversuche zur Überwindung von Polaritäten an, so stellen wir fest, dass es unterschiedliche Möglichkeiten gibt, homöostatische Zustände, ein Gleichgewicht, die Mitte zu erreichen, um der Zerrissenheit, die äußerst unbehaglich

sein kann, zu entkommen. Einige Möglichkeiten sind kunstvoller und schwieriger als andere, die leichter zu realisieren sind.
Die *Auflösung* aller Widersprüche in der Alleinheit ist die Sehnsucht sehr vieler Menschen, die sie in der Selbstvergessenheit der Meditation und der religiösen Versenkung zu erlangen suchen. Hier ereignen sich Momente bzw. Zeiten höchsten Wohlseins, die spirituelle Entwicklungsmöglichkeiten ahnen lassen. In solchen Zuständen lösen sich Zeit- und Raumempfinden und alle Widersprüche auf. Mir scheint, dass dieser Zustand glückseliger Gelassenheit zwar verheißungsvoll, aber nicht so ganz von dieser Welt ist, weshalb wir aus ihm immer wieder in unsere diesseitige Welt zurückkehren müssen.
In den östlichen Hemisphären der Welt ist den Menschen mit den Zeichen des Yin und Yang die duale Weltauffassung vertrauter. Die modernen und postmodernen industriellen Gesellschaften setzen jedoch ihre Praktikabilitätslimitationen entgegen, weshalb sowohl die Suche als auch das Finden der Balance in abgegrenzte, aber auch ausgegrenzte, Räume und Zeiten verlegt werden muss.
Für Kinder allerdings sind Versunkenheit und Selbstvergessen sehr vertraute Zustände. Auch für Erwachsene entstehen solche Momente im Tanz, in der Musik, in kreativen Tätigkeiten, beim Lesen und so weiter. Menschen, die hauptsächlich in der konkreten Welt zu Hause sind, können sich nicht so leicht selbst vergessen, solche Zustände nicht so leicht entstehen lassen. Aber in der Therapie können sich Entspannungs- und Trancezustände ereignen, die auch Patienten mit psychosomatischen Störungen leicht und unmerklich in Zustände der Selbstversunkenheit führen.
Nach meiner Ansicht ist die kunstvollste und dabei schwierigste Form der Ausgeglichenheit die *Gleichzeitigkeit* der Polaritäten bzw. *Identität* der Gegensätze, da in ihr die Widersprüchlichkeit am stärksten hervortritt. Als eine in den Alltag integrierte Lebenshaltung ist Gelassenheit angesichts unauflösbarer Gegensätze und das Behalten der inneren Mitte oft schwierig zu vollziehen. Es wäre eine kunstvolle Lebensform, wenn wir gleichzeitig uns dessen bewusst sein könnten, dass wir sowohl ein Schicksal wie auch einen freien Willen haben und dieses Wissen im alltäglichen Leben zur Wirkung kommen lassen könnten. Mit anderen existentiellen

Gegensätzen, wie Leben und Tod, Identität und Veränderung, Offenheit und Geschlossenheit, Bezogenheit und Individuation ist es ebenso. Das Tai-Chi-Zeichen vermittelt uns etwas von dieser Gleichzeitigkeit, wobei in den gegensätzlichen Zuständen jeweils der Gegenpol mitenthalten ist. In *Bildern* können wir solche Gegensätze in aller Ruhe betrachten, ohne sie auflösen zu müssen – ein Sachverhalt, der therapeutisch genützt werden kann.

Die einfachste Form der Auflösung von Widersprüchen ist der zeitliche *Wechsel*, die Wiederherstellung einer *natürlichen Rhythmik*.

In allen kybernetischen bzw. regulativen Funktionskreisen sind solche Wechsel über Feedbackprozesse eingebaut: Wenn das eine zu viel wird, schlägt es automatisch ins Gegenteil um: Auch Heizungen funktionieren so: wenn es wärmer wird, wird die Heizung kälter, und umgekehrt. Anders gesagt: wenn es zu warm wird, wird es wieder kälter, bis es zu kalt wird und es wieder wärmer wird. Man könnte auch sagen: etwas bleibt nur dann einigermaßen gleich, wenn es sich dauernd verändert.

Wir haben gesehen, dass auch die regulativen Funktionen des Vegetativums rhythmisch verfasst sind, wobei sie gleichzeitig eine hohe Robustheit haben, um sich bei Störungen aus ihrer Umgebung auf ein verträgliches Maß wieder einpendeln zu können. Schauen wir uns den Atemrhythmus noch einmal daraufhin an, so sehen wir, dass seine Rhythmik situationsabhängig eine hohe Bandbreite aufweisen kann, während der Atem in Normalgang für viele Personen eine ähnliche Zeitstrukur hat. Aber immer geht es um Gegenreaktionen: Einatmen – Ausatmen.

Die Rhythmen des Vegetativums sind insofern autonom, als sie sich, situationsangepasst, selbst regulieren und funktionsfähig erhalten. Wenn sich ein Vegetativum entscheiden sollte, nur noch einzuatmen, weil es das für wertvoller hält, so würde es schnellstens aus dem Tritt geraten.

Solche Wechsel in der Zeit sind uns so vertraut, dass sie uns keineswegs paradox erscheinen.

Das heißt aber auch: es muss einen Fühler, bzw. eine Wahrnehmung von Unterschieden geben, die diese Regulation in Gang bringt. Die Funktionen der älteren Gehirnteile beherrschen diese

Wahrnehmung, wann ein Wechsel angesagt ist, noch bestens. Deshalb ist es nicht unsinnig zu sagen: Der Körper ist ein Wahrnehmungsorgan für stimmige Rhythmen.

Die Erfahrung zeigt uns jedoch, dass unser Neokortex dieses Pendel-Spiel nicht automatisch und leicht mitspielt. Jedenfalls wird von ihm willentlich, wenn auch nicht immer mit Absicht, die natürliche Rhythmik sehr oft verhindert.

Es ist wie eine Art von Steckenbleiben. Man muss nur sehen, auf welcher Seite. Ist es die willentliche Seite, die nicht nachgeben will, oder die unwillkürliche, die sich Bahn gebrochen hat und nun nicht wieder aufhören kann? Wenn jemand überhaupt nicht traurig sein darf, nicht weinen darf, dann kann es sein, dass sich das Weinen Bahn bricht und gar nicht mehr aufhören mag – es *passiert* ganz unwillkürlich.

Eine junge Patientin sagte letzthin, als sie weinen *musste:* »Das war aber nicht geplant, dass ich hier weine.« Auch wenn man unwillkürlich lachen muss, ist das meist nicht geplant. Georg Groddeck würde sagen: »Es lacht, Es weint.« Wenn etwas lang unterdrückt (oder verdrängt) ist, bricht Es hervor.

Das Fühlwesen unseres Patienten, das fortwährend unterdrückt wird, bricht in Gestalt des Symptoms hervor. Wenn der Therapeut diesem Fühlwesen Geltung verschaffen will, damit Es integriert werden kann, so muss er damit rechnen, dass die *Gegend,* wo das Fühlwesen zu Hause ist, dem Patienten weitestgehend unbekannt und folglich suspekt ist. Gerade *weil* sich der Körper auf äußerst ungute Weise meldet, trägt er selbst zunächst wenig zur Vertrauensbildung bei. Es ist die Aufgabe des Therapeuten, dem Patienten zu zeigen, wie das gehen kann.

Wie schafft er es also, dass zwei so gegensätzliche Geschwister wie Kopf und Körper Freunde werden können? Noch dazu, wenn der Ranghöhere, der Kopf, sich so überlegen fühlt?

Hier zitiere ich am besten aus dem kleinen Prinzen (von Saint-Exupéry) die Stelle, an der der Fuchs erscheint :

»Man kennt nur die Dinge, die man zähmt«, sagte der Fuchs. ... »Wenn du einen Freund willst, so zähme mich!«

»Was muss ich da tun?« sagte der kleine Prinz.

»Du musst sehr geduldig sein«, antwortete der Fuchs. »Du setzt

dich zuerst ein wenig abseits von mir ins Gras. Ich werde dich so verstohlen aus den Augenwinkeln anschauen, und du wirst nichts sagen. Die Sprache ist die Quelle der Mißverständnisse. Aber jeden Tag wirst du dich ein bisschen näher setzen können ...«
Die Sprache ist nicht nur eine Quelle der Missverständnisse. Begriffe versperren den Weg ins Unwillkürliche, Bilder öffnen ihn. Oder wie Ciompi (1986, S. 210 f) sagt: »Bilder ... sind typische *Mittler und Vermittler* nach beiden Richtungen: Mit ihrer Hilfe findet einerseits unsere Intuition, unser Gefühl und unser Unbewusstes einen Zugang zum bewussten Denken. Andererseits aber bedient sich unser distinguierter, linkshirniger Verstand mit Vorliebe der Bilder, um seine abstrakten Denkergebnisse dem ›primitiveren Verwandten von nebenan‹ begreiflich zu machen.« ... »Auch für die Psychotherapie ist übrigens die Möglichkeit der Wiedereröffnung verschütteter Kanäle zwischen Fühlen und Denken durch Bilder sehr von Belang.« Ciompi nennt in diesem Zusammenhang das katathyme Bilderleben von Leuner (1970) und »die berühmten hypnotischen und suggestiven Techniken« von Milton Erickson, der ein »unübertroffener Meister der wirksamen Verwendung therapeutischer Metaphern war« (siehe z. B. Haley, 1988).

Nun sagt man ja, dass Patienten mit psychosomatischen Störungen, insofern sie alexithym sind, gar nicht suggestibel seien, sodass man mit ihnen weder über ihre Träume noch ihre Phantasie noch in der Hypnose therapeutisch arbeiten könne (Frankel et al., 1977).
Es ist zweifellos der Fall, dass viele dieser Menschen kaum Zugang zur Ebene der Bilder haben, so wie sie wenig Zugang zu ihren (Körper-)Gefühlen haben, beides gehört zusammen. Das stellt für viele Therapeuten eine Verführung dar, die imaginative Ebene außer Acht zu lassen und sich stattdessen der Ebene des Denkens und Handelns zuzuwenden, auf der die Patienten sich geradezu meisterhaft bewegen. Das ist das Terrain, das sie gut kennen und nicht verlassen wollen. Sie haben ein sehr hohes Maß an Bereitwilligkeit, alles zu *tun,* was man von ihnen verlangen würde – es hilft nur nichts auf der Ebene, wo sich das Symptom

befindet. Sehr oft macht ihnen auch der Körper bzw. seine unwillkürlichen Reaktionen einen Strich durch die Rechnung (die gewissermaßen ohne den Wirt gemacht wurde) und die Patienten sagen dann: »Im Kopf hab ich es ja kapiert, wollen täte ich auch, aber *es geht irgendwie nicht*, oder: *es passiert mir immer* ...«.
Wenn ich oben gesagt habe, dass der Therapeut der Gegenseite verpflichtet ist, so heißt das, dass er nicht enttäuscht sein darf, wenn diese Seite nicht verfügbar ist, sondern dass er sie suchen, aufwecken und stärken sollte.
In Abwandlung der Geschichte von der Zähmung des Fuchses könnte man auch dem Therapeuten des psychosomatisch reagierenden Patienten raten: »Du musst sehr geduldig und behutsam sein. Setze dich ein wenig abgewandt, sodass dich der Patient aus den Augenwinkeln beobachten kann, und fange an, ihm eine Geschichte zu erzählen, von der du denkst, dass sie in ihm Bilder entstehen lässt. Für den Fall, dass das nicht geschieht, dann erzähle ihm einfach eine andere Geschichte. Und tu das so lang, bis dein Patient sagt: ›Ja genau, so ist das bei mir auch, dazu fällt mir was ein.‹ Und dann sagst du: ›Ach ja? Erzählen Sie mir doch mal die Geschichte ... usw.‹«
Auch Ericksons Geschichte von dem Pferd, das sich verlaufen hat, beginnt (ungefähr) so: »Bleibe ein wenig entfernt stehen, sodass dich das Pferd sehen kann, und fang an, leise und zärtlich zu ihm zu sprechen, bis es die Ohren aufstellt und dir zuhört. Und nach einiger Zeit wird es dir erlauben, dich auf seinen Rücken zu setzen. Dann nimm vorsichtig die Zügel, aber zieh nicht daran, sondern lass sie hängen und warte ab, wohin sich das Pferd wendet, usw ...«
Man sieht, es gibt eine Ähnlichkeit zwischen Füchsen und Pferden: beide sind scheue Tiere. Ebenso scheu wie das Unwillkürliche unseres Patienten. Aber beide möchten liebevoll angesprochen werden.
Mit dem »Zähmen« fährt man so lange fort, bis sich der Patient mit seinem Inneren, wo die Bilder wohnen, vertraut gemacht hat, sodass er von selbst den Zugang dorthin finden kann. Dann lehrt man ihn, dort hinzugehen und nachzufragen: wie Es geht, was Es braucht und was Es sich wünscht, wohin Es gehen möchte, woran

Es fehlt. Das alles sind Fragen der Höflichkeit und Zuwendung gegenüber einem Teil der eigenen Person. Man stellt diese Frage oft anderen Leuten, sich selbst kaum einmal. Im vorigen Kapitel wurde eine Übung (Wunschtrance) beschrieben, die zeigt, dass Es sich unter Umständen etwas ganz anderes wünscht als der Patient. Wenn ich hier das, was ich anfangs den Körper, später das Fühlwesen und das Unwillkürliche genannt habe, nun *Es* nenne, so meine ich damit das *Es* im Groddeckschen Sinne. Ich nenne es mit Absicht nicht das Unbewusste, denn das Es, wie es hier verstanden wird, ist umfassender.

Groddeck, ein Zeitgenosse Freuds, der den Begriff des Es bei Nietzsche fand und auf diesen Begriff sein eigenes Denken über psychosomatische Zusammenhänge aufbaute, schreibt 1923 darüber im *2. Brief an eine Freundin:* »Ich bin der Ansicht, dass der Mensch vom Unbekannten belebt wird. In ihm ist ein Es, irgendein Wunderbares, das alles, was er tut und was mit ihm geschieht, regelt. Der Satz ›ich lebe‹ ist nur bedingt richtig, er drückt ein kleines Teilphänomen von der Grundwahrheit aus: ›Der Mensch wird vom Es gelebt.‹« … »Wir kennen von diesem Es nur das, was innerhalb unseres Bewusstseins liegt. Weitaus das meiste ist unbetretbares Gebiet. Aber wir können die Grenzen unseres Bewusstseins durch Forschung und Arbeit erweitern und wir können tief in das Unbewusste eindringen, wenn wir uns entschließen, nicht mehr wissen zu wollen, sondern zu phantasieren.« Groddeck (1984, S. 27) und an anderer Stelle: »Da fällt zunächst auf, dass das Wesen des Menschen ganz etwas anderes ist, viel ausgedehnter und viel wahrer ist als das Wesen des Ich. Der Beweis dafür ist einfach, da ja das Wort Ich erst etwa im dritten Lebensjahr Gewalt über den Menschen bekommt, man aber nicht gut dem kleinen Kinde das Menschsein absprechen kann. Abgesehen davon lehrt uns aber jeder Augenblick, dass der größte Teil unseres Lebens nicht das mindeste mit dem Ich zu tun hat; nicht unser Ich lässt das Herz im Rhythmus schlagen, nicht unser Ich ernährt die Zellen, nicht unser Ich wählt unter den Sinneseindrücken aus, was Wahrnehmung werden soll, nicht unser Ich schafft unsre Erkrankungen oder unsre Genesungen, nicht unser Ich lässt uns lieben, hassen, schlafen, wachen, sondern irgendetwas andres tut das alles, etwas Undefinierbares, Unbestimmtes, das man gerade dieser Unbestimmtheit wegen das Es nennen kann« ... »Um nicht missverstanden zu werden, füge ich hier eine kurze Bemerkung ein, warum ich von einem Es spreche, wenn es ein solches Es nicht gibt. Das geschieht, weil diese Fiktion, dieses Produkt meiner schweifenden Arztphantasie einen außerordentlich praktischen Wert besitzt« (Groddeck, 1974, S. 121 und 124).

Das Arbeiten auf einem Terrain, das weitgehend unbekannt ist, schreibt dem Therapeuten eine ungewohnte Rolle zu. Da weder der Patient noch der Therapeut direkten Einblick in dieses Terrain haben (der Patient deshalb, weil er sich bisher woanders hin orientiert hat) und somit gar nicht wissen können, was Es braucht, bleibt nur die Möglichkeit, das Es hervorzulocken, damit Es sich kundtut nach dem Motto: Du sollst zum Es gehen und von ihm lernen. Damit es sich öffnet und anfängt, sich kund zu tun, muss man sich *gegenseitig* vertraut machen wie bei der Zähmung des Fuchses.

Der Therapeut selbst braucht Vertrauen in die Kräfte des Unwillkürlichen. Das nun wieder ist eine Frage der therapeutischen Sozialisation. Wenn man als Therapeut eine Kommunikationstheorie vertritt, wie sie das Sender-Empfänger-Modell enthält, so wird man mit dem Es schlecht zurechtkommen, denn Es hört oft etwas anderes, als man gesagt und gemeint hat.

Wenn man annimmt, Veränderungen bei Patienten folgten linearen Kausalitäten, dass man also etwas Bestimmtes zielgerichtet bewirken könne, dann tut man sich ebenfalls schwer, denn Es macht, was es selbst für richtig hält. Wenn man also denkt, man wäre für die Veränderungen beim Patienten zuständig und verantwortlich, dann wird man mit den in diesem Buch gemachten Vorschlägen wenig anfangen können.

Sie basieren auf den systemtheoretischen Annahmen der Geschlossenheit von (individuellen) psychischen Systemen und als Folge davon (sonst könnte man gleich einem therapeutischen Nihilismus verfallen) auf dem Vertrauen in die Kräfte des Unwillkürlichen.

Ersteres heißt, dass jeder Mensch auf allen seinen Funktionsebenen mit Informationen, die er erhält, macht, was er (oder Es) will.

Und Letzteres heißt, wenn man das Es nur lässt, dann wird Es es schon richten.
Um Vertrauen in das Es bzw. den beseelten Körper zu gewinnen (man spricht ja von der Weisheit des Körpers und sagt: der Körper lügt nicht), ist es zum Beispiel nützlich, öfter mal eine Portion Groddeck zu sich zu nehmen (z. B. Will, 1987, der einen guten Überblick über die Schriften Groddecks gibt).
Ich meine mit Sozialisation des Therapeuten nicht so sehr die Schule, nach der er arbeitet, sondern die Glaubenssysteme, die er sich für das Leben (und das Sterben) zu eigen macht. Zur Entwicklung produktiver Glaubenssysteme sind Milton Erickson, Georg Groddeck und andere Geschichtenerzähler bestens geeignet.
Außer Vertrauen braucht der Therapeut noch ein paar andere Fähigkeiten. Außer dass er möglichst viele Strategien verfügbar haben sollte, mit denen man die unterschiedlichsten Es aus dem Versteck locken kann, muss der Therapeut selbst die Fähigkeit haben, die Paradoxien, Absurditäten, Widersprüche und Schrecknisse, die im Es möglicherweise ebenfalls zu Hause sind, gelassen *anzuschauen,* um auch sie zu zähmen.
(Als Nachtlektüre sei nicht nur Kindern, sondern auch Psychotherapeuten empfohlen, immer mal wieder zu lesen: *Wo die wilden Kerle wohnen,* wo es heißt: »Und er zähmte sie mit seinem Zauberblick« siehe Sendak, 1963.)
Die Aufgabe des Therapeuten beschränkt sich, wohlgemerkt immer bezogen auf psychosomatische Störungen(!), darauf, eine Gestimmtheit zu erzeugen, die es dem Unwillkürlichen, das lange Zeit ignoriert und unterdrückt worden ist, möglich macht, versöhnlich zu reagieren und seine positiven Kräfte zu zeigen. Die Beziehung, die dann zwischen Therapeut und Patient idealerweise entsteht, ist so etwas wie Freude beim Patienten, dass es dem Therapeuten gelungen ist, bei ihm etwas auszulösen. Der Therapeut seinerseits hat davon meist keine Ahnung und wenn der Patient es ihm erzählt, dann wundert er sich nicht schlecht. Wenn ich höre, was meine Patienten mir nach Jahren berichten, was ich zu ihnen gesagt haben soll, dann kann ich mich nur wundern. Das heißt nichts anderes, dass sie in meinem Angebot etwas gefunden ha-

ben, was sie brauchen konnten, obwohl ich ihnen wahrscheinlich genau das gar nicht angeboten hatte.

Kurz gesagt, braucht man nichts anderes zu tun, als dass man eine Person dazu bewegt, für sich zu suchen, was sie braucht, und dabei nicht nur ihre Verstandeskräfte zu benützen, sondern ihr Es nicht nur ein Wörtchen mitreden zu lassen, sondern ihm auch hin und wieder die *Führung* zu überlassen.

Damit der Kopf nicht zu sehr widerspricht, sind leichte Trancezustände günstig, sowohl beim Patienten wie beim Therapeuten (siehe 9. Kapitel).

Auch sollte der Therapeut den Patienten anregen, statt konkreter eher nur globale Therapieziele zu formulieren, da man ja nicht wissen, vielleicht nur vage ahnen kann, wo *Es* hingehen möchte. Das geht am besten Schritt für Schritt und nach ein paar Schritten kann man vielleicht spüren, ob die Richtung stimmt. Bei Eriksons Beispiel vom verirrten Pferd kann man nämlich nicht davon ausgehen, dass das Pferd dorthin zurückkehrt, wo es hergekommen ist. Vielleicht ist sein Zuhause in Wahrheit ganz anderswo.

Das Verfahren der *Wunschtrance,* das im 7. Kapitel vorgestellt wurde, ist eine mögliche Strategie, um die unterschiedlichen Zielrichtungen des Kopfes und des Es herauszufinden.

Die Anregung während einer Entspannungstrance: »Schauen Sie einfach mal, wo Es Sie hinführt und wie Es weitergeht«, kann immer wieder Richtungen zeigen und korrigieren.

Denn die konkreten Ziele, die im Wachbewusstsein formuliert werden, können leicht in die Irre führen, weil sie vielleicht die Ziele und Wünsche des Es außen vorlassen.

Wenn sich jemand in einem Wald verirrt hat, dann ist es nützlich zu wünschen, man käme heraus. Aber es ist noch nützlicher, sich zu fragen, woran man merken würde, dass man draußen ist, wie man sich das Draußen vorstellt oder wie es sein sollte. Und dann ist es gut, vorwärts zu gehen. Passend dazu der Wahlspruch von Groddeck für sein eigenes Leben: *Sicher durch das Leben tasten!*

Was die Therapieziele betrifft, so will ich dazu Niklas Luhmann zitieren, der sich in einem »Kreuzverhör« zum Thema *Therapeutische Systeme* während eines Symposiums der Gesellschaft für Systemische Therapie 1986 in Heidelberg äußerte. Er sagt, dass ein Therapeut sich natürlich Vorstellungen machen könne, was er gern erreichen möchte oder wohin er seinen Patienten führen wolle. Wenn er jedoch seine Ideen in die Kommunikation mit dem Patienten einbringt, dann werden in ihm »Zustände geschaffen, die nicht voraussehbar sind«. Deshalb sollte man aufmerksam auf Gelegenheiten achten und sich von der Wahrnehmung des Moments führen lassen. »Man sollte also nicht einen Plan haben, den man durchführen will, sondern auf Gelegenheiten warten: wann ergibt sich ein Moment, der sofort wieder verschwindet, in dem man etwas sagen kann, was man niemals vorher und niemals hinterher mit der Überzeugungskraft, die sich aus diesem Moment ergibt, sagen kann. Man müsste eine Art Systemplanung haben, die nicht vorher die Mittel ausdenkt, mit denen man etwas bewirken will – das System ist in dem Zustand t1, ich will es zu t2 haben. Stattdessen sollte man sich eine Technik der Beobachtung von Gelegenheiten, die sich ergeben oder nicht ergeben, aneignen und diese Gelegenheiten dann ausnutzen.« (Luhmann, 1988, S. 129)

Ähnlich klingt das bei Keeney (1991), der den Therapieprozess in seiner *Improvisational Therapy* mit einer interaktiven Improvisation in der Musik vergleicht. Auch hier ist das Aufeinander- Einstimmen und spontane Reagieren wichtiger als das gezielte Intervenieren.

Wofür aber nutzt der Therapeut sich ergebende Gelegenheiten? Um die *Kommunikation* zwischen Ich und Es auf freundschaftliche Weise in Gang zu bringen. Wie es Fritz Simon mit Bezug auf Familiensysteme ausdrückt: »In der therapeutischen Praxis erwies sich, dass es sehr oft ausreichte, den Patienten als Element eines Interaktionssystems zu betrachten: änderten sich die Regeln der Interaktion, so verschwand das Symptom« (Simon, 1988, S. 3). Auch für die psychosomatische Störung können wir davon ausgehen, dass das Symptom verschwindet oder sich zurückzieht, wenn die Interaktion zwischen den unwillkürlichen und den willkürlichen (Familien-)Mitgliedern bzw. Anteilen einer Person sich freundschaftlich entwickelt.

Die Angst des Patienten, mit dem Es Kontakt aufzunehmen und vertraulichen Umgang mit ihm zu pflegen, entspricht der Angst vor einer weitgehend unbekannten Person, der nicht zu trauen ist, weil man sie nicht kontrollieren kann. Diese Angst des Patienten, dass auf seiner unbewussten Ebene sich unkontrollierbare Dinge abspielen könnten, darf den Therapeuten nicht nur nicht berühren, er selbst muss in der Balance sein. Er selbst muss mit seinem eigenen Es in Kontakt sein, mit ihm Erfahrung haben und sich ihm anvertrauen können. Aus dem geglückten Zusammenspiel zwischen Ich und Es entsteht die therapeutische Intuition, die es dem Therapeuten (zwar nicht immer, aber oft) erlaubt, sich bietende Gelegenheiten zu nutzen.

Ich komme nun noch einmal auf den Punkt zurück, wo ich gesagt habe, dass der Therapeut der *Gegen*seite verpflichtet sei. Unter dem Aspekt der herrschaftsfreien Kommunikation zwischen Denk-Ich und Fühlkörper mag das richtig sein, weil das schwächere System gestärkt werden muss. Wenn man aber den Aspekt gegensätzlicher Polaritäten bedenkt, die durch Rhythmus und Hin-und-Herpendeln ausgeglichen werden sollen, dann stimmt das nicht so ganz. Natürlich ist der Therapeut *beiden Seiten* verpflichtet und muss darauf achten, dass die Seite der konkreten Außenwelt, in der sich der Patient mit seinem Kopf vorzugsweise befindet, nicht entwertet wird. Gleichzeitig muss er darauf achten, dass der Patient, der sich auf dieser Seite gut auskennt und sicher fühlt, nicht dort unbeweglich verharrt und alle therapeutischen Angebote dort hinüberzieht.

Wenn der Therapeut sich auf die Gegen-Seite stellt, entsteht möglicherweise eine künstliche Balance. Jeder kann seinen Standpunkt behalten. Die schlechteste und dennoch oft gut funktionierende Form, solche Ausgewogenheit herzustellen, ist die der komplementären Stellvertretung. Stellvertretende Ausgewogenheiten kennen wir am besten bei Ehepartnern, wenn der/die eine den männlichen Teil, der/die andere den weiblichen verkörpert. Auch Therapeuten neigen manchmal zu stellvertretender Ausgewogenheit: Ich bin die Mutter, du das Kind. Ich bin der Helfer, du der Hilfsbedürftige. Es ist nicht viel gewonnen, wenn der Patient auf der einen Waagschale sitzen bleibt, der Therapeut auf der anderen!

Ein probates Mittel gegen diese künstliche Balance ist die paradoxe Intervention. In ihr steckt eine besondere Dynamik: Wenn bestehende Einseitigkeiten deutlich oder gar extrem verstärkt werden, werden die Kräfte der Gegenseite und des Widerspruchs frei.

Wenn der Therapeut aber diesen Widerspruch selbst vertritt, wird er Widerstand ernten. Wenn zum Beispiel nach einer Verhaltensanalyse klar geworden ist, welche Verhaltensweisen zum Problem beitragen, und folglich verändert werden müssen, regt sich bei den Patienten nicht selten der Widerstand. Sie machen jede Menge Einwände, warum das nicht geht und warum es so ist, wie es ist, zwar nicht gut, aber doch auch nicht ganz schlecht und dass man es ja versuchen könnte, aber dass es wahrscheinlich nicht funktioniert. Denn der Patient will nicht dumm dastehen und muss seine Position verteidigen. Nehmen wir an, all seine verfügbare Zeit ist mit wichtigen und unverzichtbaren Aktivitäten vollgefüllt, sodass überhaupt keine Lücke bleibt, etwas für sich selbst zu tun. Dann wäre es nicht produktiv zu sagen: »Aber Sie müssen etwas für sich tun, Sie sehen doch, dass es so nicht weiter gehen kann.« Der Patient sagt dann wahrscheinlich: »Ja, das stimmt – aber ... es geht nicht.« Da hat er Recht: Es geht nicht! Hören wir uns die Worte genau an, so merken wir, dass das Es nicht mitgeht, wenn Er noch etwas *tun* soll.

Wenn ich meine Patienten frage, was das Gegenteil von tun ist, sagen sie: »nichts tun« oder »lassen«. Aber dort, wo dann nichts ist, kommt gleich wieder ein Tun hinzu, z. B. etwas für sich selbst tun. Da sind wir aber immer noch auf der Seite des Tuns. Sage ich: »Das Gegenteil von Tun ist *Sein.* Einfach da sein«, dann kommt gleich die Frage: wie *macht* man das?

Eine sehr viel leichtere Möglichkeit, die Gegenseite zum Zuge kommen zu lassen, ist der Wechsel in der Zeit. Das Konzept der Ausgewogenheit kann man sich vorstellen wie das Schwingen eines Pendels, wobei in jedem Ausschlag in eine Richtung schon die Umkehr in die andere Richtung angelegt ist. In dieser Vorstellung ist es erlaubt, sogar erwünscht, etwas vollständig und ausschließlich zu tun, wenn man am Ende nicht darin hängen bleibt. Csikszentmihalyi (1997, S. 89 ff) stellt in seinem Buch über Kreativität fest, dass sich kreative Personen dadurch auszeichnen, dass sie sehr gegensätzliche, er sagt sogar paradoxe, Eigenschaften haben. Sie seien häufig weltklug und naiv zugleich, diszipliniert und verspielt, verantwortungsbewusst und ungebunden. Sie wechseln zwischen Imagination und Phantasie auf der einen Seite und einem bodenständigen Realitätssinn auf der anderen Seite und haben auch gegensätzliche Tendenzen auf dem Spektrum zwischen Introversion und Extraversion, zwischen Stolz und Demut, zwischen konservativem Wertbewusstsein und Rebellion.

Wenn wir diese Gegensatzpaare vom Eigenschaftsbegriff ablösen, so können wir sehen, dass sich diese Menschen ganz einfach in unterschiedlichsten Situationen passend verhalten und dass sich ihr Verhaltensrepertoire über ein sehr breites Spektrum ausdehnt. So gesehen kann die Therapie psychosomatischer Störungen mit ihrer Fokussierung auf den ungelebten Gegen-Teil einer Person als eine Entwicklungshilfe hin zu mehr Vollständigkeit verstanden werden.

9. Hypnotherapeutische Praxis

Während in den vorausgegangenen Kapiteln ein Konzept der psychosomatischen Störung im Allgemeinen aufgefaltet wurde, will ich hier noch einige therapeutische Anregungen geben und mich dabei wieder stärker den Schmerzen zuwenden, da meine eigene therapeutische Erfahrung hauptsächlich auf der Behandlung von Schmerzpatienten beruht – was auch schon aus den Fallbeispielen herauszulesen war.

Um Missverständnissen zuvorzukommen, soll an dieser Stelle auch noch einmal *explizit* gesagt sein, was implizit das ganze Buch durchzieht, dass sich die therapeutischen Vorgehensweisen, die ich vorschlage, nicht auf Schmerzen mit erklärungskräftigem Organbefund beziehen, wie ja die gesamte Konzeptbildung ihren Ausgangspunkt von Schmerzen ohne Organbefund herleitet.

Insofern beziehen sich die Inhalte dieses Buches auch nur auf einen *Ausschnitt* aus dem gesamten Schmerzbereich, den psychologische Schmerztherapeuten zu sehen bekommen. Mir scheint jedoch, dass es sich hier um Schmerzzustände handelt, die von vielen Therapeuten als schwierig empfunden werden. Selbstverständlich sind auch die folgenden hypnotherapeutischen Vorschläge nur ein kleiner Ausschnitt dessen, was man diesen Patienten während der Therapie anbieten kann. Sie sollen dazu dienen, einen guten Therapieeinstieg zu finden, um die Patienten für ihr eigenes Anliegen zu interessieren und sie zu motivieren, ihren Weg selbst weiterzugehen, wenn sie erst einmal eine passable Richtung gefunden haben.

Psychosomatische Schmerzen sollten zuerst möglichst klar von anderen chronischen Schmerzen mit Organbefund abgegrenzt werden, auch wenn sich die Schmerzen selbst oft nicht so genau an diese Grenzziehung halten. Bei Mischformen muss dann eben eine therapeutische Doppel- bzw. Mischstrategie angewandt werden. Es sollte allerdings sehr frühzeitig, d. h. in der ersten Therapiesitzung, geklärt sein, mit welcher Art von Schmerzbild man es zu tun hat, um die Richtung des weiteren Vorgehens bestimmen zu können.

Bei *akuten Schmerzen* bekannter Genese (z. B. Verbrennungen, Zahnoperationen, Lumbalpunktur etc.) ist die Hypnose eine seit langem bekannte und bewährte Behandlungsform, für die eine Fülle anwendungsbezogener Literatur vorliegt (z. B. Barber, 1977; Schmierer & Kunzelmann, 1993; Meyer, 1992).

Bei wiederkehrenden *akuten Schmerzen psychosomatischer Art* ist eine psychotherapeutische *Beratung* angezeigt. Zuerst wird sorgfältig exploriert, wann diese Schmerzen *nicht* auftreten. Also z. B. fragen: »Wann können (konnten) Sie ganz sicher sein, dass dieser Schmerz nicht kommt?« Oder: »Was können Sie tun, dass es (ein wenig) besser wird?« Sodann wird dem Klienten vorgeschlagen, solche Situationen in ihrer emotionalen und körperlichen Wertigkeit als *wichtig* anzuerkennen und baldmöglichst und häufig aufzusuchen, besonders aber dann, wenn das Schmerzsymptom sich *meldet.* Hierfür ist an sich keine Hypnose nötig, möglicherweise aber ein tranceinduzierendes Sprechen, was dazu führt, dass die wohltuenden Situationen deutlicher in die Bedürfniswahrnehmung gelangen, reiz- voller werden und eine höhere emotionale Wertigkeit erhalten. Es genügt nicht, dass der Patient über solche Erfahrungen *berichtet.* Indem man sich für Einzelheiten interessiert, wird er animiert, ins Erzählen zu geraten und dabei zu spüren, wie er sich *fühlt.* Manchmal ist hierfür eine Altersregression nützlich. Ein einzelnes Beratungsgespräch sollte für diese Art der Schmerzen ausreichen.

Bei *chronischen Schmerzen mit Organbefund* geht es in der psychologischen Schmerzbehandlung um Schmerzbewältigung. Hierfür arbeitet man mit Hypnose direkt am Symptom, um den Schmerz in seiner Intensität, seiner emotionalen Ausprägung und insbesondere seinem Leidensaspekt abzumildern oder wenigstens zeitweise zum Verschwinden zu bringen. Es gibt eine Fülle von Literatur über hypnotische Behandlungsverfahren bei chronischen Schmerzen (z. B. Barber, 1992; Peter, 1996; Besser- Siegmund, 1989). Es ist allerdings nützlich, wenn der Therapeut auch über Kenntnisse der Physiologie und Pathogenese chronischer Schmerzen verfügt, um sich mit den mitbehandelnden Ärzten austauschen zu können, denn solche Schmerzen brauchen immer interdisziplinäre Diagnostik und Therapie. Als psychologischer Schmerztherapeut sollte man darauf achten oder dafür sorgen, dass der Patient ärztlich gut versorgt ist.

Für *chronische psychosomatische Schmerzen,* die hier thematisch sind, haben die symptombezogenen Hypnoseverfahren nur eine Hilfsfunktion. Wenn man das Symptom abmildern oder zum Verstummen bringen würde, so könnte es, wie dargelegt, seine Bedeutung als Klage und Forderung nicht mehr entfalten. Allerdings kommt es nicht selten vor, dass irgendeine somatotherapeutische Maßnahme den Schmerz für eine Weile zum Rückzug bewegt, so als würde der Körper denken: »Aha, da tut sich was! Sie fangen an, sich um mich zu kümmern!« Wenn es aber nicht das Richtige war, wenn die Bedeutung der Klage nicht verstanden wurde, meldet er sich *verstärkt* zurück.

Ich will damit nicht sagen, dass die somatische Schmerztherapie bei diesen Patienten überflüssig wäre – ganz im Gegenteil. Allerdings halte ich Schmerzmittel einschließlich Antidepressiva, TENS (transkutane elektrische Nervenstimulation), therapeutische Lokalanästhetika etc. in diesem Fall eher für *adjuvante* Maßnahmen, die so lang beibehalten werden können, bis die Patienten eine (Lebens-)Lösung gefunden haben, die ihre Schmerzen überflüssig macht. Die Patienten tun sich ohnehin schwer, mit dem guten Leben zu beginnen, bevor ihre Schmerzen verschwunden sind. Oft sagen sie: »Wenn ich keine Schmerzen hätte, dann würde ich ganz anders leben und all die schönen Sachen tun!« Der Körper lässt sich darauf aber meist nicht ein, da ist er misstrauisch. Es wäre jedoch verfehlt, den Patienten die Krücken wegzunehmen, bevor sie gehen können. Deshalb kümmere ich mich auch nicht um Rentenbegehren und sekundären Krankheitsgewinn, sondern warte ab, ob diese Krücken nicht nach und nach entbehrlich werden.

Die therapeutischen Vorschläge, die ich in diesem Kapitel machen will, würde ich als *ressourcensuchende Hypnotherapie* bezeichnen und sie damit von der *problembezogenen Hypnotherapie* in der Schmerzbehandlung nach Hoppe (1993 a, b) abgrenzen. Beide Verfahren nehmen ihren Ausgangspunkt von einer Problemlage, beide verfolgen das gleiche therapeutische Ziel, gehen aber anfangs unterschiedliche Wege, d. h. jeweils zunächst in eine andere Richtung.

Wenn der Schmerz durch eine *Problemlage* hervorgebracht oder aufrechterhalten wird, so macht es, wie gesagt, wenig Sinn, nur mit dem Symptom zu arbeiten, und so hat nach Hoppe die symptombezogene Hypnose auch die besten Effekte bei Schmerzen mit organischem Befund, nicht jedoch bei Schmerzen »problematischer« Genese. Ich stimme mit Hoppe insoweit überein, dass die »dahinter liegende« Problematik behandelt werden muss, damit das Symptom überflüssig wird und verschwinden kann, gehe aber nicht den *problem-aufdeckenden,* sondern lieber gleich einen *problem-ausgleichenden* Weg. Auf der Zielgeraden treffen sich unsere Wege wieder.

Was das Aufdecken betrifft, so hat es in der Psychotherapie eine alte Tradition und ist eine wohlbegründete und unhinterfragte Regel – sodass man tatsächlich kaum zu fragen wagt, ob es nicht auch anders gehen könnte. Das Aufdecken erfüllt regelgerecht die Kriterien eines Paradigmas: »Wenn dies (ein Trauma, eine unverarbeitete Problematik) vorliegt, so tue das (gehe zurück in diese Zeit, an diesen Ort, wo das Problem liegt, öffne die sinnliche und emotionale Erinnerung … und so weiter).« Das Und-so-weiter wird sehr unterschiedlich gehandhabt. Ortwin Meiss (1997) hat kürzlich ein höchst eindrucksvolles Beispiel für hypnotherapeutische Traumatherapie veröffentlicht. Ich will das auf-deckende Vorgehen nicht in Zweifel ziehen, sondern nur vorschlagen, es auch einmal mit zu- decken zu versuchen. Dass sich dann das vergessene und verdrängte Problem sehr bald ganz von selbst entdeckt, ist eine andere Sache.

In manchen Fällen – ich persönlich finde sogar, in den meisten Fällen – kann man den Aufdeckungsschritt weglassen. Man gehe einfach davon aus, dass es möglicherweise ein sehr schwieriges Ereignis gegeben haben könnte, das, vergessen auf dem Grund der Seele, nicht ruht, sondern von dort aus rumort und sich auf schmerzliche Weise bemerkbar macht. Dieses Ereignis muss nicht in seiner individuellen Besonderheit und Bedeutung, also nicht inhaltlich, sondern in seiner *Wertigkeit* anerkannt und gewürdigt werden. Dann kann es, ohne genau angeschaut worden zu sein, ausgeglichen werden, durch etwas, das damals gefehlt hat, was damals gebraucht worden wäre. Diesen Schritt tut man in der Hypnotherapie ohnehin, also kann man ihn gleich am Anfang tun und abwarten, was passiert.

Gerade bei solchen Ereignissen ist es gut, an das *nil nocere* zu denken und den Grundsatz *Vermehre nicht das Leid in der Welt* zu beachten. Das soll nicht die Existenzberechtigung des Leids verneinen. Im Gegenteil, es wird anerkannt, dass Leid geschieht und zum Leben gehört. Es ist nach meiner Ansicht jedoch mit einer *therapeutischen* Haltung nicht gut vereinbar, geschehenes oder aktuelles Leid erneut in die therapeutische Situation hereinzuholen. Immer wenn wir mit einem Patienten über vergangenes oder derzeitiges Leid sprechen, so ist dieses Leid wieder da und besetzt seine Zeit und unsere Zeit. Es ist dann nämlich nicht nur beim Patienten, sondern auch beim Therapeuten, hat sich also schon verdoppelt, eigentlich sogar verdreifacht.

Vielleicht könnte man das Vergessen und Verdrängen auch einmal so sehen: Das Leid zieht sich aus der Zeit und von den Menschen zurück. Es lässt sie in Frieden. Wenn es sich wieder meldet: vielleicht will es dann gar nicht wieder erlitten sein und nicht unbedingt wieder Macht erhalten über die Zeit und über die Menschen. Vielleicht will es nur in aller Ruhe zur Kenntnis genommen und anerkannt werden.

Man kann diese Annahmen aus der bekannten Tatsache herleiten, dass verdrängtes Leid oftmals sehr lang verborgen bleibt und erst dann zum Vorschein kommt, wenn die betroffene Person eine gewisse Reife und Stärke gewonnen hat, es zu verkraften. Abwehrprozesse können ihre Schutzfunktion leichter aufgeben, wenn erst eine solide Selbstachtung entstanden ist. Deshalb erscheint es mir generell wichtig, darauf zu achten, *wann* bestimmte Themen sich von selbst zeigen, und ihr Hervortreten nicht zu Unzeiten zu provozieren.

Um das Gesagte zu illustrieren, will ich zwei Beispiele erzählen. Das erste Beispiel bezieht sich auf die Patientin von Seite 62, die ich zum Zahnarzt begleitet hatte. Es ist nicht meine Gewohnheit, Patienten irgendwohin zu begleiten. Diese Patientin war von auffallender Zurückhaltung, was eigene Wünsche und Forderungen betraf. Sogar bei der Planung von Therapieterminen wollte sie sich immer nach meinen Bedürfnissen richten, obwohl ihre berufliche Situation das gar nicht zuließ. Ich glaube, jeder Therapeut kennt solche Patienten, die sich immer mit dem begnügen, was irgendwie für sie abfällt und dafür auch noch große Dankbarkeit zeigen. Da ich selbst darauf achte, Ungleichgewichte wahrzunehmen, entsteht bei mir in solchen Fällen das Bedürfnis, etwas zu schenken. Mein Vorschlag, sie zum Zahnarzt zu begleiten, war als Geschenk gemeint. Sie reagierte auch ganz präzise und sagte: »Also, das ist jetzt wirklich wie Weihnachten. So eine Überraschung!« Ich sagte ihr nicht, dass ich eine Hypnose vorhatte, um sie nicht zu erschrecken, denn so etwas hatten wir beide noch nie vorher getan. Sie war eine rationale und distanzierte Frau und ich vertraute einfach darauf, dass sie in der Not ihre Kontrolle und Distanz lockern würde. Sie befand sich anfangs auch tief in einer Angsttrance, und es war leicht, diese Trance zu nutzen und in eine andere Richtung zu lenken. Von Hypnose war übrigens auch im Nachhinein nicht die Rede. Sie erzählte nur jedem, sie sei noch nie in einem so angenehmen Zustand gewesen wie bei dieser Zahnbehandlung.

Die Überraschung für mich kam in dem Moment, als sie mich zwei Wochen später anrief und bat, sie noch einmal zu begleiten. Sie verlegte ihren Zahnarzttermin auf eine für mich passende Zeit und ich begleitete sie noch einmal, diesmal ohne Hypnose. Ich hatte den Eindruck, dass meine Begleitung für sie sehr wichtig war und fuhr sie danach auch noch mit dem Auto nach Hause. Auf der Fahrt sagte sie versonnen vor sich hin: »Wissen Sie, das war früher für mich immer so schrecklich, dass ich ganz allein zum Arzt gehen musste. Ich hatte doch dauernd solche Tumore an den Füßen und die mussten immer wieder wegoperiert werden. Ich versteh' es ja, meine Eltern hatten ein Geschäft und konnten nicht weg. Aber es war immer wieder schrecklich für mich, allein dahin zu gehen.« Sie war damals ein Kind von sechs bis acht Jahren gewesen.

Das zweite Beispiel bezieht sich nicht auf ein traumatisierendes Ereignis, sondern auf eine weitgehend verdrängungswürdige

Kindheit, die sich später in einem Ereignis gewissermaßen zusammenballte und kulminierte und damit zu einem Auslöseereignis wurde. Ein junger Mann von 22 Jahren wurde vom Berufsförderungswerk an uns überwiesen, weil er während seiner Umschulung zum Bauzeichner Schmerzen im rechten Handgelenk entwickelt hatte, die ihn daran hinderten, einen Stift zu halten und zu zeichnen. Die Schmerzen hatten zunächst ausgesehen wie eine Sehnenscheidenentzündung, was sich aber nicht verifizieren ließ. Der junge Mann war vorher Zimmermann im elterlichen Baugeschäft gewesen und wurde umgeschult, weil er nach dem tödlichen Unfall des Vorarbeiters nicht mehr »auf das Gerüst« konnte. Er war in die psychotherapeutische Situation beordert worden, wusste gar nicht, was er da sollte, antwortete auf Fragen sehr knapp und in niederbayrischem Dialekt, den ich kaum verstand. Den Unfall, den ich als unverarbeitetes Trauma dingfest zu machen versuchte, kommentierte er mit der lapidaren Bemerkung: »So was kommt vor«, und mit einer nachsichtigen Geste, die mir zu verstehen gab, dass ich ja von der eigentlichen Arbeitswelt keine Ahnung habe.

Ich fragte ihn nach früher, nach seiner Kindheit, seiner frühen Jugend, aber er konnte sich an nichts erinnern. Das sei ihm schon öfters aufgefallen: Seine Schwester könne viel von früher erzählen, er nicht.

Ich fragte ihn, ob er denn gern Zimmermann gewesen sei? »Ja, schon«, aber am liebsten wollte er ein »fahrender Zimmerer« werden, das hatte er sich fest vorgenommen, aber da sei ja nun nichts daraus geworden. Ich ließ ihn seine Vorstellungen von einem fahrenden Zimmermann ausbreiten und das war ein schönes Bild von unterwegs sein, unabhängig sein, irgendwohinkommen und Freunde finden und aufgenommen werden …

Ich machte die beiläufige Bemerkung, dass es oft vorkommt, dass Kinder an einem unpassenden Ort vom Himmel fallen und dann in einer Familie aufwachsen, wo sie das Gefühl haben, dass sie dort nicht hingehören. Und solche Kinder schützen sich, indem sie zumachen und nichts hereinlassen – das sei eine große Fähigkeit, die ihnen hilft, zu überleben – und später erinnern sie sich an nichts. Aber wenn sie groß sind, denken sie: »Nichts wie weg hier!« Und dann ist es gut, wenn sie sich einen *eigenen* Ort suchen, der zu ihnen passt. Da sagte er: »Aber nicht das Berufsförderungswerk!« Und es brach aus ihm heraus, dass sein Vater – sozial gesehen – sowieso das Letzte sei. Und als der Vormann vom Gerüst gefallen sei, habe er einfach weiter arbeiten lassen! (Ich vermute, er hat gesagt: »So was kommt vor.«) Und er erzählte voller Erstaunen, wie fremd er sich früher als Kind in seiner Familie und an seinem Wohnort gefühlt habe und dass er gedacht habe, mit ihm stimme etwas nicht. Es brauchte dann nur die nochmalige Versicherung, dass er, wie jeder Mensch, das Recht und die Pflicht habe, sich einen Ort zu suchen, wo er hinpassen würde. Er machte seine Prüfung als Bauzeichner und arbeitet heute in der Firma seines Vaters als Juniorchef und als Zimmermann, hat viel Streit mit seinem Vater, mit dem er früher eher nicht geredet hatte, und will dafür sorgen, dass in der Firma unter ihm alles ganz anders läuft. Allerdings war er zwischenzeitlich auch mal eine Weile »unterwegs«.

Damit will ich sagen, dass manchmal eine einzige Geste oder ein einziger Satz genügt – nicht, um das Trauma zu heilen, sondern damit es sich auf wenig schmerzliche Weise enthüllen kann. Ich nenne das gern einen therapeutischen Rösslsprung: Man geht zuerst einen Schritt in die Ressourcenrichtung und schaut dann (verstohlen) in die andere Richtung, ob sich da etwas auftut. Natürlich könnte man auch zuerst den »Übeltäter« aufspüren, ihn wiederbeleben, ihn besänftigen. Der Rösslsprung meint: Zuerst den »Wohltäter« suchen, ihn zum Leben erwecken, ihn mitnehmen auf den Weg in die Zukunft, von wo aus man gekräftigt und mit mehr Gelassenheit, manchmal auch mit Humor, auf den alten Übeltäter zurückblicken kann, der sich unter solchen Bedingungen leichter aus seinem Versteck hervorwagt. Dann kann man immer noch stolz darauf sein, dass man seine Schrecknisse überlebt hat.

So viel zu den zurückliegenden, unverarbeiteten Problemen, die jedoch nicht allen psychosomatischen Schmerzen zugrunde liegen. Sehr oft handelt es sich um (bekannte oder unbekannte) Problemlagen, in denen sich der Patient gerade befindet.

Die praktischen Anregungen für die Gestaltung der Therapie psychosomatischer Schmerzen oder anderer funktioneller Störungen, die ich im Folgenden darstelle, basieren auf einigen systemischen und hypnotherapeutischen *Therapieprinzipien*, die ich zunächst kurz zusammenfassen will.

Suchorientierung
Es werden konsequent erwünschte Zustände gesucht oder wiedergefunden. Die problematischen Zustände werden jedoch als »normal« und dem Leben generell zugehörig toleriert. Da der Patient sie gut kennt, braucht man sich nicht weiter um sie zu kümmern. Es müssen aber beide Seiten gewürdigt und in ihrer Funktion anerkannt werden, weil sonst die missliebige problematische Seite weiterhin Beachtung verlangen wird.

Zukunftsorientierung
Die zeitliche Blickrichtung geht nach vorne und holt aus der Vergangenheit möglichst nur solche Dinge, die in der Zukunft gebraucht werden können. Wenn die Vergangenheit dafür nichts hergibt, so ist das ein besonders wichtiger Hinweis darauf, dass ab jetzt alles *anders* werden muss. Die Zukunft wird mit Hilfe der Wünsche erfunden. Hierfür steht der Konjunktiv: »Was wäre wenn, ... was würden Sie sich wünschen ...« Durch die Anregung von Zukunftsphantasien soll sich der Raum des Vorstellbaren erweitern.

Zufallsorientierung
Keine Therapiepläne machen, abwarten, was »zufällig« kommt, es einfangen und nutzen, wie bei einer musikalischen Improvisation im Duo. Therapie ist eher eine anregende Begleitung, nicht so sehr Führung. Da Menschen sich ohnehin dauernd verändern und immer irgendetwas passiert, kann der Therapeut viele zufällige Geschehnisse produktiv nutzen. Wie schon erwähnt, lassen sich Zufälle und Einfälle herbeilocken, indem man günstige Bedingungen für sie schafft. Für »dumme« Zufälle ist eine verlockende Bedingung die Erwartungsangst; gute Zufälle können durch Vertrauen und Liebe begünstigt werden – vor allem von Seiten des Therapeuten, da die Patienten anfangs dazu nicht so recht fähig sind.

Ressourcenorientierung
Es wird davon ausgegangen, dass der Patient alles, was er braucht, bereits in seinem Besitz hat, diesen Besitz nur bisher nicht genug gekannt und genutzt hat. Man könnte es auch negativ ausdrücken: Was er nicht hat, kann er sowieso nicht nutzen, er wird mit dem zurechtkommen müssen, was er hat. Er wird mit *seinen* Pfunden wuchern müssen, nicht mit denen anderer Leute. Mit Ressourcen sind jedoch nicht nur persönliche Kompetenzen gemeint, sondern vor allem auch die Schätze, die die Welt bereithält. Es gilt herauszufinden, welche Dinge der Welt für den Patienten Bedeutung und Wert haben. Wenn das Therapieziel heißt: *Suchen, was man braucht,* so heißt das zuerst, *unterscheiden lernen,* was persönliche Bedeutung besitzt, aber auch: Es ist schon da, man muss es nur finden.

Gegensätze integrieren, Balance fördern
Ein Anhaltspunkt für die inhaltliche Arbeit kann es sein, dass der Therapeut die Aufmerksamkeit auf das richtet, was beim Patienten zu viel bzw. im Übermaß vorhanden ist, dies aber nicht thematisiert, sondern ihn anregt, das Gegenteil zu suchen und mit diesem auszugleichen.

Pacing – Leading
heißt in diesem Zusammenhang: Den Patienten auf der willkürlichen, kognitiven, handelnden Ebene abholen und ihn behutsam auf die unwillkürliche Ebene führen. Dabei bedenken, dass das für den Patienten unbekanntes Terrain ist.

Vertrauen in das unwillkürliche Funktionieren aufbauen
Die unwillkürliche Ebene, wo etwas geschieht, ist vertrauenswürdig, wenn man sich mit ihr vertraut macht, mit ihr anfreundet. Es handelt sich um das *eigene* Unwillkürliche, den *eigenen* Körper – nicht um einen *Fremd-* Körper. Wenn beide miteinander vertraut sind, können sie sich aufeinander verlassen und auch etwas voneinander verlangen.

Produktive Kommunikationsformen aufbauen
Sowohl intrapersonal zwischen Körper und Ich wie auch zwischen Patient und Therapeut dreht sich alles um Kommunikation, um den Austausch von Bedeutungen. Das ist das systemische Element in diesem Ansatz. Ob der Therapeut z.B. mit seinen therapeutischen Metaphern richtig liegt, kann er immer daran überprüfen, ob sie auf soziale Kontexte übertragbar sind. Die (vordergründige) therapeutische Intention richtet sich darauf, die ungute, festgefahrene Kommunikation zwischen dem willkürlichen und dem unwillkürlichen System des Patienten in Ordnung zu bringen und produktiv zu gestalten. Durch vertikale Analogiebildung werden automatisch andere Ebenen mit angesprochen. Die Kommunikationsart des Therapeuten sollte Vorbildfunktion für die Kommunikation des Patienten mit sich selbst haben. Leichtigkeit und Humor als Gegensätze zur Schwere und dem Ernst der Patienten sind dabei wichtige Stilmittel.

Instrumente: Trance, Hypnose, Metaphern, Geschichten, Stimmmodulation
Mit diesen Instrumenten ist es leicht, das unwillkürliche Funktionssystem ins Gespräch zu bringen, nämlich mit einer Sprache, die *Es* versteht. Hypnotherapie meint dies und bedeutet nicht immer den Einsatz von Hypnose. Das therapeutische Vorgehen soll so angelegt sein, dass es den Patienten erfreut, ermutigt, animiert und reizt, diese Art der Kommunikation ebenfalls zu verwenden. Was ihm gefällt, das muss der Therapeut merken. Insofern gibt es keine Anleitung, wann was bei wem angebracht ist. Widerstand deutet darauf hin, dass ein Angebot für den Patienten nicht passt, also sollte es sogleich durch ein passenderes ersetzt werden.
In der therapeutischen Trance ist das Wachbewusstsein des Ich-Systems nicht unbedingt weniger aufmerksam, aber es erhebt keinen Einspruch, wenn rationale Normen und Forderungen nicht eingehalten werden und wenn Widersprüche auftauchen. So wie in den Tag- und Nachtträumen gibt es in der Trance mehr Spiel-Räume und somit ist vieles möglich, was sonst von der kognitiven Zensur verboten wird.

Alle tranceinduzierenden Instrumente (Geschichten, Metaphern, Stimmmodulation) werden jedoch nicht dazu verwendet, den Patienten suggestiv zu beeinflussen oder in irgendeine inhaltliche Richtung zu lenken, sondern dafür, dass *er merkt,* was für ihn passt. Allerdings ist die therapeutische Richtung nach *innen* gewandt, damit sich die innere Bedeutungshaltigkeit kundtun kann. Selbst- bezogen in diesem Sinne heißt also nicht egoistisch, egozentrisch oder ich-bezogen.
Nun will ich eine Wegbeschreibung geben, der man, falls es gerade passt, auf der therapeutischen Wanderung oder, falls die Therapie kurz ist, dem gemeinsamen Spaziergang mit dem Patienten folgen kann.

Das Erstgespräch

1. Schritt: Entängstigen, erklären, würdigen, normalisieren, Sicherheit geben, Professionalität zeigen

Ich halte es nicht für sinnvoll, im Erstgespräch eine mehr oder weniger standardisierte Schmerzanamnese zu erheben, also dem Patienten Fragen zu stellen, um Informationen zu erhalten. Das Fragenstellen würde den Statusunterschied zwischen Therapeut und Patient von Anfang an festschreiben (siehe hierzu Bodenheimer, 1984). Falls der Therapeut Informationen braucht, sollten diese zuvor von den Vorbehandlern eingeholt werden und vom Patienten vor Therapiebeginn mit einem Schmerzfragebogen oder Tagebuch erhoben werden. Die nötigen Informationen, um was für ein Schmerzbild es sich handelt, sollten schon bekannt sein, wenn das erste Gespräch beginnt. Mit dem Patienten ins Gespräch zu kommen, einen *Rapport* mit ihm herzustellen, ist anfangs das Wichtigste. Für ein Erstgespräch benötige ich meistens 1½ Stunden, halte mir jedoch immer zwei volle Stunden frei.
Wenn ein Patient erstmals kommt, vergisst man am besten zunächst einmal alles, was man über ihn weiß, und sagt: »Also, erzählen Sie mal!«, passt auf, womit er anfängt, lässt ihn auf sich wirken und wartet, bis er seine Klage zu Ende gebracht hat.
Es ist wichtig, an dieser Stelle eine Verbeugung vor dem Leiden zu machen und Respekt auszudrücken für die Kraft des Durch-

haltens. Dann können Patienten nämlich auch sagen, wie verzweifelt sie schon waren und dass sie schon daran gedacht haben, sich umzubringen. Eine gute, diesen Eingangsritus abschließende Bemerkung ist zum Beispiel: »Das ist ja wirklich schrecklich, da muss *sich etwas ändern.* Da muss etwas *geschehen!*« Also schon durch die Wortwahl zeigen, dass es sich beim Schmerz um ein Geschehnis handelt und dass etwas anderes geschehen muss. (Also nicht sagen: »Da müssen wir oder Sie etwas *tun!*«)
Mittlerweile hat man durch die Wortwahl des Patienten schon mitbekommen, auf welchen Interaktionsebenen (kognitiv, affektiv, aktiv, körperlich, willkürlich, unwillkürlich) er sich bevorzugt aufhält und wo er selbst seinen schmerzhaften Zustand ansiedelt. Da diese Patienten meist schon bei vielen Behandlern waren und sich entweder alles oder überhaupt nichts mehr erhoffen, sollte der Therapeut das Gespräch *interessant* gestalten, z.B. indem er Sätze mit Doppeldeutigkeiten benutzt.
So könnte dem Therapeuten oder der Therapeutin zum Beispiel alles, was der Patient berichtet, zugleich völlig neu und altvertraut erscheinen. Er/Sie kann zu verstehen geben: »Solche Schmerzen wie die Ihren gibt es sehr oft, das ist gar nichts Außergewöhnliches – aber was Sie persönlich betrifft, verstehe ich natürlich noch gar nichts, da sollte man vielleicht wirklich mal genau nachschauen, was sie bedeuten.«
Man fragt zum Beispiel: »Hat Ihnen schon mal jemand erklärt, wie solche *psychosomatischen* Schmerzen zustande kommen? (Da können Sie übrigens froh sein, dass es sich um psychosomatische Schmerzen handelt, denn es ist nichts kaputt, man muss nur ein bisschen gegenregulieren.) Soll ich es Ihnen erklären? Würde es Sie interessieren?«
Dann gibt man eine *allgemeine* Erklärung, die vom Sprachgebrauch des Patienten ausgeht, also seinen Ideolekt benutzt (siehe Jonas & Daniels, 1987). Es empfiehlt sich, den Schmerz entsprechend seiner rhythmischen Dynamik einzuordnen und dem Patienten zu erklären. Das dies eine körpernahe Erklärung ist, leuchtet es ein, dass Rhythmen in Ordnung gebracht werden müssen. Falls der Patient sehr abstrakt oder wissenschaftlich denkt, kann man ihm einen langen Vortrag über das vegetative Nervensystem

halten, bis seine Konzentrationsfähigkeit nachlässt, und dabei nach und nach in eine metaphorische Sprache übergehen. Jedenfalls sollte man nicht aufhören, bevor man die Feststellung gemacht hat: »... und insofern kann man sagen, dass der Schmerz so etwas wie ein Protest Ihres Körpers ist – aber wogegen Ihr Körper protestiert, woher soll man das wissen!?« Das heißt: »Das – *was* Sie haben, ist bekannt, aber was *Sie* haben, weiß niemand. Da bin ich aber gespannt! Sie auch?« Dann kann man sich noch ein bisschen darüber wundern, dass jemand, mit dem man so eng zusammenlebt, eine so unverständliche Ausdrucksweise benutzt, wenn er doch etwas von einem will.

2. Schritt: Zwei Funktionssysteme einführen (Mein Körper und Ich), sich gemeinsam dem Unwillkürlichen zuwenden, Proteste in Forderungen und Wünsche ummünzen, Suchprozesse einleiten.
»Jedenfalls leidet Ihr Körper – wahrscheinlich braucht er etwas ganz dringend oder irgendetwas *in* Ihnen braucht etwas – der Körper arbeitet ja sehr eng mit der Seele zusammen oder mit dem Unbewussten oder wie man das so nennen will – und der Schmerz ist schon ein sehr lauter Schrei!« Dann weiter fragen auf der unwillkürlichen Ebene: »Wie fühlen Sie sich denn? Was ist das für ein Lebensgefühl?« Das hier entstehende Mitgefühl gilt nun dem Körper und dem Unwillkürlichen, das klagt und sich völlig unverstanden fühlt. Für den Fall, dass sich schon an dieser Stelle das Kind im Manne oder in der Frau angesprochen fühlt und sich zu Wort meldet, ist dagegen nichts einzuwenden.
Man kann dann gleich weitergehen und sagen: »Es kommt darauf an herauszubekommen, was Ihr Körper verlangt, was er haben will, damit er aufhören kann zu klagen und so schmerzhaft zu schreien. Es wäre schön, wenn es besser wird, wenn es vergeht (nicht: besser würde, vergehen würde!). Am besten fangen wir gleich an, danach zu suchen.«
Hier nun genau explorieren, wann *es* besser ist, wann *es* gut ist, wann *es* besser war, wann *es* gut war, wie *es* früher war, ob *es* mal gute Zeiten gab, wie *es* in den guten Zeiten war usw. Hier kann man auch per Altersregression frühere gute Zustände wiederaufleben lassen. Das empfiehlt sich besonders bei Schmerzen mit Be-

wegungseinschränkungen (suchen Sie einen Zeitort, wo Sie sich richtig vergnügt bewegt haben), bei depressiven Verstimmungen (gehen Sie zu einem Ort und in eine Zeit, wo Sie sich gut und glücklich gefühlt haben), bei verschwundenem Selbstwertgefühl (wo und wann haben Sie sich so richtig mit sich selbst im Reinen und zufrieden gefühlt) usw. Für eine Altersregression dieser Art braucht man keine große Vorbereitung. Man beruhigt den Körper, und dann braucht der Patient nur die Augen zu schließen und in der Zeit ein Stück zurückzugehen oder im eigenen Zeitbuch die Seiten rückwärts zu blättern, bis er dort ankommt, wo ...

Man kann das Erstgespräch an der Stelle abschließen, wo man selbst und der Patient genügend Neugierde und Interesse aufgebaut hat, was da wohl zum Vorschein kommen wird und womit der Körper (das Unwillkürliche) zufrieden sein wird.

Dann kann man nebenbei noch ein wenig darüber meditieren, wie leicht und angenehm so ein Zusammenleben ist und wie man doch darauf achten muss, das Passende zu finden und nicht ständig irgendwelche Kleider zu ändern, die dann doch nicht so richtig passen wollen, und dass man eine gute Beziehung daran erkennt, dass sie leicht und einfach ist, und dass es eigentlich zu anstrengend ist, immer sich beklagen und streiten zu müssen, und wie schön es doch ist, wenn es leicht ist ...

Dann gibt man ein paar Hausaufgaben, die das *Unterscheiden* und das *Suchen* befördern. Darauf komme ich weiter unten zurück (siehe 3. Suchfrage).

Schmerzfokussierung

Wenn man den Körper unmittelbar zu Wort kommen lassen möchte, also zeigen will, dass er kommunikationsbereit ist, kann man eine Schmerzfokussierung in das Erstgespräch einbauen. Es empfiehlt sich, nach der *allgemeinen* Erklärung, was ein psychosomatischer Schmerz ist (diese Erklärung ist unverzichtbar), den *besonderen* Schmerz des Patienten *überhaupt nicht* zu verstehen. Die Fokussierung hat für den Patienten unter anderem die Funktion der (Eigen-)Diagnostik und auch für den Therapeuten sind die Inhalte manchmal ganz aufschlußreich. Außerdem zeigt sich der Körper geneigt, Veränderungswünschen nachzukommen.

Die Schmerzfokussierung gehört, wegen ihrer diagnostischen Valenz, in der Regel an den Anfang einer Therapie, also ins Erstgespräch. Wenn sich allerdings im Verlauf einer Therapie am Schmerz etwas ändert, z.B. seine Qualität oder Lokalisation, so kann man ihn sich durchaus noch einmal in der Fokussierung anschauen.

Die Methode der Fokussierung geht auf Gendlin (1981) zurück, der explizit davon ausgeht, dass der Körper über seine Gefühle spricht, wenn man sich ihm zuwendet und geduldig zuhört. Bei der Schmerzfokussierung geschieht das Gleiche, nur dass hier der Körper über den Schmerz spricht. Bei der Fokussierung entsteht ein leichter Trancezustand, einfach deshalb, weil der Patient seine visuelle Aufmerksamkeit für eine Weile konzentriert auf die (schmerzhafte) Körperregion richtet. Am besten leitet man die Fokussierung so ein, wie Patienten das sonst (allerdings nicht bei Schmerzen) vom Arzt gewohnt sind: »Am besten schauen wir uns den Schmerz mal an. Vielleicht können wir ihn dann besser verstehen.« Oder: »Vielleicht können wir dann besser sehen, was los ist. Wir machen dafür nur eine kleine Entspannung und dann gehen Sie mit Ihrer Aufmerksamkeit genau dorthin, wo der Schmerz ist, und schauen einfach mal drauf.« (Der Arzt würde sagen: »Wir machen einfach mal eine Röntgenaufnahme und schauen uns an, was da ist.«) Insofern ist die Schmerzfokussierung ein bildgebendes Verfahren.

Am günstigsten ist es, wenn der Schmerz bei der Fokussierung aktuell da ist. Wenn es sich um periodisch wiederkehrende Schmerzen handelt und der Patient gerade schmerzfrei sein sollte, so muss man sich gut überlegen, ob es dem Patienten zuzumuten ist, wenn man den Schmerz mittels Fokussierung herbeiruft. Ich selbst arbeite mit der Fokussierung nur dann, wenn ich mir selbst überhaupt kein Bild machen kann, also nicht bei Migräne oder anderen gut bekannten Schmerzzuständen.

Während der Fokussierung fragt man den Patienten einfache Dinge, die er beantwortet: »Schauen Sie mal hin: Ist der Schmerz groß oder eher klein? Wie groß? Ist er eher flach oder eher räumlich,

hat er schon eine Gestalt? Sind die Ränder abgegrenzt oder durchlässig? Ist er dicht oder diffus? Hell oder dunkel?« Dabei ist es gut, die Wörter, die der Patient benutzt, genau und sorgfältig zu wiederholen und den Gegenstand, der entsteht, mit dem Namen zu nennen, den ihm der Patient gibt. So kommt das Wort Schmerz sehr bald gar nicht mehr vor.
Zum Abschluss der Gestaltungsphase fragt man: »Ist er still oder bewegt?« Denn ab jetzt soll Bewegung hineinkommen. Dann pointiert: »Wie müsste sich (das Ding) verändern, damit es angenehmer würde? Was sollte es tun?« Zeit lassen! Falls, wider Erwarten, der Patient keine Veränderungsphantasien entwickelt, ihm mehrere Möglichkeiten anbieten: »Wäre es Ihnen lieber, wenn es sich ausdehnen und zerfließen, zerstreuen etc. würde oder sollte es sich lieber zusammenziehen und ganz klein werden ...?«

In dieser Phase der Fokussierung können so gut wie alle Symptomveränderungen geschehen, die in einer symptombezogenen Hypnose induziert werden. Es sollte aber unbedingt der Eindruck erhalten bleiben, dass es geschieht, wenn der Patient es sich wünscht oder vorstellt – sodass das Bewusstsein in Form des inneren Auges dieses Geschehen interessiert (und hoffentlich verwundert) betrachtet. Die Interpretation sollte nicht heißen: »Sie können, wenn Sie wollen«, sondern: »Es geschieht, wenn Sie es sich wünschen und vorstellen.« Es spricht aber auch nichts dagegen, wenn der Patient die erstere Interpretation für sich wählt. Dann bringen eben Patient und Therapeut unterschiedliche Ebenen zur Geltung.

Es ist eine wichtige Voraussetzung für das Gelingen der Fokussierung, dass der Therapeut keine eigenen Bilder generiert, sondern immer genauestens bei den Bildern des Patienten bleibt.
Anfangs bietet es sich an, zügig zu arbeiten, für die Veränderungsinduktion sollte man sich aber Zeit lassen. Keinesfalls durchblikken lassen, dass sich etwas verändern *wird* (obwohl das immer geschieht), sondern den Patienten anleiten, genau hinzusehen und geduldig zu warten, ob sich ein kleiner Schritt in irgendeine Richtung ereignet. Am besten geht der Therapeut dabei ebenfalls in

Trance, und insofern ist die Schmerzfokussierung eine gute und einfache Übung für hypnotherapeutisches Arbeiten.
Nach einer Fokussierung kann man dem Körper ein Kompliment für seine Kooperationsbereitschaft machen. Der Patient soll aber nicht den Eindruck bekommen, dass das schon etwas mit Therapie zu tun hatte – was ja auch nicht der Fall ist. Man weiß jetzt nur etwas genauer, womit man es zu tun hat, hat sich ein »Bild« gemacht und gesehen, dass es veränderlich ist.

3. Schritt: Suchfrage
Danach muss man unbedingt wieder auf die Frage zurückkommen, was der Patient bräuchte, damit der Körper seine Klage aufgeben könnte.
Dafür ist die *Suchfrage* da: *»Was würden Sie sich wünschen, wenn Sie sich etwas wünschen dürften?«*
Falls man an dieser Stelle oder nach der Fokussierung die Therapiesitzung beenden will, kann die Suchfrage zum Nachdenken mit nach Hause gegeben werden. Ansonsten gehört die Suchfrage zum Erstgespräch und rundet es ab.

Hausaufgaben

Ich gebe meistens gleich drei Aufgaben mit nach Hause:

1. Suchübung
Der Patient erhält ein DIN- A4- Blatt, das man im Hochformat vor ihn hinlegt, und einen Stift.
Er soll einen Längsstrich ziehen, sodass zwei Spalten entstehen. In die linke Spalte kommt alles, wovon er weiß, dass es ihm gut täte, wenn er es täte oder bekommen könnte. Also schreibt er als Überschrift auf die linke Seite des Bogens:
Was mir gut täte.
Nun wird gleich eine Warnung hinzugefügt, dass der Patient diese Aufgabe nicht so wie eine Hausaufgabe erledigen bzw. bearbeiten soll. Vielmehr wird der Zettel irgendwohin gelegt oder in die Hosentasche (Handtasche) gesteckt und immer, wenn ein *Einfall* kommt, wird er festgehalten und aufgeschrieben. Hierbei kann

man den Unterschied zwischen Nachdenken und einem Einfall erklären.

Dann muss man warten, bis der Patient fragt: »Und was soll ich mit der rechten Spalte machen?«, damit man sagen kann: »Die rechte Spalte ist überhaupt die wichtigste, da schreiben Sie Ihre Wünsche hin. Also: Was Sie sich wünschen würden, wenn Sie sich was wünschen dürften.«

Was ich mir wünschen würde …

Man kann dann noch ein bisschen über die Zufälle und die Wünsche reden und wie sie sich begegnen usw. und kann dabei den Unterschied zwischen Wünschen und Planen verdeutlichen. Danach kündigt man an, dass man bei der nächsten Zusammenkunft gemeinsam nachsehen wird, was auf dem Zettel aufgeschrieben steht.

2. Entspannungskassette

In der Einzeltherapie gebe ich oft eine Entspannungskassette mit nach Hause mit der Bitte, sie ein paarmal anzuhören. Vorderseite und Rückseite. Und zwar nicht zum Entspannen, sondern um herauszufinden, ob irgendetwas dabei ist, was dem Patienten zusagt, was er brauchen könne, was ihm gefallen könnte. Das wollte ich dann das nächste Mal von ihm wissen, damit ich wüsste, wie eine Entspannungsübung für ihn aussehen sollte. Dann spricht man am besten eine Kurzform der Ungehorsamkeitsregel (siehe unten) und betont nochmals, dass es nur darauf ankomme zu merken, ob in dieser Übung etwas Passendes für ihn dabei sei. Wenn nicht, würde er das nächste Mal gern eine andere Kassette zum Ausprobieren bekommen. Bevor ich nicht wisse, was ihm gefalle, bekomme er keine Entspannungsübung von mir. (Wenn er weiß, was ihm gefällt, ist eine regelrechte Entspannungsübung oft nicht mehr nötig.)

3. Achtsamkeitsübung für Rhythmen

Der Patient erhält die Aufgabe, darauf zu achten, welche Rhythmen ihm auffallen, welche ihm gefallen und welche zu ihm selbst gehören. Dazu gehört zum Beispiel sein psychophysiologischer Tagesrhythmus. (Wie müsste der Morgen sein, dass er für einen

Morgenmuffel gerade richtig wäre?) Wie erlebt er den Jahresrhythmus? Wie erlebt eine Frau ihren Zyklus stimmungsmäßig? Welcher musikalische Rhythmus ist angenehm? In welchem Tempo geht oder spricht jemand? Daraus kann der Therapeut ableiten, ob jemand eine Beschleunigung oder Verlangsamung benötigt. Bei den Erstarrungssyndromen wirkt sich Beschleunigung oft günstig aus, z.B. in Form von Tanzen, aktiver Instrumentalmusik, Sport etc. Bei den Entgleisungssyndromen und bei den Hochaktiven ist Verlangsamung, z.B. in Form von Tai Chi, Qi Gong, Singen, Konzentrativer Bewegungstherapie, angesagt.

Bei der Auswertung der Hausaufgaben in der nächsten Sitzung kommt es sehr darauf an, alles vom Patienten Mitgebrachte bestens auszubeuten. In der Wunschliste zieht sich meist das Thema »Was fehlt?« wie ein roter Faden durch die Wünsche oder zeigt sich in einem einzigen Herzenswunsch. Hier gilt es die *Bedeutung* zu erkennen und zu thematisieren.

An dieser Stelle ist manchmal eine *Wunschtrance* nützlich, wie sie auf Seite 125 beschrieben ist. Oft reicht es auch schon zu fragen, was für ein Lebensgefühl es wäre, wenn der Wunsch sich erfüllt hätte. Ich erinnere zum Beispiel an den Mann, der beim Motorradfahren ein Gefühl von Freiheit erfuhr. Dieses Gefühl und seine existentielle Bedeutung sollte der Patient leibhaftig erfahren.

Wenn sich zum Beispiel das Wunschthema *mehr Sinnlichkeit* zeigt, so sollte der Patient spüren, wie es sich anfühlt, wenn er bekommt, was er sich wünscht. Das kann man (während einer Entspannungsübung) in der Vergangenheit oder in der Zukunft suchen gehen. Dabei ist es für den Therapeuten nicht nötig, indiskret zu werden und zu wissen, ob es sich dabei um sexuelle Wünsche oder andere sinnliche Genüsse handelt. Es kommt nur darauf an, dass der Patient ein solches Ereignis sinnlich erlebt. Dabei kann dieses Bedürfnis groß werden und Bedeutung und Wertschätzung erlangen. Da es aber in der inneren Welt und nicht in der konkreten Außenwelt stattfindet, ist der nächste Schritt nicht die Umsetzung in die Tat. Der Patient sollte vielmehr darauf achten, ob sich sozialverträgliche Gelegenheiten ergeben, die es erlauben, diesem inneren Wunsch ein wenig näher zu kommen. Der Hintergrund dieses Vorgehens ist der Gedanke, dass sich zuerst eine *innere* Stärke und Sicherheit entwickeln sollte, damit dann in der äußeren Welt ein eigener Weg rücksichtsvoll und kontextsensibel gefunden werden kann. Die Ermutigung, dass sich soziale Rücksichtnahme und eigene Individuation nicht gegenseitig ausschließen, ist ein wichtiger Teil des hier vertretenen Therapiekonzeptes und sollte vom Therapeuten auch vertreten werden können.

Eine solche Vereinbarkeit von Gegensätzen, wie z. B. sesshaft und gebunden zu sein und sich gleichzeitig frei und unterwegs zu fühlen oder zuverlässig und ordentlich und gleichzeitig auch leichtsinnig und chaotisch sein zu dürfen, ist für viele Patienten einerseits neu, andererseits aber auch sehr erleichternd.

Entspannung und Trance

Wenn im 8. Kapitel davon die Rede war, dass Bilder den Weg ins Unwillkürliche, ins Unbewusste öffnen, so eröffnen Entspannung und Trance Wege in die Welt der Bilder.

Die Träume waren für Sigmund Freud der »Königsweg zum Unbewussten«. Im Schlaf, wenn das Wachbewusstsein weitgehend ausgeschaltet ist, kommen die Traumbilder hervor, und jeder weiß, dass sie keiner Logik folgen. Deshalb scheint es mir nicht ganz passend zu sein, wenn Traumbilder »auf den Begriff« gebracht werden, falls man die Traumdeutung so sehen will. Bilder wollen nichts erklären, man braucht sie nicht zu erklären, sie wirken von selbst. Deshalb ist das Verstehen von Bildern auch eher ein Hinsehen und Spüren und Wahrnehmen. Wie es im »Kleinen Prinzen« heißt: man sieht nur mit dem Herzen gut.

Die Nachtträume nun sind flüchtige Gesellen. Wir werden ihrer oft nicht habhaft. Eine Variante der Nachtträume sind die Tagträume und mit ihnen kommen wir dem, was man Trance nennt, schon etwas näher. Tagträume haben den Vorteil, dass wir uns in sie hineinbegeben können, wann immer wir möchten. Unter Tagträumen stellt man sich etwas Erfreuliches vor. Aber auch dann, wenn wir uns in einem Problem befinden, das uns nicht aus dem Kopf gehen will – am deutlichsten bei Beziehungsproblemen –, geraten wir leicht in einen Tagtraum hinein, den die Hypnotherapeuten eine Problemtrance nennen.

Eine Trance ist ein Zustand, in dem sich das Bewusstsein ganz deutlich an einen bestimmten Gegenstand heftet, also konzentriert auf ihn richtet (der Gegenstand kann auch Leere sein). Dabei ist alles andere vollständig oder fast vollständig ausgeblendet, je nach Tiefe der Trance. Auch die Zeit ist aufgehoben, geht verloren, steht still. Wir meinen immer, die Gegenwart sei nur ein ganz kleiner Zeit- Punkt. Jedoch kann man mit Uexküll & Wesiack (1988, S. 119) eine *fliehende Gegenwart* des *Jetzt* unterscheiden von einer *bleibenden Gegenwart* der *Weile.* In der Trance können wir verweilen, und zwar an beliebigen Zeiten unseres Lebens. Ebenso ist die Ortsgebundenheit aufgehoben. (Zu Begriffen und Erklärungen über Trance und Hypnose siehe Revenstorf, 1993.)

Man unterscheidet verschiedene Tranceformen nach ihrem Kontext. In einer *natürlichen Trance* befindet sich jemand, wenn er, sich selbst und seine Umwelt vergessend, in ein Buch, einen Film, eine Geschichte, eine Beziehung eintaucht. Eine *Notfalltrance* ist eine Art Schockzustand, in dem jemand z.B. in Lebensgefahr seine ganze Konzentration auf das Überleben richtet bzw. auf das, was getan werden muss, und dabei möglicherweise riesige Kräfte entfaltet. *Ekstatische Trance* ereignet sich oder wird herbeigeführt z.B. durch rhythmisches Trommeln und Tanzen oder Drogen, meist im Zusammenhang mit Heilritualen oder religiösen Riten. Und die *therapeutische Trance,* oft auch hypnotischer Zustand genannt, kann für unterschiedliche therapeutische Zwecke genutzt werden, in unserem Fall dafür, die Schranke, die das willkürliche, auf die konkrete Welt gerichtete Bewusstsein vom Unwillkürlichen trennt, zu lockern oder zu öffnen, um Zugang zu finden zu den eigenen Bedürfnissen und Wünschen auf der Es-Ebene.

In der Therapie psychosomatischer Störungen sollte der Weg zu den Bildern immer über den Körper gehen, denn er ist es, der durch das Symptom spricht. Aber auch deshalb, weil ein angespannter Körper die Bilder daran hindern kann, aufzutauchen und sich zu zeigen. Die Schwierigkeit, die Ebene der Bilder zu öffnen, ist ja gerade für psychosomatisch reagierende Menschen besonders groß, wie schon im Zusammenhang mit dem Alexithymie-

Konzept erwähnt wurde. Für sie sind aber die Bilder auch besonders wichtig und kostbar, denn sie stellen ein nicht verfügbares und ungelebtes Potential dar. Bei diesen Patienten entstehen Bilder oft leichter in einer leichten (nicht tiefen!) Trance, wenn sie Geschichten erzählt bekommen. Die Geschichte vom Museum (7. Kapitel) eignet sich sehr gut als Einleitung einer Entspannung.
Bei allen funktionellen bzw. psychosomatischen Störungen ist die körperliche Entspannung, sei es eine entspannte therapeutische Atmosphäre oder eine Entspannungsübung, die Basis und oft der Beginn der Therapie. Auch in der Verhaltenstherapie chronischer Schmerzen wird die Entspannungsübung als das zentrale Verfahren, um das sich die anderen Schmerzbewältigungsaktivitäten herumranken, eingesetzt. Allerdings wird dort die Entspannung eher als Selbstkontrollinstrument aufgefasst, während wir sie dazu benutzen, die übermäßige Ich- Kontrolle über das unwillkürliche System aufgeben zu können. An dieser Stelle lässt sich auch die unterschiedliche Bedeutung von Selbstwahrnehmung zeigen: Es kann damit Selbstbeobachtung oder Selbstachtsamkeit gemeint sein. Unser Konzept *Mein Körper und Ich* sollte nicht zu der Annahme verleiten, dass das Ich den Körper beobachten und kontrollieren soll (was zu hypochondrischer Haltung führen kann). Vielmehr soll das Ich auf das hören, was der Körper selbst kundtut, und ihn auf seine Weise zur Geltung kommen lassen.
In diesem Sinn sind in der Hypnotherapie viele Interventionen in eine Entspannungstrance eingebettet. In dem hier vertretenen Konzept ist die Entspannungsübung gleichzeitig eine Höflichkeitsgeste gegenüber dem Körper, in dem sich das Symptom manifestiert.
Allerdings wird, unabhängig von möglicherweise gegensätzlichen Zielrichtungen verschiedener Therapieverfahren, die Symptomatik psychosomatischer Störungen allein schon durch Entspannung gelindert, da sie auf der vegetativen Ebene unmittelbar wirkt. In entspanntem Zustand kann das entgleiste bzw. aus der Balance geratene Körpersystem wieder Tritt fassen, sich wieder einregulieren und seine individuelle Rhythmik wiederfinden. Entspannen heißt, ein Milieu zu schaffen, das es dem Vegetativum erlaubt, ungestört zu funktionieren. Wie wir schon sahen, bringt sich z. B. bei der

Migräne das entgleiste System selbst in einen Zustand tiefster Entspannung, in der es sich wieder einregulieren kann.
Bevor ich auf die Entspannung als explizite therapeutische Intervention eingehe, will ich etwas zur therapeutischen Atmosphäre sagen.

Herstellung einer entspannten therapeutischen Atmosphäre

Wenn Patienten mit einer psychosomatischen Störung sich entschließen, möglicherweise auch dazu aufgefordert werden, psychotherapeutische Hilfe aufzusuchen, sind sie naturgemäß aufgeregt, vielleicht auch ängstlich. Deshalb ist es sehr nützlich, wenn der Therapeut explizit und deutlich anerkennt, dass das Leit-Symptom *im Körper* ist und wenn er sich dem Körper in seinem Leid zuwendet und sich zuerst um ihn kümmert. Die einfachste Art, einen anderen Körper zu beruhigen ist, den eigenen Körper in Ruhe zu haben. Insofern könnte man sagen, dass der Therapeut bei dieser Störungsart seinen eigenen Körper als Instrument benützen sollte. Deshalb ist die Verfassung des Therapeuten ausschlaggebend dafür, wie sich die Atmosphäre gestaltet. Ich sage oft: »Das Beste an einer Entspannungsübung ist, dass sich der Therapeut dabei entspannt.« Die Übertragung von Körper zu Körper funktioniert automatisch, sollte aber vom Therapeuten ausgehen. Es wäre eine falsch verstandene Empathie, wenn der Therapeut die Körperspannungen und die leidvolle und depressive Ausstrahlung des Patienten mit seinem Körper aufnehmen wollte. Das würde keinem von beiden nützen, dem Therapeuten aber auf Dauer Schaden zufügen. Weiter unten erzähle ich die *Geschichte von dem Mantel,* die man auch als Therapeut gut zum eigenen Schutz benutzen kann.
Ist der Körper des Therapeuten in Ruhe, so ist seine Atmung gleichmäßig, seine Stimme weich und wohlklingend, seine Gestik harmonisch und seine ganze Ausstrahlung so, dass der Patient sich nicht schützen muss. Am besten wäre es, in dieser Phase auch nichts aktiv zu denken, sondern in sich ein freundliches Bild von dem Menschen, der da vor einem sitzt, entstehen zu lassen. Wie sagte Ciompi in einem Interview auf die Frage, wie er als ein er-

fahrener und reflektierter Therapeut sein Menschenbild charakterisieren würde? »Man muss den Menschen lieben! Den Menschen, sich selber und das Leben!« Das ist leichter gesagt als getan. Die Patienten kommen nicht alle sympathisch daher. Anfangs sind sie oft sehr ruiniert und manchmal sogar abstoßend. In diesem Zustand scheint ein Mensch, wie er vielleicht einmal war und wie er sein könnte, kaum noch durch das Leid hindurch. Dann gerade sind die Stille und die Leere im Therapeuten so nützlich, um ein Klima zu erzeugen, in dem der Patient sich entfalten kann. Das soll nicht heißen, dass der Therapeut nur zuhört und nichts sagt. Das Gegenteil ist der Fall: Der Therapeut sollte durch sein gerichtetes Interesse durchaus den Patienten ermutigen, etwas von sich zu zeigen, wenn möglich etwas Liebenswertes. Deshalb ist es immer wieder wichtig, in dieser Therapiephase Gelassenheit zu bewahren gegenüber den Schrecknissen, die der Patient mitgebracht hat, und sehr aufmerksam darauf zu lauern, ob es nicht auch etwas gibt, was man bewundern, was man erfreut zur Kenntnis nehmen und worüber man gemeinsam lachen könnte.

Ich erinnere mich an eine kleine, dünne, sehr alte Frau, die ich vor vielen Jahren in einer Schmerzambulanz traf, in der ich damals einmal in der Woche konsiliarisch arbeitete. Sie war äußerlich in einem ganz schlechten, irgendwie verwahrlosten Zustand. Sie hatte Schmerzen in beiden Beinen und zitterte am ganzen Körper wie Espenlaub. Der Arzt hatte sie für diesen Nachmittag nochmals einbestellt, weil er nicht wusste, was er mit ihr anfangen sollte. Mir erschien sie irgendwie hysterisch, mit einer aufgeregten, hohen Stimme, sehr fordernd und anklagend, und ich wusste, dass sie mir nicht zuhören würde, was immer ich zu ihr sagte, denn gegenüber mir als Psychologin verhielt sie sich zurückweisend. Ich bat sie, sich auf die Liege zu legen, ihre langen Hosen auszuziehen, damit ich ihre Beine ansehen könne. Und, siehe da, sie hatte eine knallrote Unterhose an! Ich fand diese kleine alte Frau in ihrer knallroten Unterhose plötzlich so reizend, dass ich mit meinen Händen über ihre Beine streicheln und sie fragen konnte: »Können Sie sich erinnern, wann es mit den Schmerzen einmal besser war?« Sie machte die Augen zu und sagte: »Die ganzen Jahre war es niemals besser, nur jetzt, wo Sie mich hypnotisieren, sind die Schmerzen fast weg.«

Damals wusste ich noch nicht, was Hypnose sein kann, ich hatte sozusagen keine Ahnung, aber ich merkte, dass Erfreutsein und Zuneigung suggestiv wirken. Darum ist es gut zu warten, bis irgendeine Zuneigung entstanden ist oder bis im Gespräch etwas Erfreuliches auftaucht und dann sofort zu reagieren. Es ist frappierend, wie sehr den Patienten daran gelegen ist, ihren Therapeuten zum Lachen zu bringen oder ihn zu erfreuen. (Wenn hier jemandem das operante Lernparadigma einfällt, habe ich nichts dagegen einzuwenden.) Jedoch gibt es, jenseits aller Absicht und Strategie, eine gemeinsam geteilte Freude, die heilsam wirkt und eine Basis schafft für gemeinsames Arbeiten.
Die Beachtung des Schönen »unter Einbezug von Schwächen und dunklen Seiten« hat Ciompi in oben erwähntem Interview an einer schönen Metapher beschrieben. »Eines meiner Leitbilder, das mir gerade auch in der Arbeit mit schwierigen psychiatrischen Patienten immer wieder hilft, ist das einer von Wind und Wetter gezeichneten Bergtanne. Solche Tannen suchen und finden einerseits noch im unwirtlichsten Gelände ihre Nahrung; sie verankern sich mit großer Zähigkeit in den letzten kärglichsten Felsritzen und werden durch Sturm und Kälte nicht schwächer, sondern stärker. Auch fehlen ihnen oft alle möglichen Äste, vielleicht ist sogar der Wipfel beschädigt – und trotzdem ist so eine Tanne immer noch ein ganzer Baum. Ein wunderbarer ganzheitlicher Organismus, ein herrliches Symbol von Schönheit trotz allem! Systemtheoretisch können Sie jetzt sagen, dass das ein autopoietischer Organismus sei, der alle Störungen und Beeinträchtigungen selbstorganisatorisch immer wieder ausgleicht. Ein solcher Organismus kommuniziert, er ist eingebettet in seine Umwelt, er kann ohne sie nicht sein – und er gibt ihr ja auch immer wieder etwas zurück, die Bergtanne zum Beispiel den ganzen Sauerstoff oder einen Halt für den nährenden Untergrund.« (Ciompi, 1993, S. 25)
Wenn der Therapeut darauf achtet, dass das Geben und Nehmen nicht zu asymmetrisch bleibt, dass der Patient auch merkt, dass er uns etwas gibt, dass er uns zum Beispiel imponiert in seiner Durchhaltekraft und seinem Mut weiterzumachen, dass er für uns ein besonderer Mensch ist, der unser Interesse weckt, dass wir von ihm etwas Neues erfahren, dann kann er oft auch seine Kla-

gen und Probleme beiseite tun und sich auf seine Stärken besinnen.

Zuerst jedoch wird er seine Schwächen herzeigen. Sehr oft sagen Patienten gleich im ersten Gespräch: »Das Schlimme ist, ich kann überhaupt nicht entspannen.« Dann ist es nicht nützlich, den Beweis dafür oder dagegen anzutreten, indem man eine Entspannungsübung macht, sondern atmosphärisch zu arbeiten und am Ende der Stunde zu fragen, wie es denn jetzt so sei, damit sich der Patient darüber wundern kann, dass er entspannt ist. Ich würde die Stunde möglichst immer so lang ausdehnen, bis ich merke, dass mein Gegenüber entspannt ist. Am schlauesten ist es, genau dann eine Entspannungsübung einzuschieben, wenn man merkt, dass die Entspannung schon beginnt. Das ist zum Beispiel eines der sicheren Erfolgsrezepte für Entspannungsübungen: Sie genau dann zu machen, wenn alle schon entspannt sind. Und sie sein zu lassen, wenn innerer oder äußerer Aufruhr herrscht.

Allerdings wäre es verfehlt, durch und durch entspannt zu reagieren, wenn ein Patient aufgewühlt von den Schrecknissen seines Lebens erzählt. Das Pacing- Leading- Konzept muss nicht unbedingt auf der Körperebene stattfinden. Ein Therapeut sollte dazu in der Lage sein, kognitiv in die Aufregung des Patienten mit hineinzugehen und körperlich schon in die Entspannung zu führen. Als Regel könnte man aufstellen: *Zuerst* die körperliche Beruhigung, dann die psychische.

Um die psychische Beruhigung im Gespräch zu induzieren, sind Geschichten gut: Fallgeschichten von anderen Patienten oder therapeutische Geschichten. Man kann sie beginnen, indem man sagt: »Da fällt mir gerade etwas ein«, und dann redet man einfach vor sich hin, mit leichter Stimme, und schaut dabei dem Patienten möglichst nicht direkt ins Gesicht, damit er nicht aufgeweckt wird und anfängt nachzudenken. Nach meiner Erfahrung sind Geschichten noch besser geeignet, Entspannung zu induzieren als Entspannungsübungen, weil man sie unversehens einfädeln kann.

Entspannungsübungen

Eine Entspannungsübung sollte niemals *nur* zum Entspannen eingesetzt werden. Man könnte sogar sagen: Die Entspannung ist bei psychosomatischen Beschwerden nur eine nützliche Nebenwirkung von Entspannungsübungen. Aber es macht nichts, wenn Patienten denken, es sei die Hauptsache. Sehr wichtig für diese besonderen Patienten mit den psychosomatischen Störungen, die so viel zu tun haben und gar keine Zeit haben, ist das kleine Zeitfenster, das mit einer viertel- oder halbstündigen Entspannungsübung aus dem Tagesablauf herausgeschnitten wird, und zwar per therapeutischer Verordnung. Entspannungsgruppen sind aus diesem Grund so nützlich, weil dann wenigstens einmal pro Woche eine Auszeit von 2 Stunden stattfindet. Aber auch die Verordnung, die beiden Seiten der Entspannungskassette anzuhören, bringt etwas davon zuwege. Die Verordnung bzw. Anordnung knüpft an das lückenlose »Müssen« und wirkt im Anschluß daran auf subversive Weise verändernd. Dafür muss die Entspannungsübung aber interessant und anziehend sein, damit sie schnell vom *Müssen* zum *Dürfen* wird, also zu etwas Reizvollem.
Bei der Behandlung von Schmerzpatienten hat es sich eingebürgert, nicht das Autogene Training zu lehren, sondern die Progressive Muskelrelaxation nach Jacobson (Bernstein & Berkovec, 1975). Zwischen beiden Verfahren gibt es erhebliche Unterschiede, vor allem, was den Einstieg betrifft. Ein Mensch, der bereits eine chronische psychosomatische Störung hat, wird sich schwer tun, das Autogene Training neu zu lernen, weil während der Entspannungsübung das körperliche Symptom sehr häufig deutlicher in der Wahrnehmung hervortritt und die sehr subtilen autogenen Veränderungsprozesse überlagert und verdrängt. Sie können deshalb von den Patienten, die ohnehin keine gute Körperwahrnehmung haben, nur sehr schlecht bemerkt werden, falls sich ihr Körper nicht ohnehin weigert, auf solche Suggestionen zu reagieren. Wir hören dann immer wieder, dass Patienten sagen: »Bei den anderen hat das alles so gut geklappt, bei mir nicht« – und schon entsteht eine Anspannungs- und Erwartungshaltung, die mehr verhindert als nützt. Auch ist die Schwere- und Wärme-Sugges-

tion des Autogenen Trainings nicht für alle Patienten und nicht für alle Gelegenheiten nützlich. Einige Patienten erleben während der Entspannung körperliche Leichtigkeit, die (insbesondere von dicken Leuten) als sehr angenehm empfunden wird, wohingegen die Schweresuggestion nicht selten als bleierne Schwere und unangenehm erlebt wird.

Das Jacobson- Training hat einige Vorteile, die genutzt werden können. Es ist ein robustes Verfahren, es bringt schnell merkliche Effekte hervor, man braucht es nicht *richtig* zu machen, man kann es variieren und kombinieren – auch mit dem Autogenen Training. Das beste am Jacobson-Training ist seine schnelle Wirksamkeit, die allerdings von der Ungehorsamkeitsregel (siehe unten) nicht unwesentlich abhängt. Andererseits kann das Jacobson-Training sehr langweilig sein, wenn man es schematisch und immer wieder gleich durchführt. Deshalb gilt: Patienten sollten das Prinzip verstanden haben und dann sofort anfangen zu experimentieren. Beim Jacobson-Training werden Muskeln bzw. Muskelgruppen angespannt und dann, ausatmend, wieder losgelassen. Das einzige Schema ist folgendes: Man fängt bei den Händen an, geht dann im Körper nach oben und danach hinunter zu den Füßen und wandert sodann noch ein wenig mit der Aufmerksamkeit oder dem inneren Auge im Körper herum. Dabei werden alle Muskeln, die beim Anspannen wehtun könnten bzw. die keine Anspannung vertragen, ausgelassen. Das heißt, man benutzt (zum Arbeiten) nur die funktionstüchtigen Muskeln. Dabei merken die Patienten, dass sie davon noch allerlei haben.

Aber auch diese Muskeln spannt man nur so stark an, wie es angenehm ist, manche mehr, manche weniger, aber auch manchmal mehr, manchmal weniger. Dabei wird deutlich, dass Anspannung auch angenehm sein kann, wenn man nicht *mehr* davon macht, als gerade passend ist. Auch gilt es, darauf zu achten, auf welche Weise man einen Muskel angenehm anspannen kann. Zum Beispiel bei den Händen: Ist es angenehmer, eine Faust zu machen? Sollten dabei die Daumen außen oder innen sein? Oder ist es besser, die Finger zu spreizen und eine Abwehrbewegung mit den Armen zu machen, sodass man mit den Handtellern von sich weg weist?

Der Wechsel zwischen Anspannen und Loslassen bringt genau die rhythmische Pendelbewegung wieder in Gang, die verloren gegangen war. Da das Entspannen auch noch an das Ausatmen gekoppelt wird, wobei man den Atem durch den Körper (und später durch die schmerzenden Körperteile) fließen und strömen lassen kann, entsteht mit dem unwillkürlichen Wechsel des Atemrhythmus auch wieder eine innere Beweglichkeit. Wenn die Aufmerksamkeit durch den Körper wandert, ist das ein erster Schritt, dem Körper zu versichern, dass man ihn wahrnimmt und ihn hört. Deshalb ist das Jacobson- Training auch ein exzellentes Wahrnehmungstraining, was für unsere Patienten unverzichtbar ist. Die Pointe dabei ist, dass dem Körper dabei nicht gesagt wird, was er tun soll, sondern dass er gefragt wird, was ihm zusagt. Die Ungehorsamkeitssuggestion erlaubt dem Körper, sich aus der Übung herauszusuchen, was ihm gefällt, und manche Patienten wundern sich nicht schlecht, was er auswählt.

Damit die Entspannungsübung reizvoll wird, sollte deshalb die explizite Aufgabe für den Patienten nicht im Entspannen, sondern im Suchen bestehen, wie schon bei den Hausaufgaben dargestellt wurde. Der erste Anlass, etwas unter dem Aspekt der persönlichen Brauchbarkeit und Passung zu betrachten, kann sehr gut eine Entspannungsübung sein. Meistens werden Entspannungsübungen von Therapeuten als etwas Brauchbares deklariert und dummerweise glauben das die Patienten und trauen sich nicht zu sagen, dass sie die Übung blöd finden. Es ist schwierig, einem Therapeuten, der es so gut mit einem meint und der noch dazu viel mehr von allem versteht, zu sagen, dass man seine Angebote nicht brauchen kann.

Wenn es aber erklärtes Therapieziel ist, dass die Patienten suchen lernen sollen – und zwar ihre eigenen Wege, die wir Therapeuten weder kennen noch zu kennen brauchen – dann wäre es widersprüchlich, wenn wir entscheiden würden, dass eine bestimmte Entspannungsübung oder Entspannung überhaupt dem Patienten nützt. Deshalb ist die erste und wichtigste Regel am Anfang einer Therapie die *Ungehorsamkeitsregel* und die kann am leichtesten mit Hilfe der Entspannungsübung eingeübt werden. Ungehorsam will nämlich geübt sein!

Die Ungehorsamkeitsregel
Man beginne also die erste Entspannungsübung, mit einem einzelnen Patienten oder in der Gruppe, mit etwa folgender Ansprache: »Es ist eigentlich ganz egal, was für eine Entspannungsübung Sie machen, wichtig ist es, eine einzige Regel *einzuhalten.* Das ist die Ungehorsamkeitsregel und die lautet: ›Folgen Sie mir nicht – außer Sie haben wirklich Lust dazu.‹ Anders gesagt: Sie können während der Entspannungsübung machen, was Sie mögen: Natürlich können Sie sich zwischendurch bequemer hinsetzen (oder hinlegen), sie können husten und sich kratzen, wenn es wo juckt – wenn Sie das nicht täten, wäre vielleicht gleich die ganze Entspannung futsch. Sie können natürlich auch einschlafen – falls Sie schnarchen, dürfte Ihr Nachbar Sie ein bisschen mit dem Fuß treten, falls es ihn stört? Sie brauchen mir auch gar nicht zuzuhören. Ich rede einfach mal so ungefähr zwanzig Minuten vor mich hin und sage dabei: ›Tun Sie dies, tun Sie das.‹«

(An dieser Stelle kann man ein paar Muskelanspannungen mit den Armen und Beinen vormachen.)

»Sie können mitmachen oder es bleiben lassen. Sie können zwischendurch mal absegeln und dann wieder zurückkommen. Sie können auch meine Stimme einfach wie einen Ariadnefaden benutzen – an dem Sie sich festhalten können, wenn Sie möchten. Ich führe Sie damit durch die Übung und ich verspreche Ihnen, dass ich Sie am Ende wieder herausführe. Wichtig ist nur eines: Achten Sie darauf, was Sie von dieser Übung brauchen können, was Ihnen gefällt und gut tut, das können Sie sich herausnehmen. Aber Ihr Körper merkt das schon selbst. *Aber alles, was Sie nicht brauchen können, das können Sie ganz einfach überhören.*«

Der letzte Satz sollte deutlich gesprochen werden, er wirkt durch seine geringfügige Zweideutigkeit suggestiv. Wenn es sich bei den Patienten einbürgern sollte, dass sie die erfreulichen Dinge deutlicher hören als das Unangenehme und Unbrauchbare, dann soll es uns recht sein.

Diese Vorrede darf auch nicht vergessen werden, wenn man einem Patienten eine Entspannungskassette für zu Hause überreicht.

Der Patient soll herausfinden, was er von dieser Übung brauchen kann und was nicht. Das Brauchbare soll er in die nächste Sitzung mitbringen und darüber erzählen.

Sortieren
Der Vorgang des Sortierens in Brauchbares und Unbrauchbares ist fast wichtiger als die Übung selbst. Man fragt (in Gruppen jeden Teilnehmer einzeln und beharrlich): »Nun sagen Sie mal, was hat Ihnen gefallen, was hat Ihnen gut getan und womit konnten Sie überhaupt nichts anfangen?« Unter diesem Aspekt sollte vor allem die erste Entspannungsübung sehr vielfältig sein, damit jeder darin etwas finden kann, z. B.

– *Bilder und Körperübungen:* Was gefällt mir besser: im Körper zu bleiben oder draußen nach Bildern (schöner Ort, Landschaft, Meer etc.) Ausschau zu halten? Beide Aspekte müssen vorhanden sein, um diejenigen Patienten, die (anfangs) keine Bilder generieren können, nicht zu frustrieren.

– *Muskelspannung:* Wie viel Anspannung kann ich brauchen, sodass sie angenehm ist? Wo mag ich mich überhaupt nicht anspannen?

– *Entspannung:* Wie lang soll sie sein, bis es mir reicht und ich wieder aktiv etwas tun will? Mag ich lieber Ruheentspannung oder Entspannung in der Bewegung? (Tanzen, Tai Chi, Qi Gong, Joga).

– *Körperwanderung:* Wandere ich in meinen Innenräumen lieber visuell (mit dem inneren Auge) oder kinästhetisch? Wo fühlt es sich wie an? Wo tut es weh? Verändert es sich?

– *Dissoziation:* Wo bin ich gern, wenn ich draußen bin? In einem Bild, an einem Ort, nirgendwo?

– *Atem:* Wohin kann ich ihn schicken? Lässt er sich verwandeln in Wärme, Flüssigkeit, Licht? Welche Rhythmik bekommt der Atem, wenn er einfach von selbst kommt und geht?

– *Erlaubnis:* Wie ist das, wenn ich meinem Körper die Erlaubnis gebe, seiner Wege zu gehen, selbst sein Wohlbefinden zu suchen, wenn ich mich darum nicht zu kümmern brauche? Wie ist es, wenn ich nicht tun muss, was mir jemand sagt, sondern tun kann, was mir beliebt?

Wichtig ist es, das zu verstärken, was dem Patienten gefällt, und ihm zu raten, *nur dies* mitzunehmen in weitere Übungen. Die anderen, unbrauchbaren Teile kann er liegen lassen, kann sie überhören, braucht sie nicht zu beachten. Sie müssen aber explizit als unbrauchbar für diesen bestimmten Patienten gewürdigt und anerkannt werden, denn auch sie sind wichtig für das *Unterscheiden.* Es ist erstaunlich, dass bei einer gut gesprochenen Einführung in die Ungehorsamkeitsregel die meisten Patienten schon viele Teile der darauf folgenden Entspannungsübung gar nicht mitbekommen und nur diejenigen erinnern, die sie gut fanden. Das ist ein wünschenswerter Lernprozess, den man auf das Leben außerhalb der Therapie übertragen kann.

Zu welchen Leistungen Menschen dabei fähig sind, habe ich in einem Lehrworkshop mit Ärzten erlebt. Der Teilnehmer gleich rechts neben mir sagte auf meine Frage, was er denn gut und was er schlecht gefunden hätte: »Ihre Stimme war mir äußerst unangenehm, ganz furchtbar.« Und während ich, noch ganz voll Mitgefühl, antwortete: »Ach, Sie Armer, wie haben Sie das denn überstanden?«, sagte er: »Nein, nein, kein Problem, die Inhalte waren exzellent, Ihre Stimme habe ich gleich ausgeblendet.«

Falls man mit Patienten arbeitet, bei denen man eine hohe Leistungsmotivation vermutet, also solchen, die sagen: »Ich gebe mir immer solche Mühe, aber sosehr ich mich auch anstrenge – und ich übe wirklich jeden Tag! – ich kann mich nicht entspannen«, so erzählt man am besten vor der Entspannungsübung die Museumsgeschichte aus Kapitel 7. Nach dieser Geschichte sind alle schon so entspannt, dass gar nichts mehr schief gehen kann. Allerdings sollte man die Teilnehmer erst wieder ein wenig aufwecken, indem man ein paar triviale Vorbereitungen trifft und dann erst noch die Ungehorsamkeitsregel einfügt.

Für Patienten, die in der Ruheentspannung Energieverluste erleiden – manche bekommen beim Liegen oder in Ruhe Kopfschmerzen – ist es gut, eine Bewegungsentspannung zu empfehlen. Hierfür kommen z. B. konzentrative Bewegungstherapie in Frage, freies Tanzen, aber auch Bogenschießen und Joga. Die nachfolgend erwähnten Qi-Gong-Übungen sind auch und besonders für erschöpfte und für, was den Muskeltonus betrifft, erschlaffte Patienten geeignet, weil sie eine deutlich vitalisierende Wirkung ausüben.

Entspannung in der Bewegung: Qi Gong

Qi Gong gehört zu den sanften, meditativen Bewegungstherapien der traditionellen chinesischen Medizin und ist eine Variante des Tai Chi, wobei die Grundprinzipien beider Verfahren gleich sind. Übersetzt heißt Qi Gong *Pflege der Lebenskraft.* Gemeint ist die Fertigkeit, mit der Lebensenergie, dem Qi, in bestimmten Übungen zu arbeiten, es zu regulieren und zu aktivieren.

Seit alters her wurde in China auf die dem Menschen innewohnenden Kräfte vertraut. Lebensenergie zeigt sich als Körperkraft, geistige Wachheit, als Mut, Inspiration, als Ausdauer und Gelassenheit. Qi Gong wirkt immer auf den gesamten Organismus, und obwohl bestimmte Aspekte der Übungen auf die Regulation besonderer Funktionen gerichtet sind, geht es doch immer um Gesamtregulation. Bei Beschwerden, die in der chinesischen Medizin mit »Obere Fülle« bezeichnet werden, wie etwa zu hoher Blutdruck, Kopfschmerzen und Schwindel, bewirkt der Aspekt der »unteren Schwere bzw. unteren Festigkeit«, dass die Energie nach unten sinkt. Der Qi-Gong-Stand vermindert Rückenschmerzen oft unmittelbar, da die Wirbelsäule ganz entspannt ist. Durch das Absinken der Schwere und Energie nach unten wird manchem Kopfschmerzpatienten der Kopf sogleich sehr leicht. Dieser Aspekt wird in jeder Übung realisiert. Deshalb ist es nicht nötig, viele Übungen zu kennen und zu beherrschen, was für die Patienten eine große Erleichterung darstellt. Die Übungen lassen sich für jeden Kräftezustand anpassen, sie können zum Beispiel auch im Sitzen oder im Liegen durchgeführt werden.

Qi Gong umfasst neben seiner regulativen Potenz auch alle anderen in diesem Buch dargestellten konzeptionellen und therapeutischen Prinzipien: Das harmonische Zusammenspiel »widerstreitender Kräfte« (Yin und Yang) teilt sich in den Übungen unmittelbar körperlich und psychisch mit. So heißt es auch: Entspannung

ist eine Form von Kraft. Bewegung und Ruhe fördern und unterstützen sich gegenseitig.
Die Qi-Gong-Übungen sind mit bildhaften Vorstellungen verbunden: Vorstellung und Qi folgen einander. Das heißt: wo die Vorstellung ist, dorthin folgt die Energie. Die Übungen heißen z.B. *Zerteile die Wolken und halte den Mond* oder *Der rote Drache spreizt seine Klauen.* Letztere Übung löst sehr häufig körperlich fühlbar aufgestaute Aggressionen, ein nicht unwichtiges Erlebnis für Kopfschmerzpatienten, die sonst alle Wut in ihrem Kopf aufbewahren. Die langsamen, harmonischen Bewegungen des Öffnens und Schließens regulieren den Atem und harmonisieren die innere Rhythmik. Da die Bewegungen von vielen Patienten als schön und wie ein langsamer Tanz empfunden werden und sie die heilsamen Wirkungen auf immer wieder andere Weise spüren, wird das Qi Gong nicht langweilig und behält seinen Reiz. Eine einfache Einführung in das Qi Gong findet sich in Jiao (1996).

Übungen zur Distanzregulierung

Bei der Behandlung psychosomatischer Störungen tauchen neben der eigentlichen Symptomatik noch mancherlei andere Begleitthemen auf, von denen die *Distanzregulierung* nach meiner Erfahrung eines der häufigsten ist. Deshalb will ich noch einige Vorschläge zu dieser Thematik machen.
Wenn Patienten erkannt haben, dass sie sich mit ihrer Lebensweise oder ihrem Verhalten selbst schaden, entwickeln sie möglicherweise plötzlich eine große Motivation, dagegen anzukämpfen. Man kann das daran erkennen, dass sie dauernd sagen: »Ich muss dies…, ich muss das, ich darf nicht…, ich muss mich zwingen zu…., ich muss mich überwinden…, ich muss mich ändern…«
Ich muss lernen, Nein zu sagen.
Viele Menschen vermuten da ein persönliches Defizit: »Wenn ich Nein sagen könnte, ginge es mir besser.« Denn es ist nicht zu leugnen, dass vom Nicht- Nein-sagen-Können viele psychosomatische Störungen herrühren – man nimmt mehr auf sich, als man eigentlich kann.

Ich warne sehr davor, Nein- sagen zu lernen. Was so ein richtiger Ja-sager ist, der macht das schon seit 20 oder 30 Jahren so. Was denken Sie, wie schwierig das ist, etwas, was sich so eingespielt hat, was schon ganz automatisch herauskommt, wie das Ja, plötzlich hinunterzuschlucken und stattdessen ein lautes klares *Nein* herauszubringen. Und dann auch noch kein schlechtes Gewissen zu haben. Und in Kauf zu nehmen, dass sich die anderen wundern und einen nicht mehr mögen.

An dieser Stelle sagte ein junger Mann, der an einer Stressbewältigungsgruppe teilnahm: »Ja, das stimmt! Als ich einmal ein Selbstbehauptungstraining mitmachte, wo wir auch Nein-sagen lernten, schaute sich das meine Freundin drei Wochen lang an und meinte dann: ›Was ist denn mit dir los? Wenn du so weitermachst, verlass ich dich. Du hast dich völlig verändert und bist überhaupt nicht mehr nett.‹« Da hat man's! Ja-Sager sind nämlich besonders nette Leute, sie sind entgegenkommend und freundlich, deshalb traut sich ja jeder, sie um einen Gefallen zu bitten. Möchten Sie wirklich zurückweisend werden? Dann gehen Ihnen die anderen aus dem Weg und Sie haben vielleicht ein neues Problem.

Ich mache Ihnen einen anderen Vorschlag. Sagen Sie weiter wie gewohnt: »Ja gern, na klar, selbstverständlich…« und fügen Sie noch etwas hinzu: »Das würde ich unheimlich gern machen, – geht leider nicht, – schade, – lass mich mal in meinen Terminkalender schauen, – so was dummes, gerade da habe ich keine Zeit, – ein andermal gern, – geh doch mal zu…, – ich glaube, die kann das auch besser als ich…« usw.

Man muss ein bisschen üben, aber solche Sätze lassen sich lernen. Überhaupt ist es nützlich, einmal eine gewisse Zeit in das Sammeln von eleganten Ausreden zu investieren, sodass man immer einen ganzen Sack davon bei sich hat, um für jede Gelegenheit eine passende auswählen zu können. Ausreden und Flunkereien vergrößern den Möglichkeitsraum der Realität wirklich erheblich. Wenn man einmal bedenkt, wie es auch noch sein könnte, wenn es nicht gerade so wäre, wie es eben ist, und dass sich dann daraus auch noch ganz andere Sachen ergeben würden…

Eine Sekretärin und Migränepatientin, die sehr darüber klagte, dass ihr Chef chaotisch sei und ständig etwas von ihr wolle (und

der sie sehr schätzte, denn sie war ordentlich und konnte nicht *Nein* sagen), berichtete, dass er eines Montagmorgens, nachdem er an einem Wochenendworkshop teilgenommen hatte, in ihr Büro gestürmt kam und sagte: »Ordnen Sie mir das mal und schreiben Sie es auf dem Computer, damit ich da wieder durchblicke.« Und er reichte ihr einen großen Bogen Flipchart-Papier mit einer Menge kreuz und quer gepinnter Metaplankarten.
Sie darauf: »Ja, mach ich gleich ... obwohl ... ich blick' da doch eigentlich überhaupt nicht durch. *Sie* waren doch dabei. Könnten Sie's nicht ordnen? Ich schreib's dann.«
Da blickte er ein wenig ratlos auf den großen Bogen, überlegte, rollte ihn zusammen, sagte: »So wichtig ist das eigentlich auch wieder nicht« und legte ihn beiseite.
Wenn man am Anfang der Antwort so reagiert wie immer (nämlich quasi- automatisch), so gewinnt man Zeit, um den zweiten Teil des Satzes ordnungsgemäß ins Gegenteil zu verkehren. Man bleibt liebenswürdig und muss nicht zurückweisend sein. Und man hat außerdem noch genügend Zeit zu überlegen, ob man zur Abwechslung vielleicht mal gerne wieder richtig *Ja* sagen möchte. Denn auch für notorische Nein-sager ist dieses Vorgehen geeignet, nur in die umgekehrte Richtung. Auf jeden Fall sollte man sich nicht vergewaltigen und härter oder weicher, entgegenkommender oder distanzierter reagieren, als es zu einem passt. Auch das ist eine Frage des Naturells.

Eine andere Hilfe, die passende Distanz zu finden, ist eine Vorstellungsübung, die man als Geschichte erzählen kann. Diese Geschichte taugt auch dafür, beim Patienten einen inneren Wächter zu installieren, damit er nicht weiter geht, als es ihm gut tut. Sie eignet sich ebenfalls als körperlicher Schutz für den Therapeuten:

Die Geschichte von dem Mantel
David A. Jonas hat einmal gesagt: Jeder Mensch braucht einen Ort, wo er sich ganz ungeschützt bewegen kann, wo er sich nicht in Acht nehmen muss, wo er nackt herumlaufen kann. Dieser Ort ist meistens zu Hause und es wäre jedem Menschen zu wünschen, dass er einen solchen Ort hat, denn dort kann man sich ausruhen

und erholen. Wenn man aber hinausgeht, vor die Haustür, in die Welt, dann zieht man sich was an. Man weiß ja nicht, wer einem dort begegnet und was einem widerfährt, ob es warm ist oder kalt wird, jedenfalls sollte man etwas dabei haben, was einen schützt. Und so ist es nützlich daran zu denken, immer einen Mantel oder ein großes Tuch bei sich zu haben, damit man sich bei Bedarf darin einhüllen kann. Sie könnten ja mal einen Tag lang darauf achten, bei wem oder an welchen Orten Sie Ihren Mantel geschlossen halten möchten, vielleicht sogar bis obenhin zugeknöpft, und wann Sie ihn gern öffnen.

Wir sagen ja oft von Menschen, dass sie offen oder dass sie verschlossen *sind*, so als wäre das eine Eigenschaft. Es wäre vielleicht gut, die Offenheit und Zugeknöpftheit flexibel und situationspassend zu verwenden, wozu sich so ein Mantel gut eignet. Am besten wäre es natürlich, wenn Sie es mit der Zeit *rechtzeitig* merken, wann es an der Zeit ist, den Mantel zu schließen. Dann erübrigt sich wahrscheinlich das Nein- sagen, weil Sie in diesem Moment sowieso keiner ansprechen wird. Falls Sie gewohnheitsmäßig in der Welt herumlaufen wie die heilige Mutter Maria, die, wie man auf vielen Abbildungen sehen kann, ihren Mantel mit beiden Händen weit aufhält, als wollte sie sagen: Kommt alle herbei, die ihr mühselig und beladen seid, so brauchen Sie sich nicht zu wundern, wenn sie herbeikommen.

Für manche Menschen ist es schwieriger aufzumachen, aber auch dafür ist das Bild des Mantels gut. Er sollte außen dunkel sein und innen hell und einladend und die imaginative Geste des Öffnens wird in der Gestalt und im Blick sichtbar werden. Nebenbei bemerkt, brauchen Männer des öfteren einen Schild und Panzer, weil in den Umgebungen, wo sie sich bevorzugt aufhalten, leichte Mäntel nicht ausreichen. Aber auch diese Schilde und Panzer sollten beweglich und zu öffnen sein, damit sie nicht anwachsen.

Das Bild vom Regenschirm

Eine weitere Hilfe für die Distanzregulierung ist das Bild vom Regenschirm, das besonders für Kopfschmerzkinder und reizüberflutete Migränepatienten geeignet ist:

Es gibt Menschen, Schulkinder sind davon besonders betroffen, auf die den ganzen Tag eine Flut von Wörtern, Fragen, Forderungen, Aufträgen, Musik und Fernsehen herniederprasselt, der sie kaum entkommen können. Nirgends ist es ruhig und still. Wenn diese Menschen nun nicht die Fähigkeit haben, inmitten dieses Bombardements abzuschalten, d. h. sich innerlich zurückzuziehen und gar nichts mehr mitzubekommen, was da draußen vor sich geht, dann hilft ihnen vielleicht ein großer, bunter Regenschirm. Den können sie in einem solchen Fall aufspannen, sich daruntersetzen und alles, was draußen ist, nur noch gedämpft und undeutlich hören, so wie Regen auf den Schirm herniedergeht und ein leichtes, gleichförmiges Trommeln erzeugt.
Mit Schulkindern üben wir solche Bilder nur unter dem Siegel der Verschwiegenheit (gegenüber Lehrern) – und sagen ihnen natürlich, dass sie dumm bleiben werden, wenn sie dauernd unter dem Regenschirm sitzen. Aber das muss ja nicht sein!
Zum Schluss will ich eine therapeutische Geschichte erzählen, die besonders dann brauchbar ist, wenn Schmerzen oder eine andere Symptomatik auf einen fälligen oder bisher unterlassenen Entwicklungsschritt hinweisen. Psychosomatische Symptome tauchen ja nicht selten zu Zeiten im Leben auf, wenn sich etwas ändern sollte, wenn eine Lebensphase zu Ende ist und man nicht so genau weiß, wohin es gehen wird oder gehen soll.
In Abwandlung eines Gedichtanfangs von Khalil Gibran (Der Prophet), der lautet: »Eure Kinder sind nicht eure Kinder – sie sind die Sehnsucht des Lebens nach sich selbst«, könnte man auch sagen: »Unsere Patienten sind nicht unsere Patienten – sie suchen sehnsüchtig nach dem Leben, das sie selbst sind« und wir begleiten sie dabei ein kleines Stück, bis sie ihre eigene Spur wiedergefunden haben.

Die Geschichte von dem Garten
Wenn ein Kind geboren wird, dann ist es so, als würde man im Februar umziehen. Und zwar, in ein Haus einziehen mit einem großen alten Garten. Im Februar sind die Gärten aufgeräumt und leer, man sieht nicht, was im kommenden Sommer darin wachsen wird. Und wie man in einem solchen Garten umhergehen und

neugierig rätseln kann, was da wohl in der Erde schlummert, so betrachten die Eltern ihr neugeborenes Kind. Sie schauen es an und sehen, dass es ein Fremdling ist, der da auf die Erde gekommen ist, und betrachten es ganz genau, um es kennen zu lernen und herauszufinden, wer das wohl sein mag. So ähnlich verliebt man sich auch später in einen Menschen, den man noch nicht kennt. Ich glaube, das ist die beste Zeit für beide, die Eltern und das Kind.

Im März dann spitzen im Garten die ersten Schneeglöckchen und Krokusse heraus, und das ist die Zeit, wo die Eltern sagen: »Schau mal, sieht sie nicht aus wie Tante Elfriede? Lacht er nicht wie sein Opa? Auf deinen Babybildern hast du genauso ausgesehen.« Anderes, was man nicht kennt, wird nicht so deutlich wahrgenommen. Das geht den Kindern so wie den Gärten.

Und so fängt alles an zu sprießen und ehe man sich's versieht, ist der Mai gekommen und es wird Zeit, das Unkraut auszureißen. Ließe man es stehen, so würde es in kürzester Zeit alles überwuchern und verdrängen, was wir schön finden in unseren Gärten und an unseren Kindern. Zweifellos ist die Definition dessen, was ein Unkraut bzw. eine Unart ist, recht unterschiedlich und dem zeitlichen Wandel unterworfen. Jedoch führt kein Weg daran vorbei zu akzeptieren, dass irgendeine Ordnung im Garten geschaffen werden muss, und zwar durch dauerndes Bemühen und mit Anstrengung, weil die Unkräuter seltsamerweise schneller und üppiger zu wachsen scheinen als alle Nutz- und Zierpflanzen. Es ist legitim, den eigenen Garten so zu bearbeiten und zu pflegen, dass man ihn gern ansieht.

Und so werden im Garten ebenso wie an den Kindern im Laufe des Frühlings diejenigen Pflanzen sichtbar, die den Eltern, dem Kindergarten und der Schule gut gefallen. Denn da wird nach Kräften gestützt, gedüngt, beschnitten und gut zugeredet. Weiß man doch inzwischen, dass alle Pflänzchen besser gedeihen, wenn man sie beachtet und freundlich mit ihnen spricht. In manchen Gärten wird Spalierobst gezüchtet – und ich habe mir von einer Patientin sagen lassen, dass an Spalieren die größten Früchte wachsen.

Dann kommt irgendwann die Zeit, in der das Kind erwachsen wird und selbst auf seinen Garten schaut und sagt: »Wie langweilig, Jahr für Jahr das Gleiche. Jedes Frühjahr weiß man schon, wo die gelben Tulpen kommen und die roten und später die Rosen und der Phlox und alles so wohlgeordnet und geharkt und die Wege gekehrt. Da könnte man doch glatt eine Frühjahrsdepression bekommen.«

In vielen Gärten wird der Leistungsbaum besonders gepflegt, weshalb er oft besonders gut wächst und eine große Krone bekommt. Damit wirft er einen großen Schatten und viele kleine Blumen da drunten gehen unbemerkt ein und verschwinden. Dann kommen die Gartenbesitzer und klagen und wollen am liebsten den ganzen Garten neu anlegen oder zumindest den Leistungsbaum fällen. Das passiert vornehmlich in der Midlife-Krise und solche Gartenbesitzer nennt man dann Aussteiger.

Dabei wäre doch schade um all die großen Früchte, die der Leistungsbaum mittlerweile zuverlässig abwirft! So ein Einwand kann aber einen, der seinen Garten wirklich aufgeben will, um noch mal von vorne anzufangen, nicht beeindrucken. Ich sage dann immer: »Ach, warten Sie einfach noch mal ein Jahr! Kaufen Sie sich eine Bank, stellen Sie sie unter Ihren Baum oder in die Sonne – wie wär's, wenn Sie einfach nur die Äste ein bisschen stutzen? – und schauen Sie mal, was da noch kommt. Tun Sie am besten gar nichts. Machen Sie es einfach so, wie ganz am Anfang mit Ihren neugeborenen Kindern oder wie es Ihre Eltern damals gemacht haben, als Sie geboren wurden: Schauen Sie nur genau hin.

Und Sie werden sehen: Alles, was damals ausgerupft wurde und sich seither nicht mehr hervorgewagt hat, ist noch da. Es kommt wieder. Da können Sie sicher sein. Falls Sie die Garageneinfahrt zubetoniert haben, müssen Sie vielleicht ein bisschen länger warten, bis das Unkraut durchbricht. Aber das kommt schon. Und dann können Sie immer noch mal anfangen Ihren Garten so zu bestellen, dass Sie sich darin wieder wohl fühlen.«

Literatur

Antonovsky, A. (1987): Unraveling the mystery of health. San Francisco, Jossey- Bass

Antonovsky, A. (1993): Gesundheitsforschung versus Krankheitsforschung. In: Franke, A., Broda, M. (Hrsg): Psychosomatische Gesundheit. Versuch einer Abkehr vom Pathogenese-Konzept. Tübingen: DGVT Verlag. S. 3–14 (aus dem Englischen übersetzt von M. Broda und A. Franke).

Asmuth, S. (1991): Bewegung, Entspannung und Lockerung – Ein Angebot für Frauen. In: Stahr, J., Jungk, S. , Schulz, E. (Hrsg): Frauengesundheitsbildung. Weinheim: Juventa. S. 159–169

Balint, M. (1957): Der Arzt, sein Patient und die Krankheit. Stuttgart: Klett-Cotta

Barber, J. (1977): Rapid induction analgesia: A clinical report. Am. J. Clin. Hypnosis. 19: 138–147

Barber, J. (ed) (1996): Hypnosis and suggestion in the treatment of pain: A clinical guide. New York: Norton

Basler, H. D., Franz, C., Kröner-Herwig, B., Rehfisch, H. P., Seemann, H. (1996) (Hrsg): Psychologische Schmerztherapie. Grundlagen, Krankheitsbilder, Behandlung, 3. erw. Auflage, Berlin: Springer

Bernstein, D. A., Borkovec, T. D. (1997): Entspannungstraining. Handbuch der Progressiven Muskelentspannung. 8. Auflage, München: Pfeiffer

Besser-Siegmund, C. (1989): Sanfte Schmerztherapie mit mentalen Methoden. Düsseldorf: Econ

Bodenheimer, A. (1984): Warum? Von der Obszönität des Fragens. Stuttgart: Reclam TB

Cannon, W. B. (1939): The wisdom of the body. 2. Aufl., New York: Norton

Cannon, W. B. (1953): Bodily changes in pain, hunger, fear and rage. An account of recent researches into the function of emotional excitement. Boston: Branford

Ciompi, L. (1982): Affektlogik: Über die Struktur der Psyche und ihre Entwicklung. Ein Beitrag zur Schizophrenieforschung. Stuttgart: Klett- Cotta

Ciompi, L. (1986): Zur Integration von Fühlen und Denken im Licht der »Affektlogik«. Die Psyche als Teil eines autopoietischen Systems. In: Kisker, K. P., Meyer, J. E., Müller, C., Strömgren, E. (Hrsg): Psychiatrie der Gegenwart. Band I. Berlin, Heidelberg: Springer. S. 373-410

Ciompi, L. (1988): Außenwelt – Innenwelt. Die Entstehung von Zeit, Raum und psychischen Strukturen. Göttingen: Vandenhoeck und Ruprecht

Ciompi, L. (1993): Interview in Psychologie Heute 8. 12. 91. In: Sozialpsychiatrische Informationen 2/93: 22–26

Csikszentmihalyi, M. (1997): Kreativität. Stuttgart: Klett-Cotta

Dilling, H., Mombour, W., Schmidt, M. H. (1996) (Hrsg): Internationale Klassifikation psychischer Störungen, ICD-10., 2. Auflage, Bern: Huber

Egger, J., Freidl, W., Friedrich, G. (1992): Psychologie funktioneller Stimmstörungen. Exkurs A: Psychosomatik – der Organismus in Gesundheit und Krankheit. Wien: Orac

Frankel, F. H., Apfel-Savitz, R., Nemiah, J. C., Sifneos, P. E. (1977): The relationship between Hypnotizability and Alexithymia. In: Bräutigam, W., Von Rad, M. (eds): Toward a Theory of Psychosomatic Disorders. Proceedings of the 11th European Conference on Psychosomatic Research. Basel: Krager. S. 172–178

Gadamer, H. G. (1993): Über die Verborgenheit der Gesundheit. Frankfurt am Main: Bibliothek Suhrkamp, Band 1135.

Gellhorn, E. (1967): Principles of autonomic- somatic- integration. Minneapolis: Univ. of Minnesota Press

Gendlin, E. T. (1981): Focusing – Technik der Selbsthilfe bei der Lösung persönlicher Probleme. Salzburg: Otto Müller

Gerber, W. D., Kropp, P. (1993): Migräne als Reizverarbeitungsstörung? Empirische Untersuchungen zur kontingenten negativen Variation bei Migränepatienten. Der Schmerz 7/4: 280–286. Heidelberg: Springer

Gibran, K. (1980): Der Prophet. 11. Aufl. Freiburg: Walter

Goleman, D. (1996): Emotionale Intelligenz. München: Hanser

Groddeck, G. (1984): Das Buch vom Es. Psychoanalytische Briefe an eine Freundin. Frankfurt am Main: Fischer TB

Groddeck, G. (1974): Verdrängen und heilen. Aufsätze zur Psychoanalyse und zur psychosomatischen Medizin. Reihe Geist und Psyche. München: Kindler

Haley, B. (1996): Die Psychotherapie Milton H. Ericksons. 4. Auflage, München: Pfeiffer

Harrigan, J. A., Kues, J. R., Ricks, D. F., Smith, R. (1984): Moods that predict coming migraine headaches. Pain 20: 385–396

Hasenbring, M. (1992): Chronifizierung bandscheibenbedingter Schmerzen. Risikofaktoren und gesundheitsförderndes Verhalten. Stuttgart: Schattauer

Hess, W. R. (1954): Das Zwischenhirn: Syndrome, Lokalisationen, Funktionen. Basel: Schwabe

Hoppe, F. (1993 a): Schmerz. In: Revenstorf, D. (Hrsg): Klinische Hypnose. 2. Auflage, Springer Berlin: S. 297–312

Hoppe, F. (1993 b): Psychologische Wirkfaktoren der hypnotischen Schmerzlinderung: Eine Prozeßstudie zur symptom- und problembezogenen Anwendung der Hypnose bei chronischen Schmerzpatienten. Zeitschr. f. Klin. Psych. XXII/4: 420–440

Jiao, G. (1996): Qigong Yangshen. Chinesische Übungen zur Stärkung der Lebenskraft. Frankfurt am Main: Fischer TB

Jänig, W. (1980): Das vegetative Nervensystem. In: Schmidt, R. F. & Thews, G. (Hrsg.): Physiologie des Menschen. 20. Auflage, Berlin: Springer. S. 119–157

Jonas, A. D. (1981): Kurz- Psychotherapie in der Allgemeinmedizin. Stuttgart: Hippokrates

Jonas, A. D. & Daniels, A. (1987): Was Alltagsgespräche verraten. Verstehen Sie limbisch? Wien: Hannibal

Juli, D., Engelbrecht- Greve, M. (1978): Streßverhalten ändern lernen. Hamburg: rororo.

Keeney, B. P. (1991): Improvisational Therapy. Eine praktische Anleitung zur Entwicklung kreativer klinischer Strategien. Paderborn: Junfermann

Kotre, J. (1996): Weiße Handschuhe. Wie das Gedächtnis Lebensgeschichten schreibt. München: Hanser. S. 92

Luhmann, N. (1988): Therapeutische Systeme – Fragen an Niklas Luhmann. In: Simon, F. B. (Hrsg): Lebende Systeme. Wirklichkeitskonstruktionen in der Systemischen Therapie. Berlin: Springer. S. 124–138

MacLean, P. (1964): Man and his animal brain. Mod. Medicin 25:95–106

Meiss, O. (1997): Hypnotherapeutische Methoden zur Aufarbeitung von Belastungen und traumatischen Erfahrungen. Psychotherapie 2/1: 58–63

Meyer, R. G. (1992): Practical Clinical Hypnosis. Techniques and Applications. New York: Lexington

Nadolny, S. (1987): Die Entdeckung der Langsamkeit. München: Piper

Nemiah, J. C. (1977): Alexithymia. Theoretical Considerations. In: Bräutigam, W., Von Rad, M. (eds): Toward a Theory of Psychosomatic Disorders. Proceedings of the 11th European Conference on Psychosomatic Research. Basel: Krager. S. 199–206

Peter, B. (1996): Hypnose. In: Basler, H. D., Franz, C., Kröner- Herwig, B., Rehfisch, H. P., Seemann, H. (Hrsg): Psychologische Schmerztherapie. Grundlagen, Krankheitsbilder, Behandlung. 3. erw. Auflage, Berlin: Springer. S. 593–612

Piaget, J. (1976): Die Äquilibration der kognitiven Strukturen. Stuttgart: Klett-Cotta

Piaget, J., Inhelder, B. (1977): Die Psychologie des Kindes. Frankfurt: Fischer

Revenstorf, D. (1993) (Hrsg): Klinische Hypnose. 2. Auflage, Berlin: Springer

Richter, H.-E. (1976): Flüchten oder Standhalten. Reinbek: Rowohlt

Sacks, O. (1994): Migräne. 2. Auflage, Reinbek: Rowohlt

Saint- Exupéry, A. de (1985): Der kleine Prinz. Düsseldorf: Karl Rauch

Schlote, B. (1989): Long-term registration of muscle tension among office workers suffering from tension headache. In: Bischoff, C., Traue, H. C., Zenz, H. (Hrsg): Clinical perspectives on headache and low-back-pain. Toronto: Hogrefe und Huber. S. 46–63

Schmierer, A., Kunzelmann, K.-H. (1993): Hypnose in der Zahnheilkunde. In: Revenstorf, D. (Hrsg): Klinische Hypnose. 2. Auflage, Berlin: Springer. S. 393–420

Seemann, H., Zimmermann, M. (1996): Regulationsmodell des Schmerzes aus systemtheoretischer Sicht – Eine Standortbestimmung. In: Basler, H. D., Franz, C., Kröner- Herwig, B., Rehfisch, H. P., Seemann, H. (Hrsg) Psychologische Schmerztherapie. 3. erw. Auflage, Heidelberg: Springer. S. 23–57)

Seemann, H. (1997): Tagebuchverfahren – Eine Einführung. In: Wilz, G. & Brähler, E. (Hrsg): Tagebücher in Therapie und Forschung: Ein Anwendungsorientierter Leitfaden. Göttingen: Hogrefe. S. 13–33

Seemann, H. (1998): Psychosomatische Schmerzen. In: Revenstorf, D., Peter, B. (Hrsg): Hypnose in Psychotherapie und Psychosomatik. Manual für die Praxis. In Vorbereitung

Seligman, M. P. (1975): Helplessness. On Depression, Development and Death. San Francisco: Freeman

Sendak, M. (1963): Wo die wilden Kerle wohnen. Zürich: Diogenes

Simon, F. B. (1991): Meine Psychose, mein Fahrrad und ich. Zur Selbstorganisation der Verrücktheit. Heidelberg: Carl Auer

Simon, F. B. (1988) (Hrsg.): Lebende Systeme. Wirklichkeitskonstruktionen in der systemischen Therapie. Heidelberg: Springer

Tewes, U. & Schedlowski, M. (1996): Neuroendokrinologische und neuroimmunologische Aspekte des Schmerzes. In: Basler, H. D., Franz, C., Kröner-Herwig, B., Rehfisch, H. P., Seemann, H. (Hrsg): Psychologische Schmerztherapie. Grundlagen, Krankheitsbilder, Behandlung. 3. erw. Auflage, Berlin: Springer. S. 105–122

Traue, H. C. & Kessler, M. (1992): Myogene Schmerzen. Zeitschrift für Medizinische Psychologie 1/1: 10–22

Uexküll, T. von, Wesiack, W. (1988): Theorie der Humanmedizin. München: Urban & Schwarzenberg

Vester, F. (1997): Phänomen Stress. 15. Auflage, München: dtv

Vroon, P. (1993): Drei Hirne im Kopf. Warum wir nicht können wie wir wollen. Zürich: Kreuz

Wall, P. D. (1982): Die drei Phasen des Übels: Die Beziehung von Verletzung und Schmerz. In: Keeser, W., Pöppel, E., Mitterhusen, P. (Hrsg.): Schmerz. München: Urban & Schwarzenberg. S. 30–45

Watzlawick, P., Weakland, J. H., Fish, R. (1979): Lösungen. Zur Theorie und Praxis menschlichen Wandels. Berlin: Huber

Weiner, H. & Mayer, E. (1990): Der Organismus in Gesundheit und Krankheit. Auf dem Weg zu einem integrierten biomedizinischen Modell: Folgerungen für die Theorie der psychosomatischen Medizin. Psychoth. und Med. Psychol. 40:81–101

Weiner, H. (1991): Der Organismus als leib- seelische Funktionseinheit – Folgerungen für eine psychosomatische Medizin. Psychoth. und Med. Psychol. 41: 465–481

Wilber, K. (1996): Eros, Kosmos, Logos. Frankfurt am Main: Wolfgang Krüger

Will, H. (1987): Georg Groddeck. Die Geburt der Psychosomatik. München: dtv

Zerssen, D. von (1976): Die Beschwerden-Liste. Weinheim: Beltz